überleben.

Anne Elisabeth Dobbs

überleben.

missbraucht. gefallen.
wieder aufgestanden.
meine geschichte.

Schwarzkopf & Schwarzkopf

Inhalt

»Spend all your time waiting
For that second chance,
For a break that would make it okay.
There's always some reason
To feel not good enough
And it's hard at the end of the day.
I need some distraction
Oh, beautiful release.
Memory seeps from my veins.
Let me be empty
And weightless and maybe
I'll find some peace tonight«

Sarah McLachlan, »Angel«

Zu meiner Geschichte.

Missbraucht. Gedemütigt. Gefallen. Zerbrochen. Wieder aufgestanden. Gekämpft. Und am Ende gewonnen? *Vielleicht.*

Dies ist keine Autobiografie. Zumindest nicht im klassischen Sinne. Dies ist die Geschichte eines Lebens – meines Lebens –, die ich bewusst nicht »Lebensgeschichte« nenne. Vielleicht wäre das mit vierundzwanzig Jahren zu früh. Und doch gibt es einiges, das es zu sagen gibt, das anzuklagen ist und das erzählt werden muss.

Über acht Jahre hinweg wurde ich sexuell missbraucht, vergewaltigt sowie körperlich und seelisch misshandelt. Erst von einem Mann. Dann von einem zweiten. Acht Jahre. Eine Zeit, die sich im Nachhinein noch viel unendlicher und unerträglicher anfühlt. Denn solange es während dieser Zeit ein »Leben neben dem Missbrauch« gegeben hatte, war ich bereit gewesen, dafür zu kämpfen. Wirklich schwierig weiterzumachen wurde es für mich erst, als mein Martyrium bekannt wurde und ich das Ausmaß dessen verstand. Von da an begann mich die Last, die ich zu tragen hatte, förmlich zu erdrücken. Und damit begann mein langwieriger Kampf. Die Frage ist also nicht, wo die Geschichte beginnt. Sondern wo sie enden wird. Auch ich werde mich davon überraschen lassen.

Um es vorwegzunehmen: Eine detaillierte Beschreibung dessen, was ich in meiner Kindheit erlebt habe, wird es hier nicht geben. Sicherlich, ganz ohne Erklärungen wird es auch nicht funktionieren. Viel wichtiger aber soll der Kampf sein, den ich – selbstverständlich – gegen die Täter, aber auch – und dies ist weniger selbstverständlich – gegen staatliche Bürokratie und unterlassene Hilfeleistung (so zumindest würde ich es nennen), gegen Ignoranz und übertriebenes Mitleid und nicht zuletzt gegen mich selbst gekämpft habe.

Die Frage ist nicht, ob man Opfer geworden ist. Sondern ob man es bleiben will. Und ich will es nicht. Nicht mehr.

Aus diesem Grund habe ich mich entschlossen, all das aufzuschreiben, was ich erlebt habe. Was ich erfahren habe, als ich gestürzt wurde. Und welche unfassbaren Dinge ich gelernt habe, als ich wieder aufgestanden bin und Gerechtigkeit gesucht habe.

Mein Ziel ist es nicht, bemitleidet zu werden. Dies geschah oft – allerdings zumeist an der falschen Stelle. Einzig und allein meine Vorstellungen von Gerechtigkeit treiben mich dazu an, zu schreiben. Und der Wunsch, dass dadurch andere Menschen, die das Glück hatten, keine solchen Erfahrungen zu machen, sensibler und offener für Schicksale werden, die von anderen durchlebt werden.

Besonders wichtig erscheint es mir auch zu verdeutlichen, dass oftmals nicht das Geschehene selbst die »Opfer« (zer)bricht, sondern dass es manchmal die Reaktionen einer »hilfsbereiten« Gesellschaft sind, die durch Nichtverstehen oder Ignoranz alles nur noch schlimmer machen.

Da ich mich Menschen lange Zeit nicht anvertrauen konnte, war es die Musik, die mir von Anfang an dabei half, mein Martyrium zu überleben. Aus diesem Grund sind jedem Kapitel dieses Buches Liedzitate beigegeben.

Teil I
Ein Ende und ein Anfang.

»Where has the starlight gone?
Dark is the day.
How can I find my way home?
Home is an empty dream.
Lost to the night«

Lebo M, »Endless Night«, aus dem Musical »The Lion King«

1. begonnen.

»Sometimes I wish I were an angel«

The Kelly Family, »An Angel«

Im Alter von sechs Jahren endete meine Kindheit und mein Martyrium begann.

Worte für das, was ich erlebt habe, gibt es nicht. Oder ich finde sie nur nicht. Den sexuellen Missbrauch mit all seinen Abgründen, Variationen und Konsequenzen beim Namen zu nennen, scheint mir so noch der einfachste Weg. Wenn es auch gleichzeitig die ungenaueste Variante ist, die, die am meisten verharmlost.

Dieser Missbrauch fand manchmal wöchentlich, manchmal täglich statt. Jedoch nur in den Monaten zwischen Ostern und dem Tag der Deutschen Einheit. Das lässt sich mit dem Beruf des Täters und dem seiner Frau erklären: Da beide eine saisonabhängige Tätigkeit ausübten, lebte die Familie immer nur während der Sommermonate in der Nähe meines Wohnortes. Somit befand er sich (also der Täter, den ich nicht genauer benennen will und werde) nur zu diesen Zeiten in meiner Reichweite.

Meine Eltern, die immer sehr viel Wert auf Selbstständigkeit legten, hatten mir bereits früh viele Freiheiten eingeräumt. Denn abgesehen davon, dass ich mich immer zu einer fest verabredeten Zeit bei ihnen blicken lassen musste, durfte ich den ganzen Tag mit anderen Kindern draußen spielen. Da wir in einer ländlich geprägten Gegend lebten, war dies auch unbedenklich gewesen: Jeder kannte jeden und jeder gab auf die Kinder des anderen acht. So hatten weder hochsommerliche Hitze noch nasskalte

Herbsttage meinen Freiheitsdrang bremsen können. Ich hatte jede einzelne Stunde genossen, die ich mit meinen Freunden draußen verbringen durfte. Jedenfalls so lange, bis ich das Mädchen kennenlernte, dessen Vater mir mit einem Schlag meine geliebte Freiheit nehmen sollte.

Die Frage, wie ich in die Fänge des Kinderschänders geriet, lässt sich also relativ leicht beantworten: Ich freundete mich mit seiner Tochter, die etwa zwei Jahre jünger war als ich, an, ohne zu erahnen, wo mich diese Bekanntschaft hinführen würde. Deutlich schwieriger ist es zu erklären, warum sich die Übergriffe häufen konnten. Also wie der Täter es schaffte – nachdem ich einmal seine Absichten kennengelernt hatte –, mich immer wieder zu sich zu locken. Das gelang ihm, indem er meine Unwissenheit ausnutzte: Im Alter von sechs Jahren verstand ich nicht, was er mit mir tat.

Das Einzige, was ich wusste, war, dass es wehtat. *Sehr* weh. Und es war beschämend. Genau das machte er sich zunutze: Er zwang mich, immer wieder zu ihm zu kommen. Er schärfte mir ein, dass er – sollte ich mich weigern – alles das, was er mit mir tat, anderen erzählen würde. Dass ich mich damit bei meiner Familie und meinen Freunden lächerlich machen, dass mich niemand mehr mögen würde. Und weil ich meine Familie über alles liebte, hatte ich unbeschreibliche Angst davor, dass sie mich abweisen oder fortschicken könnte. Außerdem war ich dazu erzogen worden, Erwachsenen zu gehorchen. Die Situation überforderte mich. Das, was er mit mir tat, wollte ich nicht. Keineswegs. *Es tat weh!* Doch der Gedanke daran, von meiner Familie verstoßen zu werden, war noch viel schmerzhafter und einschüchternder. Also ging ich zu ihm. Wieder und wieder.

Während seine ersten Annäherungsversuche »nur« aus unsittlichen Berührungen bestanden, steigerten sich seine abartigen Ambitionen mit der Zeit immer beständiger. Zunächst, als ich etwa sechs Jahre alt war, schien ihn bereits meine bloße Anwesenheit während diverser Handlungen zu befriedigen. Doch mit jeder Woche, die ich älter wurde, wuchsen auch seine perversen Anforderungen an mich. Mein Dabeisein reichte ihm bald nicht mehr. Er verlangte, dass ich seine Spiele mitspielte. Und natürlich: Irgendwann wollte er auch *mich*.

Anfangs wehrte ich mich, versuchte dem Alleinsein mit ihm zu entgehen oder stellte »Bedingungen«. Nachdem ich jedoch gemerkt hatte, dass Flucht- oder Gegenwehrversuche alles nur noch schlimmer machten, begann ich zu resignieren und ertrug es schweigend. Ganz nach dem Motto »Augen zu und durch«. Mund halten. Stillhalten. Möglichst nichts denken oder fühlen.

Als ich ein letztes Mal die Flucht wagte und mich mit wahnwitzigen Ausreden an meine Freundin klammerte, ließ er mich tatsächlich gehen. Vorerst. Ich habe nur wenig später schmerzhaft dafür bezahlt. Ich lernte meine Lektion. Ich lief fortan nie wieder weg.

Die kontinuierliche Steigerung dessen, was er mir antat oder was er von mir verlangte, kann ich heute nur noch schwer beschreiben. Es wurde einfach immer schlimmer. Mich daran erinnern, was wann geschah oder in welcher Reihenfolge sich seine Taten abspielten, kann ich nicht mehr. Zeit und Raum verschwammen. Und zurück bleibt nur die Gesamtheit meiner Peinigungen, die ich nicht mehr im Einzelnen ausmachen kann, dafür geschahen sie zu häufig, zu regelmäßig.

Ich selbst kann allenfalls mutmaßen, wie oft er sich während der Sommerhalbjahre an mir vergriff. Manchmal »nur« einmal die Woche, manchmal mehrmals, manchmal täglich oder sogar mehrmals an einem einzigen Tag. Eben immer dann, wenn sich ihm die Gelegenheit dazu bot. Im Laufe von fünf Halbjahren muss er sich vermutlich mehrere Hundert Male in verschiedener Form und Heftigkeit an mir vergangen haben.

Eine Zahl war und ist für mich jedoch belanglos. Für mich spielte nur noch die Art seiner Handlungen eine Rolle. Ich erlebte alles, was die Fantasie des Täters hergab, vieles davon übersteigt die normale Vorstellungskraft: »einfache« Berührungen, körperliche Misshandlungen, sexuelle Nötigungen und, ja, auch Vergewaltigungen. Jedes Mal, wenn er wieder eine neue Grenze der Perversion überschritt, traumatisierte er mich ein weiteres Stück. Die Bilder jeder einzelnen Grenzüberschreitung sehe ich noch heute vor mir.

Eine solche »Grenzüberschreitung«, an die ich mich mit dem Anflug einer Panikattacke erinnere, stellte der erste von ihm erzwungene Oralverkehr dar. Denn dieser läutete eine neue Ära hinsichtlich der Abscheulichkeit seiner Taten ein. Ich hatte bis dahin alles irgendwie ertragen können. Nur *das* nicht. Das sprengte die Grenze des Aushaltbaren für mich. Deshalb versuchte ich, Bedingungen zu stellen: Wenn er mir *das* ersparte, würde ich ihm versprechen, noch am selben Tag wiederzukommen ... Doch es war vergeblich. Von dem Zeitpunkt an, als ihm bewusst wurde, wie grauenvoll diese Form der Vergewaltigung für mich war, drohte er sie mir bei jeglicher Gegenwehr immer wieder an. Auch wenn ich mich dann seinem Willen fügte, blieb es zumeist dennoch nicht bei der bloßen Drohung.

So wurden seine Taten im Laufe der Zeit immer krankhafter. Und umso qualvoller für mich. Ich versuchte mich schließlich von meinem schmerzenden Körper zu trennen und in eine andere Welt zu retten. Für mich war es ein Versuch, wenigstens einen Teil von mir vor ihm zu bewahren. Fernab von ihm und seinen perversen Machenschaften erschuf ich mir mein eigenes Reich, um mich – wenn dies schon körperlich nicht möglich war – zumindest geistig zu distanzieren. Mein Körper und meine Seele lösten sich voneinander. Wohin ich »ging«, kann ich nicht mehr sagen. Mit einer romantischen Feenwelt hatte es jedoch wenig zu tun.

Die Dinge, die er mit mir tat, betrachtete ich dann quasi aus einer gewissen Entfernung. Wie in einem klischeebehafteten Albtraum wurde ich so zur Beobachterin meiner eigenen Misshandlungen. Sie liefen vor mir ab wie ein Film. Und ich hatte keine Möglichkeit, ihn anzuhalten. Doch der physische Schmerz verlor dadurch seine Heftigkeit. Ich nahm ihn zwar wahr, aber ohne dabei wirklich etwas zu empfinden. Und das machte es zumindest ein bisschen leichter, die nicht enden wollenden Übergriffe zu ertragen. Denn so hatte ich das Gefühl, meine Seele von den Misshandlungen abschirmen und vor der Gewalt schützen zu können. Damit blieb mir wenigstens etwas, das ich ihm nicht preisgeben musste. *Sometimes I wish I were an angel.*

Seine Tochter bekam von all dem, was passierte, während sie trotz der Besuche ihrer Freundin allein spielen musste, nichts mit. Anfangs hatte sie noch wissen wollen, warum ich keine Zeit für sie hätte, doch schon bald hörte sie auf, »unangenehme« Fragen zu stellen. Welche Rolle ihr Vater dabei gespielt hat, wage ich nur zu erahnen. Jedenfalls nahm sie es irgendwann kommentarlos hin, dass er mich immer bald zu sich rief, wenn ich zu ihr kam.

Wahrscheinlich ahnte seine Frau auch etwas. Allerdings hat sie mich nie gefragt, warum ich so oft mit ihrem Mann allein war, wenn sie überraschend nach Hause kam. Auch über abgeschlossene Türen sah sie mehr oder weniger einfach hinweg. Ob sie wusste, wozu ihr Mann fähig war, ob sie es nicht wissen wollte oder ob sie nur schlau genug war, keine Fragen zu stellen, weiß ich nicht. Mir gegenüber äußerte sie sich diesbezüglich nie. Bis heute nicht. In Anbetracht der späteren Ereignisse wäre dies vielleicht mehr als nur notwendig gewesen.

Obwohl ich immer ein freiheitsliebendes »Sommerkind« gewesen war, fing ich schließlich an, den Winter herbeizusehnen. Und das sicher nicht, weil ich mich wie andere Sieben- oder Achtjährige auf Weihnachten freute. Tatsächlich hatte ich die eisigsten Monate meines bisherigen Lebens im Sommer erlebt. So wartete ich jedes Jahr aufs Neue auf den Herbst und die eigentlich so verhasste Kälte, weil dann – endlich – die Zwangsbesuche bei meinem Peiniger aufhörten, wenigstens vorübergehend.

Die einzige Hoffnung, die ich noch im ersten Herbst gehegt hatte, war, dass ich ihm möglicherweise nach dem Winter entkommen würde. Doch diese Seifenblase zerplatzte jäh und schmerzvoll: Er wusste, wo er mich finden konnte, um mich an seine Drohungen zu erinnern. Und natürlich fand er mich. Warum sollte das Leben auch gerecht sein?

Im Gegensatz zu mir freute er sich in jedem Frühjahr immer sehr, mich nach so langer Zeit wiederzusehen. Und das ließ er mich spüren: Am Tag unserer ersten Begegnung in der jeweils neuen Saison lud er all seine über den Winter angestauten Bedürfnisse mit einem Male bei mir ab. Ich erinnere mich, dass mir jeweils noch Tage danach besonders übel war.

So wurde in den folgenden Wintern das Wissen darum, was mir nach seiner langen Abstinenz bevorstehen würde, fast schlimmer als das, was es dann zu ertragen galt. Denn *davor* hatte ich Angst. Als es so weit war, konnte ich mich immerhin auf meinen Überlebensinstinkt verlassen, der mich von meinem Körper abspaltete und mich nicht mehr ich selbst sein ließ. Ja, *sometimes.*

So ging ich insgesamt fünf Sommermonate durch meine ganz persönliche Hölle. Hin- und hergerissen zwischen Schamgefühlen und der Angst, entdeckt zu werden, gefangen durch physische Schmerzen und psychische Verzweiflung. Etwa im Alter von zehn Jahren entdeckte ich jedoch endlich den Fehler in seinem Plan: Dank eines ersten schulischen Aufklärungsunterrichts erkannte ich, dass *er* ein Entdecken fürchten musste, nicht ich.

Doch wieder war ich in einem innerlichen Zwiespalt: Wie – und vor allem wem – nun das sagen, was schon über Jahre hinweg geschehen war? Wie würden Familie, Freunde, Lehrer oder sonst wer reagieren? Würden sie mir *überhaupt* glauben?

Wie oft das Glauben in meinem weiteren Leben noch eine Rolle spielen würde, wusste ich damals natürlich noch nicht. Zum Glück. Möglicherweise hätte ich sonst schon zu jener Zeit meinen Glauben verloren. Der schmale Grat zwischen Glauben und Nichtglauben sollte mir jedenfalls noch einen gewaltigen Kinnhaken verpassen. Und auch seine Drohungen, dass ich mich lächerlich machen würde und andere mich nicht mehr »mögen« würden, sollten sie jemals davon erfahren, sollten sich später als wahr herausstellen. Leider.

Jedenfalls entschied ich mich für das Schweigen. Wobei es eigentlich keine »Entscheidung« in diesem Sinne gab. Für mich war es eine ausweglose Situation, die mir meinen freien Willen nahm. Denn nun, wo ich wusste, was er mit mir tat, wurden meine eigenen Scham- und Schuldgefühle immer mächtiger.

Meine Eltern, Lehrer, Bekannten und Verwandten merkten von all dem, was ich in diesen fünf Jahren erlebte, nichts. Ich erlitt hin und wieder kleinere Verletzungen wie Hämatome oder Schürfwunden. Allerdings schenkte mein Umfeld den Verletzungen nie größere Beachtung: Ich galt als naturverbundenes und aufgewecktes Kind, das – vermeintlich – ständig draußen war und gern auf Bäume kletterte oder im Heu herumtollte. Und das Beispiel seiner Frau hatte mich bereits gelehrt, dass Erwachsene grundsätzlich immer nur das sahen, was sie sehen *wollten*. Und dass sie Dinge so interpretierten, wie es ihnen am natürlichsten oder bequemsten erschien.

Auf der anderen Seite bin ich mir aber auch nicht sicher, ob – abgesehen von seiner Frau – die Erwachsenen in meiner Umgebung etwas hätten merken können. Vielleicht. Aber ich versuchte immer, meine Verletzungen und auch meine Gefühle gut zu verstecken. Ich wollte nicht, dass jemand Fragen stellte. Ich hatte furchtbare Angst davor, dass irgendwer hinter dieses »Geheimnis« kommen könnte und mich dann – wie mir der Täter immer wieder eingeschärft hatte – auslachen und nicht mehr mögen würde. Denn ich war von meinem Peiniger und von der Gewalt, die er mir zufügte, so eingeschüchtert, dass ich mich selbst gewissermaßen als eine Art »Täter« betrachtete. Er hatte mich so zu einer Art Verbündeten gemacht. Und damit war ich an seinen Taten quasi mitschuldig.

In diesem Alter wusste und verstand ich natürlich nicht, dass dies das eigentliche Ziel des Täters gewesen war: dass ich nämlich meine eigenen Schuldgefühle verinnerlichte und letztendlich auch akzeptierte. Und am Ende zweifelte ich auch nicht mehr daran, dass mich andere aufgrund meiner Erlebnisse wegstoßen könnten. Denn auch *unterbewusst* fühlte ich mich beschmutzt, fremd und irgendwie anders.

Er war auch immer sehr vorsichtig. Er wusste, dass Verletzungen irgendwann, selbst wenn ich schwieg, aufmerksamen Mitmenschen auffallen könnten. Selbstverständlich gab er mir, sollte es zu physischen Verwundungen gekommen sein, immer eine Ausrede mit auf den Heimweg: Die Druckstelle am Handgelenk, die er mir beim Festhalten zugefügt hatte, würde beispielsweise daher stammen, dass ich mir den Arm in einer Schublade voller Spielsachen eingeklemmt hätte. Dass dies einmal sogar gewissermaßen der Wahrheit entsprach, machte diese Lüge nur noch makaberer: Denn alle dachten natürlich an eine Schublade voller Kinderspielzeug. *Er* allerdings hatte Spielzeuge für Erwachsene gemeint.

Manchmal schickte er Frau und Kind auch einfach weg, etwa dann, wenn er besonders krankhafte Pläne mit mir hatte. Er schickte sie auf irgendwelche alltäglichen Wege: einkaufen, Besorgungen für ihn erledigen oder einfach Eis essen. Und sie gingen.

Abgesehen davon, dass er mir dann regelmäßig diverse Hardcore-Sexfilme vorführte, drehte er solche auch selbst. Die Kamera ließ er nach einiger Zeit immer häufiger mitlaufen. Die daraus resultierende Demütigung brauche ich vermutlich nicht zu beschreiben. Was mit den unzähligen Videos, die er drehte, während er seine Perversionen an mir auslebte, geschah, weiß ich bis heute nicht. Vielleicht ist das auch besser so.

Um den Schein zu wahren und um mich – wie er sagte – zu »belohnen«, legte er danach meistens eine Videokassette mit

Zeichentrickfilmen ein. Er befahl mich vor den Fernseher und spulte den Film so weit vor, dass seine Frau oder seine Tochter keinen Verdacht schöpften, wenn sie zurückkehrten. Kam ich seiner Aufforderung nicht sofort nach, weil ich oftmals vor Schmerzen kaum gehen konnte oder noch nicht wieder richtig »anwesend« war, lachte er nur über meine Schwäche.

Seine Vorsicht ging so weit, dass er mich später, im Alter von mittlerweile elf Jahren, regelmäßig fragte, ob ich meine Periode bekommen hätte. Ja. Sein Verstand reichte überraschenderweise so weit, dass er sich darüber im Klaren war, dass eine schwangere Elfjährige selbst den abgestumpftesten Leuten auffallen könnte.

Obwohl ich mit den Jahren die Hoffnung auf ein Ende der Zwangsbesuche bei ihm längst verloren hatte, kam es doch dazu, dass der Kontakt wegen gewisser – für mich glücklicher – Umstände beendet wurde.

Mein darauffolgender Zusammenbruch war seit Langem der erste, der nicht auf purer Verzweiflung beruhte. Ich konnte kaum glauben, dass mein Martyrium nun endlich ein Ende finden würde. Dass jedes Ende aber auch einen Anfang beinhaltet, ahnte ich damals nicht. Doch so blieben mir immerhin einige wenige Wochen, in denen ich mich in Sicherheit wiegen durfte.

Ich traf ihn, abgesehen von den späteren Begegnungen vor Gericht, etwa ein Jahr später noch einmal. Ein letztes Mal versuchte er mich zu einem Stelldichein zu zwingen. Eine einzige glückliche Fügung hat mich dem entkommen lassen. Dem Himmel sei Dank. Vor allem in Anbetracht der Tatsache, dass sowohl er als auch ich wussten, dass ich mit zunehmendem Alter noch »wertvoller« für ihn geworden war. Ich möchte mir nicht vorstellen, was passiert wäre.

Das war das einzige Mal in fünf Jahren, dass ich wirklich Glück hatte. Denn ich weiß, dass ich wieder nicht die Kraft und den Mut gehabt hätte davonzulaufen.

2. getäuscht.

»Life is not what it seems«

Falco, »Jeanny«

Alle, die vermuten, dass es von nun an nur noch besser werden konnte, muss ich leider enttäuschen.

Mit elf Jahren, als der Missbrauch durch den Vater meiner Freundin sein Ende fand, konnte ich die Konsequenzen und das Ausmaß meiner Misshandlungen noch nicht überblicken. Aber ich hoffte doch, dass es nun, wo *es* vorbei war, zumindest erträglicher werden würde: keine Ängste, Schmerzen oder perverse Racheakte mehr. Frieden. Ruhe. Den Sommer wieder genießen. *Freiheit.*

Doch abgesehen davon, dass ich älter geworden war, war ich nicht mehr dieselbe. Ohne es wirklich benennen zu können, spürte ich doch, dass der über fünf Jahre hinweg erlebte Missbrauch seine Spuren hinterlassen hatte und dass es Nachwirkungen geben würde, die sich noch nicht abschätzen ließen.

Nun musste ich zwar meinen Peiniger selbst nicht mehr fürchten, aber allein die Tatsache, dass mich die an mir begangenen Taten verändert hatten, verunsicherte mich. Ich wusste nicht, *was* mit mir geschehen war. Und genauso wenig konnte ich voraussehen, was mir nun bevorstand. Beispielsweise liebte ich meine wiedergewonnene, eigentlich schon verloren geglaubte Freiheit. Und gleichzeitig ängstigte ich mich vor ihr, weil ich nicht wusste, was mich erwartete. Ich traute niemandem mehr und fürchtete mich vor allem, was ich nicht einschätzen oder kontrollieren konnte. Die ständige Angst und Anspannung hatten mich zudem wachsamer werden lassen. So wachsam, dass meine Seele einfach nicht mehr zur Ruhe kam.

Und auch mein Körper war müde und antriebslos: Die Heilung der vielen Verletzungen hatte ihm ganz offensichtlich zugesetzt. Allmählich wusste ich nicht mehr, woher ich meine Energie beziehen sollte.

Nach draußen wollte ich ebenfalls kaum noch gehen: Die Freunde, mit denen ich immer gespielt hatte, bevor meine Demütigungen begannen, hatten sich sowieso längst von mir abgewandt. Denn mein Peiniger hatte mich dazu gezwungen, jede Minute meiner Freizeit mit ihm zu verbringen. Meine damaligen Freunde dachten natürlich, dass sie mir, nachdem ich eine neue Freundin gefunden hatte, nicht mehr gut genug waren. Davon, dass ich mich immer dann, wenn mich der Vater ebendieser Freundin vergewaltigte, zu ihnen auf den Spielplatz sehnte, hatten sie natürlich keine Ahnung. Ich konnte auch kaum von ihnen verlangen, dass sie mich jetzt – nach über fünf Jahren – wieder mit offenen Armen empfangen würden.

Und neue Freunde wollte ich auf gar keinen Fall kennenlernen. Ich hatte viel zu große Angst davor, dass ich dadurch wieder an die falschen Väter geraten könnte. Überhaupt war ich mir auch gar nicht sicher, ob ich so etwas wie Freunde wollte: Auf der einen Seite sehnte ich mich zwar danach, mit Freunden spielen und reden zu können. Auf der anderen Seite aber vertraute ich niemandem mehr außer mir selbst und war deshalb einigermaßen zufrieden, wenn ich allein war. Denn nur dann konnte ich mir sicher sein, dass mir nichts passieren und mir niemand zu nahe kommen konnte. Das dachte ich zumindest. Also zog ich mich zurück und war dankbar dafür, dass ich mir wenigstens um zu viel körperliche Nähe keine Gedanken mehr machen musste. Doch so sehr ich diese Einsamkeit auch genoss, so sehr quälte sie mich auch, denn eigentlich wollte ich nicht allein sein.

Wenn ich gehofft hatte, die Erinnerungen an die unzähligen Übergriffe hinter mir lassen zu können, so hatte ich mich getäuscht, es funktionierte nicht. Der Vater meiner Freundin verfolgte mich nachts in meinen Träumen und quälte mich psychisch, wenn ich allein war und im Dunkeln undefinierbare Geräusche hörte. Auch wenn ich es damals nicht hätte benennen können, so wusste ich doch, dass sich meine Befürchtungen bewahrheiten sollten und mein Peiniger mich irreversibel geprägt hatte. Und dass er, auch wenn ich mich nun nicht mehr in seiner Reichweite befand, mich niemals *wirklich* verlassen würde.

Immer und immer wieder erwachten die Bilder meiner Misshandlungen vor meinem geistigen Auge zum Leben. Es gab kein Entkommen. Die Erinnerungen wurden genauso unaufhaltsam, wie es zuvor mein Peiniger gewesen war. Und sie waren mindestens ebenso schmerzhaft. Auch wenn ich es vorher nie für möglich gehalten hätte, so hatte ich nun das Gefühl, an den bloßen Erinnerungen zerbrechen zu müssen. Und jedes Mal, wenn ich einen kurzen Moment lang dachte, dass sie doch in den Hintergrund getreten wären, holten sie mich nachts in meinen Träumen mit voller Wucht wieder ein. Ich war unendlich zerrissen. Müde. Verängstigt. Aber irgendwie dennoch davon überzeugt, dass es mit jedem Tag, der mich von meinem Peiniger trennte, besser werden *musste*.

Vielleicht hätte ich mit diesem unerschütterlichen Glauben die Nachwirkungen des Missbrauchs irgendwie verkraften können. Vielleicht. Wäre nicht so kurz nachdem ich meine Freiheit wiedergewonnen hatte, erneut ein Mann auf mich losgegangen.

Alles begann von Neuem, ohne dass ich es aufhalten oder dem entgehen konnte. Dieses Mal war es ein entfernter Verwandter, ein angeheirateter Familienangehöriger, zu dem meine Familie und vor allem die mit uns im Haus lebenden Großeltern ein einigermaßen enges Verhältnis und einen regen Kontakt pflegten. Wir Kinder nannten ihn »Onkel« – auch wenn er das nicht war.

Warum dieser erneute Missbrauch genau zu diesem Zeitpunkt begann, kann ich nur mutmaßen. Vielleicht lag es daran, dass ich mit elf Jahren in ein Alter gekommen war, das meinen »Onkel« besonders anturnte. Eventuell hielt er mich nun für reif genug. Möglicherweise lag es auch schlicht und ergreifend an der Tatsache, dass ich jetzt, wo ich den Vater meiner Freundin losgeworden war, einfach wesentlich öfter zu Hause war. Ich weiß es nicht.

Als mich mein Onkel das erste Mal »unsittlich« berührte, sagte ich mir noch, dass dies ein Versehen gewesen sein *musste*. Gleichzeitig war ich mir sicher, dass ich mich damit selbst belog. Dennoch redete ich mir weiterhin ein, dass ich wahrscheinlich – aufgrund der Erlebnisse mit dem Vater meiner Freundin – hypersensibel wäre und lediglich überreagiert hätte. Dass da doch eigentlich gar nichts gewesen war. Dass er im Grunde nichts Unrechtes getan hatte. Dass ich sein Verhalten nur falsch interpretierte.

Denn es *konnte* einfach nicht wahr sein. Nicht schon wieder. Und doch. So unbegreiflich es klingen mag – genau so war es. Mit diesen »harmlosen« unsittlichen Berührungen durch meinen Onkel begann für mich eine neue, zweite Ära des sexuellen Missbrauchs und der körperlichen Misshandlungen.

Mein imaginäres Kartenhaus brach damit schlagartig in sich zusammen. Mein Zimmer – der einzige Ort, an dem ich mich zuvor noch wirklich sicher gefühlt hatte – wurde nun zum Haupttatort. Das letzte bisschen Sicherheit, das es noch in meinem Leben gegeben hatte, wurde mir genommen. Ganz zu schweigen von meinem Glauben an das Gute und der Hoffnung darauf, dass es nun besser werden würde. Mein Vertrauen in die Zukunft war zerstört. Mein Onkel nahm mir alles. Es blieb *nichts* mehr.

Tatsächlich waren die Vorfälle aber im Vergleich zu dem, was ich vorher erlebt hatte, zunächst weniger unberechenbar und mein Onkel zeigte – zumindest anfangs – weniger Rachegelüste, wenn ich mich nicht nach seinen Vorstellungen fügte. Dass sich dies allerdings schnell ändern würde, ahnte ich zu diesem Zeitpunkt noch nicht. Auch nicht, dass mein Onkel einen starken Hang zum Sadismus hatte und nach einiger Zeit erst dann zufrieden war, wenn (mein) Blut floss.

Schon sehr bald merkte ich, dass es ihm nicht unmittelbar um Spaß oder Befriedigung ging, sondern um Macht. Er wollte mir beweisen, dass er *alles* mit mir machen konnte, was er wollte. Er hätte sich nicht die Mühe machen müssen. Aufgrund meiner Erfahrungen wusste ich das auch so.

Was meinen Onkel noch gefährlicher machte, war die Tatsache, dass er körperlich wesentlich stärker und brutaler war als der Vater meiner Freundin. Ich wusste, dass mein Onkel dazu fähig war, mir die Knochen zu brechen und es wie einen Unfall aussehen zu lassen. Er war abgebrühter. Er war in einer anderen Hinsicht unkalkulierbar. Der Moment war für ihn wichtiger als der mir leider so bekannte Reiz des Quälens und langen Leidens. Er genoss es, sich an mir zu vergehen, wenn meine Tante im Raum nebenan saß. Er liebte das Spiel mit der Gefahr. Und genau das wurde mir später zum Verhängnis: Kaum jemand wollte mir glauben, dass mein Onkel so etwas hatte tun können, weil ja theoretisch immer jemand in der Nähe gewesen war. In der Nähe schon. Aber eben nicht dabei. Das war der *entscheidende* Unterschied.

Die Übergriffe durch meinen Onkel wurden sehr bald heftiger. So wurde aus einer beiläufigen Berührung rasend schnell mehr. Und je brutaler und intensiver die Misshandlungen wurden, desto mehr schüchterten sie mich ein. Anfangs versuchte ich noch, meinem Onkel möglichst unauffällig zu entkommen. Für Besuche bei ihm und seiner Frau konnte ich manchmal Ausreden finden: Hausaufgaben, eine Verabredung mit Freunden oder Unwohlsein. Doch immer gelang das nicht. Vor allem deshalb nicht, weil meinen Eltern und Großeltern die Familienzusammengehörigkeit immer sehr wichtig war und sie mich deshalb – mit Sicherheit ohne irgendeine böse Absicht – dazu ermutigten, dorthin zu gehen. Und so kam es, dass ich auch bei meinem Onkel übernachtete.

Wesentlich schlimmer waren für mich allerdings die Übergriffe, die ich nicht vorhersehen konnte. Denn mein Onkel brauchte mir gegenüber niemals Drohungen auszusprechen, damit ich wiederkommen würde. Für ihn war ich sowieso quasi immer verfügbar. Er wusste, dass ich zu ihm geschickt werden würde und dass er jederzeit zu mir nach Hause kommen konnte. Und da Tante und Onkel bei meinen Großeltern häufig zu Gast waren, war dies unproblematisch und nicht weiter auffällig: Er und seine Frau galten als immer willkommen. Zumindest bei den anderen Familienmitgliedern. Und so hatten sie sogar einen Schlüssel für die Haustür meiner Großeltern, die einen eigenen Eingang besaßen.

Einem Aufeinandertreffen in meinem Zuhause zu entgehen wurde für mich nahezu unmöglich. Denn ich wusste nie, wann er zu Besuch kam. Und wenn sich mein Onkel erst einmal in unserem Haus befand, musste er nur noch in mein Zimmer kommen. Ich konnte so nie vorhersehen, wann plötzlich die Zimmertür aufgehen und er mit einem breiten erwartungsvollen Lächeln – das ich wohl nie mehr vergessen werde – vor mir stehen würde.

Mein eigenes Bett war plötzlich nicht mehr sicher. Einen Schlüssel für die Zimmertür hatte ich nicht. Und was hätte der mir auch genützt? Meine Familie hätte erwartet, dass ich meinen Onkel »empfange« und ihm aufschließe. Aber wenn die Tür verschlossen gewesen wäre, hätte ich zumindest ein paar Sekunden gewinnen können, um mich psychisch auf das vorzubereiten, was dann geschah. Doch er liebte das Überraschungsmoment. Den Augenblick, den ich brauchte, um zu »verschwinden«. Ich vermutete, dass diese Momente meiner geistigen Anwesenheit und meiner noch funktionierenden Reflexe ihm den meisten Spaß bereitet haben.

Später stellte sich heraus, dass ich mit dieser Annahme recht behalten sollte. Jedes Anzeichen einer Gegenwehr, die ich ja dank meines Überlebensinstinktes kaum mehr leistete, machte ihn noch schärfer. So hatte er schließlich die Möglichkeit, mich daran zu erinnern, dass ich sein Spielzeug und ihm in jeder Hinsicht unterlegen war. Gut, dass ich früh gelernt hatte, einfach aufzugeben.

Er begrapschte mich auch hin und wieder einfach im Vorbeigehen, wenn niemand hinsah, oder unter einer Decke, beim Fernsehen auf der Couch. Er liebte es, mir seine Macht zu demonstrieren. Denn er wusste, dass ich mich nicht wehren konnte. Dass ich meinen Schmerz herunterschlucken und nicht schreien würde, auch wenn jemand in Hörweite war. Immerhin wusste er nicht *warum*.

Besonders abscheulich und schmerzhaft wurde seine Wut, als er feststellte, dass ich keine »Jungfrau« mehr war. Zumindest nicht im medizinischen Sinne. Er wusste natürlich nicht, dass er nicht der erste Mann war, der sich gegen meinen Willen an mir verging. Deshalb zog mein Onkel den Rückschluss, dass ich bereits mit elf Jahren Sex gehabt haben musste – was selbstverständlich nicht (zumindest nicht freiwillig) der Fall gewesen war. Er wurde rasend vor Zorn. Anscheinend hatte er sich schon lange darauf gefreut, mir höchstpersönlich auch diese Demütigung noch zufügen zu dürfen. Er beschimpfte mich wild. Eine der nettesten Bezeichnungen war dabei noch »kleine, dreckige Schlampe«. Zumindest in dieser Hinsicht waren wir uns einig: Denn *genau so* fühlte ich mich.

Während ich im ersten Moment fast froh war, dass mir die Demütigung der »Entjungferung« durch meinen Onkel erspart blieb, änderte sich meine Meinung schnell: Seine Rache für meine »Verbrauchtheit« war bestialisch. Und mit *nichts* zu vergleichen, was ich bis dato erlebt hatte.

Mein Onkel wusste also nicht, dass er schon der zweite Mann war, der sich an mir, einem elfjährigen Mädchen, verging. Er hatte keine Ahnung, dass er mir damit meinen sowieso schon raren Glauben an das Gute vollends genommen hatte. Und ihm war nicht klar, dass es nicht sein alleiniges »Verdienst« war, mich so mürbe gemacht und mich gänzlich in Knie gezwungen zu haben. Und gerade weil er das nicht wusste, schien er auch sehr mit sich selbst zufrieden zu sein, als er mich das erste Mal nach seinen Misshandlungen regungslos am Boden liegen sah, während mir vor Schmerz und Demütigung die Tränen in die Augen stiegen.

3. verzweifelt.

»That's where you'll find me
Somewhere over the rainbow«

Israel Kamakawiwo'ole, »Somewhere Over The Rainbow«

Man könnte vermuten, dass die Tatsache, dass ich nun älter geworden war, alles einfacher gemacht hätte. Dem war aber nicht so. Im Gegenteil. Anders als bei den ersten Übergriffen durch den Vater meiner Freundin wusste ich nun, was geschah. Mir war klar, dass mein Onkel etwas Verbotenes mit mir tat. Und dieses Gefühl der Falschheit nagte so stark an mir, dass ich mich völlig machtlos fühlte. Ich konnte mich wieder nicht wehren. Es war, als wären mir die Hände gebunden. Als gäbe es gar keine andere Möglichkeit, als einfach stillzuhalten. Ich hatte nie gelernt, mich zu widersetzen, davonzulaufen. Tatsächlich war es – so unglaublich es klingen mag – nahezu *normal* für mich, es zu ertragen. Und wieder zu verstummen.

Als sich der Vater meiner Freundin an mir verging, hatte ich wie schon erwähnt nicht verstanden, was er mit mir tat, und befürchtet, dass man mich auslachen würde. Aber nachdem ich es begriffen hatte und mir bewusst geworden war, wie schrecklich das alles war und was ich damit anrichten würde, brachte ich es erst recht nicht über mich, meiner Familie, die ich über alles liebte, so etwas zu erzählen. Und nachdem ich mich sowieso nicht mehr in der Reichweite meines ersten Peinigers befunden hatte, versuchte ich das Erlebte einfach zu vergessen. Ich hatte mir eingeredet, dass ich meine Familie nicht mehr damit belasten müsste. Denn nun war es ja *vergangen*. Als mein Onkel dann das erste Mal auf mich losging, war mir klar, dass ich dieses Mal erst recht nicht mit meiner Familie über die abscheulichen Taten sprechen konnte. Denn jetzt wusste ich ja, *wie* falsch und abscheulich sein Verhalten war. Und einen Familienangehörigen bei meinen Eltern anzuschwärzen schien mir unmöglich.

Meine Familie war immer intakt gewesen und ich wollte das nicht aufs Spiel setzen. Ich hatte – wie ich später erfahren musste, zu Recht – Angst, dass mein Ort der Zuflucht, meine Familie, in sich zusammenbrechen könnte. Auch wenn ich mich selbst anders fühlte, so fand ich doch in meiner Familie die Normalität, nach der ich mich so sehr sehnte. Sie vermittelte mir den Eindruck von Beständigkeit, während meine Gefühlswelt immer stärker ins Taumeln geriet.

Es war keineswegs so, dass ich meinen Eltern, Geschwistern oder Großeltern nicht vertraut hätte. Ich bin in einer gutbürgerlichen Familie aufgewachsen. Da meine beiden Geschwister wesentlich älter sind als ich und schon früh zu Hause ausgezogen waren, lebte ich bereits zu diesem Zeitpunkt mit meinen Eltern und Großeltern allein in unserem großen Haus. Meine Eltern waren beide berufstätig und mein Vater war oft dienstlich unterwegs. Deshalb hatte ich viel Zeit bei meinen Großeltern verbracht, die alles für mich getan hatten und immer für mich da gewesen waren.

Das Verhältnis zu meinen Eltern und Geschwistern und auch zu meinen Großeltern war immer sehr vertraut und innig gewesen. Auch wenn meine Eltern wenig Zeit hatten, so hatten sie doch jederzeit versucht, für das Wohl ihrer Kinder zu sorgen und den Familienzusammenhalt zu stärken. Und gerade deshalb konnte ich ihnen nicht von meinen Misshandlungen erzählen. Ich wollte ihnen die Wahrheit nicht zumuten. Denn mir war klar, wie sehr sie diese Nachricht treffen würde. Ich wollte niemandem wehtun. Auch nicht meiner Tante, der Partnerin meines Onkels, mit der ich bis dahin immer viel Zeit verbracht hatte. Also ertrug ich die Misshandlungen weiterhin schweigend.

Die Übergriffe durch den Vater meiner Freundin hatten mich eingeschüchtert, verschreckt und zermürbt. Doch die Taten meines Onkels raubten mir das letzte Quäntchen Hoffnung darauf, dass es irgendwann besser werden würde. Er kam und ging, wie es ihm beliebte. Und ich hatte keine Möglichkeit, ihm zu entgehen. Der Verdacht, dass sich mein Onkel hauptsächlich an meinen Qualen erfreute, bestätigte sich. Alle paar Tage stand er nun in meiner Zimmertür und zitterte in Vorfreude darauf, mich in den nächsten Minuten fertigmachen zu können. Immer wenn ich dachte, dass das Maximum an Brutalität erreicht war, ließ er sich wieder etwas Neues einfallen, wie er mich quälen, foltern, missbrauchen und demütigen konnte.

Ich werde an dieser Stelle *nicht* beschreiben, wie erbarmungslos und grausam seine Übergriffe wurden und was er sich alles für mich ausgedacht hat, um seinen sadistischen Hunger zu stillen. Es gibt nichts, mit dem ich den Schmerz, den ich immer wieder empfand, vergleichen könnte. Keine Worte, mit denen ich wahrheitsgemäß ausdrücken könnte, wie schlimm es war. Seine Taten überstiegen das normalmenschliche Vorstellungsvermögen.

Und noch heute, während ich diese Zeilen niederschreibe, spüre ich die Hilflosigkeit von damals. Lange verurteilte ich mich selbst dafür, dass ich es nicht schaffte, mich einem der Täter langfristig zu widersetzen oder vor ihm davonzulaufen. Mir fällt es schwer zu akzeptieren, dass ich als Kind oder Jugendliche – selbst wenn ich es versucht hätte – vermutlich keine Chance gegen solche Triebtäter gehabt hätte.

Oft fragte ich mich damals und frage ich mich auch heute noch, ob ich nicht selbst eine gewisse Schuld an den Taten trug, vor allem weil sie sich so oft wiederholten und erbarmungslos steigerten. Habe *ich* mich damals unangebracht verhalten? Habe *ich* etwas Falsches gesagt? War es *mein* Fehler, dass ich zu ihrem Lustobjekt wurde? War *ich* es, die erwachsene Männer anturnte? Gab es *irgendetwas*, das sie einlud? Eine Art Freibrief, mit mir zu tun, was sie wollten? Ich weiß es nicht. Noch heute komme ich oft an den Punkt, an dem ich an mir selbst zweifle und mir nicht sicher bin, wie ich diese und andere Fragen beantworten soll. Das Einzige, dessen ich mir heute einigermaßen gewiss bin, ist die Tatsache, dass ich wahrscheinlich unbewusst doch das Richtige tat. Nachdem ich einmal die Konsequenzen eines Fluchtversuches kennengelernt hatte, sagte mir mein Überlebensinstinkt, dass es einfach besser war, alles hinzunehmen und schweigend zu ertragen. Wer weiß, was passiert wäre, wenn ich mehr Widerstand geleistet hätte? Hätten die Täter mich einfach laufen lassen, wenn sie sich nicht sicher gewesen wären, dass ich auch wirklich schwieg? Oder hätten sie mich dann mit anderen Mitteln zum Schweigen gebracht? Würde ich dann heute überhaupt noch atmen?

Vielleicht. Vielleicht auch nicht. Ich weiß es nicht. Niemand weiß es. Aber vielleicht ist das besser so.

4. infrage gestellt.

»Lying in my bed I hear the clock tick«

Cyndi Lauper, »Time After Time«

Jedenfalls hatte ich im Alter von zwölf Jahren noch immer keine Ahnung, wohin mich die erlebten Misshandlungen führen würden. Die Folgen des Missbrauchs – die Ängste und Albträume – zeichneten sich nun ab, waren mir aber in ihrer gesamten Tragweite noch nicht bewusst. Ich sah quasi die Spitze des Eisberges, ich sah, wie stark mich meine Erlebnisse verändert hatten, doch ich hatte keine Ahnung, dass sie so gravierend gewesen waren (und auch noch werden sollten), dass sie lebensbestimmend sein würden. Damals konnte ich nicht voraussehen, dass der Missbrauch zwar in einigen Jahren vorbeigehen, das Echo aber *niemals* aufhören würde nachzuhallen.

Je stärker mich Albträume und Ängste quälten, desto mehr begann ich daran zu zweifeln, dass ich jemals wieder »frei« sein würde. Nachdem mich der Vater meiner Freundin endlich in Ruhe gelassen hatte, hatte ich noch Hoffnung gehabt. Aber nun begann ich mich zu fragen, ob es nicht mein »Schicksal« oder was auch immer wäre, ständig misshandelt und sexuell missbraucht zu werden. Und damit begann ich, mein Leben infrage zu stellen. Ich wusste nicht mehr, ob es sich überhaupt lohnte, an *irgendetwas* zu glauben. Denn meine Erfahrungen hatten mich gelehrt, dass man immer dann, wenn man einen Hoffnungsschimmer sah, erbarmungslos enttäuscht und in die Realität zurückgezerrt wurde. Ich glaubte nicht mehr daran, dass ich ein gewaltfreies Leben *verdient* hätte. Das Universum schien mich – für was auch immer – zu bestrafen. Und diese Strafe schien einfach kein Ende nehmen zu wollen.

Meine Erfahrungen im »Abtauchen« hatten mir immer wieder gezeigt, dass die Realität manchmal leichter zu ertragen ist, wenn man nicht hinsieht und sich in eine andere Welt flüchtet. So versuchte ich meinen Schmerz zu verdrängen und mich an das bisschen Normalität zu klammern, das es in meinem Leben gab. Denn ich wollte nicht mit meinen Demütigungen konfrontiert werden. Tatsächlich konnte ich dieser (erneuten) Auseinandersetzung auch lange Zeit entgehen: zumindest während der Zeiten, in denen sich mein Onkel gerade nicht an mir verging.

Ich kann mir heute nicht mehr erklären, wie ich es schaffte, den Schein nach außen hin zu wahren. Ich funktionierte. Manchmal wunderte ich mich selbst darüber. Während und auch nach der Zeit des Missbrauchs tat ich alles, was als wohlerzogene Tochter, als zuvorkommende Enkelin oder als vorbildliche Schülerin von mir verlangt wurde. Jeden Morgen stand ich auf und ging zur Schule. Nie bin ich zu spät gekommen oder habe auch nur eine einzige Unterrichtsstunde geschwänzt. Ich schrieb – wie durch ein Wunder – zumeist gute bis sehr gute Noten. Außerdem trieb ich seit Grundschulzeiten Leistungssport und nahm an Meisterschaften und Wettkämpfen einigermaßen erfolgreich teil.

Jeden Mittag, wenn ich nach Hause kam, stand bereits das Mittagessen, welches meine Oma für ihren Mann, meine Mutter und mich zubereitet hatte, auf dem Tisch. Mein Vater war unter der Woche meist nicht dabei, weil er häufig dienstlich unterwegs war. Nach dem Essen ging meine Mutter wieder zur Arbeit und ich auf mein Zimmer, wo ich den Nachmittag – abgesehen vom gemeinsamen Kaffeetrinken mit den Großeltern – zumeist allein verbrachte. Wenn mein Onkel dann nicht gerade zu Besuch kam, genoss ich meine Einsamkeit. Ich machte Hausaufgaben, las, schaute fern oder hörte Musik, bis meine Mutter wieder nach

Hause kam. Während des gemeinsamen Abendessens plauderten wir über unsere Erlebnisse des Tages und die Aufgaben des folgenden oder was es im Ort Neues gab. Grundsätzlich redeten wir in unserer Familie über (fast) alles. Es ging oft fröhlich und unbeschwert zu. Und gerade dieses unbekümmerte Familiendasein wollte ich nicht zerstören. Deshalb schluckte ich in Gegenwart meiner Familie meine wahren Gefühle runter, verdrängte meine Ängste und schlüpfte in die Rolle des sorglosen Kindes. So konnte ich mir ein halbwegs »normales« Leben bewahren, denn nur ich wusste, dass ich hinter meiner Fassade nicht die war, die andere dort vermuteten. Und solange ich mich selbst belog, fand ich in meiner Familie die Normalität, nach der ich mich sehnte. Und das gab mir Kraft.

Es gelang mir sogar teilweise, mich in den Zeiträumen zwischen zwei Misshandlungen altersgerecht zu verhalten. Hin und wieder spielte ich dann mit anderen Kindern und träumte von Einhörnern. Doch die Phasen, in denen ich den Kontakt zu anderen hasste, überwogen. Das Alleinsein war für mich die einzige Möglichkeit, mich vor anderen Menschen zu schützen. Denn körperliche Nähe ertrug ich einfach nicht (mehr). Meine Grenzen waren viel zu oft überschritten worden. Und generell hatte ich vor allem Angst. Ich fürchtete mich vor all den Dingen, die ich nicht kannte. Die ich nicht ein- oder abschätzen konnte. Und vor allem, was neu war.

Also bevorzugte ich es, allein zu Hause zu spielen oder meine Aufgaben zu erledigen. War ich einmal bei Freundinnen eingeladen, versuchte ich immer, vor Einbruch der Dunkelheit, die mir auch große Angst machte, nach Hause zu gehen. Vor allem aber weigerte ich mich strikt, bei Freundinnen zu übernachten. Sowieso traf ich mich mit ihnen lieber bei mir zu Hause. Wohl wissend, dass mein Onkel diese Grenze nicht überschreiten würde. Denn wer konnte ihm schon garantieren, dass auch die anderen Mädchen den Mund halten würden?

Ich hatte nie eine »beste Freundin«, mit der ich durch dick und dünn gegangen wäre. Zum einen deshalb nicht, weil ich von meinem ersten Peiniger immer von anderen Kindern ferngehalten worden war und daher nicht mit meinen Freunden hatte spielen können. Zum anderen, weil ich niemanden mehr – auch keine gleichaltrigen Freunde – an mich heranlassen wollte. So hatte ich zwar oberflächliche Freundschaften für die Erledigung von Hausaufgaben oder Schulprojekten, achtete aber gleichzeitig immer darauf, mich nicht zu sehr an andere zu binden. Nicht nur weil ich wusste, dass man sich (meistens) in den Menschen täuschte, sondern auch, weil ich Angst hatte, dass jemand mein Gefühlschaos bemerken und nachfragen könnte.

Doch auch in meiner Scheinwelt gab es genügend Situationen, die mich mit aller Heftigkeit daran erinnerten, dass mein Dasein weder »normal« noch »perfekt« war. So etwa der Aufklärungsunterricht in der sechsten Klasse. Während andere Kinder über sämtliche neuen Informationen ungehalten kicherten, widerte mich der Unterricht an. Bereits mit zwölf Jahren wollte ich nichts mehr von Sex wissen. Das, was ich im Alter von sechs bis elf Jahren auf unzähligen Pornostreifen gesehen hatte, reichte aus, um alle erdenklichen Praktiken – auch die, die im Unterricht nicht behandelt wurden – in den Schatten zu stellen.

Dadurch, dass meine Klassenkameraden noch relativ wenig über Sex wussten – wie es natürlich auch sein sollte –, fühlte ich mich völlig fremd. Ich saß im Unterricht, schaute gelangweilt und wartete, bis es vorüber war. Das ständige Gekichere und Gelache ging mir auf die Nerven. Ich spürte, dass ich abgesehen von der Lehrerin die Einzige im Raum war, die dem Thema Sex überhaupt nichts Witziges abgewinnen konnte. Im Gegenteil: Für mich stand Sex und alles, was damit zu tun hatte, immer in Verbindung mit Schmerzen. Und ich wollte mir von niemandem sagen lassen, dass es etwas mit Liebe zu tun hätte. Denn so, wie mich mein Onkel behandelte, konnte er mich nicht lieben. Er hasste mich. Abgrundtief.

Also stellte ich im Unterricht auf Durchzug. Fragte mich die Lehrerin etwas, konnte ich ihr natürlich antworten. Aber sie reagierte nicht darauf, dass ich Dinge wusste, die ich in dem Alter eigentlich nicht hätte wissen *dürfen*. Sie ging kommentarlos darüber hinweg.

Nur ein einziges Mal wurde ich an diesem Tag hellhörig: als die Lehrerin kurz über Verhütung sprach. Denn mein Körper entwickelte sich im Gegensatz zu denen meiner Altergenossinnen schnell. Mit zwölf Jahren hatte ich schon lange meine Periode. Und mir war – auch schon vor diesem Unterricht – durchaus bewusst, dass mein Onkel dadurch *noch* gefährlicher für mich geworden war. Und deshalb war das Einzige, was mich an diesem Tag wirklich interessierte, die Pille.

Das Gefühl des Andersseins, welches zuvor schon hin und wieder aufgeflackert war, ließ mich spätestens von diesem Tag an nicht mehr los. Ich fühlte mich fremd. Ausgeschlossen. Ausgestoßen. Das Alleinsein nagte an mir. Meine eigene Umwelt wurde immer surrealer. Mein Onkel missbrauchte mich, folterte mich. Ich war ihm schutzlos ausgeliefert und musste mir dann auch noch anhören, wie schön Sex sein konnte. Es war so makaber, dass mir davon regelrecht schlecht wurde. Womit hatte ich das verdient? Warum schien sich meine Umwelt auch noch – indem sie mir immer wieder vor Augen führte, wie drastisch meine Erfahrungen waren – über mich lustig machen zu wollen? Wieso nahm es einfach kein Ende? Gab es irgendjemanden »da oben«, der sich – wie mein Onkel – daran erfreute, mich so leiden zu sehen?

Ich wusste langsam nicht mehr, wohin mit mir und meiner Verzweiflung. Je älter ich wurde, desto auswegloser erschien mir meine Situation. Die unbeantworteten Fragen, die ich mir stellte, wurden immer zahlreicher und einnehmender. Ich konnte kaum beschreiben, was in mir vorging. Nicht sagen, wie sehr ich unter meinem Martyrium litt. Ich wünschte mir so sehr, mich jemandem anvertrauen zu können. Aber die Angst, durch die Wahrheit ausgegrenzt zu werden, war zu einschüchternd. Der Gedanke daran, mich durch ein Gespräch mit anderen nochmals dem zu stellen, was mir widerfahren war, schreckte mich ab. Die Zeit heilt alle Wunden? Das dachte ich. Aber ich irrte: Es wurde jeden verdammten Tag schlimmer. Meine Misshandlungen wurden immer unerträglicher und ich litt immer mehr unter meiner eigenen Zerrissenheit.

Tatsächlich war es so, als würde ich den eigentlichen Kampf mit mir selbst ausfechten. Da ich nicht über meine Erlebnisse reden konnte, blieb ich mit meinen Gedanken und Gefühlen allein. Doch ich wollte diese Bürde nicht mehr allein tragen. Mir war klar, dass ich dem stärker werdenden Druck meiner Erinnerungen und den immer heftiger werdenden Misshandlungen durch meinen Onkel nicht ewig würde standhalten können. Der Zwiespalt zwischen meiner Verzweiflung und der Angst vor der Wucht der Wahrheit wurde immer größer. Meine Maske der Unbeschwertheit würde ich nicht mehr lange tragen können. Die Übergriffe wurden zu einnehmend, als dass ich sie weiterhin verdrängen konnte. Und meine Angst wurde so übermächtig, dass sie sich nicht mehr in den Hintergrund schieben ließ.

Doch wo sollte ich hin? Was sollte ich tun? Meine Schutzmauer aufgeben? In die reale Welt zurückkehren? Das Schweigen brechen? Und dadurch Gefahr laufen, auch noch das letzte bisschen Normalität in meinem Leben aufs Spiel zu setzen? Was ich mit dreizehn noch resolut verneinte – endlich darüber zu reden –, wurde allmählich immer unausweichlicher.

Nach den Besuchen meines Onkels brach ich regelmäßig sowohl psychisch als auch physisch zusammen: Mein Körper schmerzte und war von den Misshandlungen geschwächt. Doch so schnell ich konnte, rappelte ich mich jedes Mal wieder auf und versuchte vor meinen Mitmenschen und vor allem vor mir selbst so zu tun, als wäre nichts gewesen. Ich wusste, dass ich mich belog. Akzeptierte es aber. Es war ein verzweifelter Versuch, nicht auch noch mich selbst zu verlieren.

Da ich tagsüber die Rolle des unbeschwerten Mädchens spielte, wurden meine Nächte immer qualvoller. All das, was ich am Tage beiseiteschob, drängte nachts erbarmungslos in mein Bewusstsein zurück. Meine Albträume ließen mich schweißgebadet hochschrecken. Ich hatte Angst vor der Nacht, Panik vor dem, was mir dort begegnete. *Wer* mir dort begegnete. Und der Tag war nicht besser: Mit aller Kraft versuchte ich, diejenige zu sein, die andere in mir sahen. Die ich aber nicht war. Und meine Kräfte schwanden mit jeder einzelnen Demütigung durch meinen Onkel.

Aber nach außen hin Schwäche zu zeigen kam für mich nicht infrage. Ich *wollte* nicht schwach sein. Wenn ich mich schon nie richtig gewehrt hatte, wollte ich wenigstens von allen anderen nicht als »Schwächling« betrachtet werden. Meine eigene Würde nahm ich sowieso kaum noch wahr. Und um mich selbst überhaupt noch im Spiegel anschauen zu können, musste ich – wenn ich es schon vor meinem Onkel und dem Vater meiner Freundin nicht geschafft hatte – zumindest vor meinen Mitmenschen stark sein. Ich wollte nicht auch noch diesen Kampf verlieren. Also brach ich immer dann zusammen, wenn niemand hinsah. Dann konnte ich wenigstens meinen Gefühlen freien Lauf lassen.

Ich wusste, dass die Entscheidung, mein Schweigen zu brechen, nicht mehr rückgängig zu machen sein würde. Sprach ich aus, was mit mir geschah, würde es *endgültig* sein. Eine Art Eingeständnis, dass ich nie die Kraft gehabt hatte, mich zu wehren. Ein Eingeständnis, dass ich schwach war. Dieses Eingeständnis würde mir auch noch das letzte bisschen Sicherheit in meinem Leben nehmen. Denn genau in dem Moment, in dem die Wahrheit gesagt würde, bräche auch meine Schutzmauer ein. Die Mauer, die mein Überlebensinstinkt so mühsam errichtet hatte, um sich an eine eigentlich nicht existente Normalität zu klammern. Und die bloße Ahnung davon, was mich hinter der Mauer erwartete, ließ mich in Panik geraten. Denn dort vermutete ich genau das, was mir einst der Vater meiner Freundin immer wieder prophezeit hatte: Unverständnis und Verachtung. Zudem graute mir davor, meine Erinnerungen erneut zur Realität werden zu lassen – denn sobald ich auch nur ein Wort davon aussprach, würden sie es werden. Das wusste ich.

Mein Körper war so ausgelaugt, dass auch meine sportliche Karriere ein jähes Ende fand. Irgendwann war es für mich einfach nicht mehr möglich, Leistungssport zu betreiben. Zum einen war mein Körper natürlich insgesamt immer schwächer geworden. Ich brachte einfach nicht mehr die Energie auf, um erfolgversprechende Leistungen zu erbringen. Zum anderen sorgten die vielen Verletzungen dafür, dass ich mich nicht mehr entsprechend bewegen konnte. Während der Vater meiner Freundin grundsätzlich weniger brutal mit mir umgegangen und immer relativ vorsichtig gewesen war, damit man meinem Körper nichts ansah, nahm mein Onkel Verletzungen wie Muskelüberdehnungen oder -zerrungen – oder Schlimmeres – ohne mit der Wimper zu zucken in Kauf.

Mein letzter Erfolg wurde ein erster Platz bei unseren Schulmeisterschaften in Leichtathletik. Noch am selben Tag ging mein Onkel auf mich los. Er wollte nicht, dass ich solche Erfolge feierte. Er richtete meine Beine so zu, dass ich mir nicht einmal mehr sicher war, ob sie mich überhaupt noch tragen würden. Diese Urkunde war die letzte sportliche Auszeichnung, die ich je erhielt. An diesem Tag gab ich den Kampf gegen meinen schmerzenden Körper, gegen meine Verletzungen und damit gegen meinen Onkel auf.

Der Hass auf meinen Körper, der nun nicht einmal mehr in der Lage war, die gewohnten Leistungen zu erbringen, wurde immer größer. Ich hasste diesen Körper. Ich hasste mich. Ich war gefangen in dem Körper, den ich verabscheute, in dem ich nicht mehr sein wollte. Der befleckt, missbraucht und gedemütigt worden war. Der schmerzte. Meine Seele wollte einzig und allein ihren Frieden. Jeglicher Konfrontation entgehen. Einfach nur fliehen, wie sie es über Jahre hinweg gelernt hatte. Aber gleichzeitig wünschte ich mir auch so sehr, dass die Misshandlungen endlich aufhörten. Mein Körper wollte keine Gewalt und keine Schmerzen mehr ertragen. Er wollte nicht mehr stillhalten. Vielleicht *konnte* er es auch nicht mehr.

Doch noch konnte ich nicht reden. Ich gebot meinem rebellierenden Körper Schweigen. Mal wieder. Ich wollte nicht, dass meine Familie kaputt ging. Ich wollte nicht die schockierten Gesichter meiner Eltern sehen. Ich wollte ihnen nicht wehtun. Und vor allem wollte ich nicht gefragt werden, warum ich nie davongelaufen war. Oder warum ich so schwach war.

Letztendlich gab ich mir selbst die Schuld. Ich wollte niemandem – außer mir selbst – wehtun. Denn *ich* allein hatte es verdient. Ich war schwach. Davon war ich überzeugt.

Ich wollte sterben. Mit dreizehn.

5. gebrochen.

»All in all it's just another brick in the wall«

Pink Floyd, »Another Brick In The Wall«

Ich zweifelte nicht mehr daran, dass mich meine Zerrissenheit früher oder später umbringen würde. Oder dass ich es selbst tun würde. Denn meine Welt geriet zunehmend ins Schwanken. Irgendwann fand ich aber heraus, dass es entgegen meinen Erwartungen doch noch eine Möglichkeit für mich gab, zu reden, ohne dabei das Risiko einzugehen, von meiner unmittelbaren Umgebung ausgeschlossen oder verstoßen zu werden. So lernte ich die Vorteile des Internets und insbesondere des Online-Chatrooms kennen, einer virtuellen Plattform, in der man mit anderen in Echtzeit kommunizieren konnte. Da ich meine eigene Realität kaum noch ertragen konnte, begann ich, mich in diese virtuelle Welt zu retten. Sie war wie geschaffen für mich: Ich war dort im Gegensatz zu der realen Welt anonym und fühlte mich dadurch sicher.

Zweifelsohne war die Chatwelt surreal. Aber war das nicht auch mein ganzes Leben? Ich akzeptierte, dass die Kontakte und Freunde nicht »echt« waren. Genau das schätzte ich ja an ihnen. Ich wollte flüchten. Ich war froh darüber, Freunde zu haben, die mir nichts anhaben konnten. Es war genau das, was ich mit dreizehn brauchte, um *überleben* zu können. Die Sackgasse, in der ich mich befand, wurde dadurch immerhin wieder zu einer Einbahnstraße.

Außerdem brauchte ich im Internet keine körperliche Nähe zu fürchten. Keine Misshandlungen. Keine Verwundungen. Keine

Schmerzen. Auch war die Gefahr, dass mir jemand emotional zu nahe kommen und auf den Kampf, den ich mit mir selbst ausfocht, aufmerksam werden könnte, eher gering. Das glaubte ich zumindest.

So fing ich also an, hin und wieder zu chatten. Just for fun. Ohne Ziel und Absicht. Um ernst genommen zu werden, machte ich mich einfach zwei Jahre älter. Obwohl ich dreizehn war, ging ich ohne Weiteres als Fünfzehnjährige durch: Meine Erlebnisse hatten mich schneller erwachsen werden lassen. Ich sah nicht nur älter aus, ich hatte mich auch viel früher mit Dingen beschäftigt, die für Ältere gedacht waren. Da ich immer wieder um mein Leben hatte bangen müssen und mir ständig überlegen musste, wie ich meine körperlichen und seelischen Verwundungen vor meiner Umwelt verstecken konnte, wusste ich bereits mit dreizehn, was Existenzängste waren. Und ja, ich hatte mich auch schon mehr als einmal mit dem (Frei-)Tod auseinandergesetzt.

Zeitweise war ich sogar fest davon überzeugt gewesen, dass mein Gehirn durch die Misshandlungen »umprogrammiert« worden war. Denn bereits in diesem Alter legte ich eine erstaunliche Menschenkenntnis an den Tag, war extrem aufmerksam, sehr nachdenklich und hatte einen starken Hang zum Perfektionismus. Denn so und *nur* so hatte ich wenigstens ein Quäntchen Kontrolle über mein Leben bewahren können. Ich dachte also über andere Dinge nach, als es »normale« Dreizehnjährige taten. Aus diesen Gründen fiel meine kleine Täuschung im Internet nicht auf. Denn letztendlich *fühlte* ich mich auch älter, als ich es war.

Auch wenn Internetkontakte immer den Beigeschmack des Unechten, Irrationalen haben, konnte ich mich dennoch mit zwei Usern anfreunden und pflegte mit ihnen einen einigermaßen regen Kontakt. Zunächst chatteten wir immer dann, wenn wir uns zufällig im Netz »trafen«. Nach einigen Wochen fingen wir dann an, uns zum Chatten zu verabreden oder uns regelmäßig

E-Mails zu schreiben. Dadurch fasste ich schließlich Vertrauen zu Menschen, die ich nur oberflächlich kannte. Vielleicht auch genau deshalb. Denn die meisten Menschen, denen ich bislang in der Realität begegnet war, hatten mich ge- oder enttäuscht.

Mittlerweile war ich in der realen Welt vierzehn (und in der virtuellen Welt sechzehn) Jahre alt geworden. Über einige Monate hinweg funktionierte meine Flucht in die undurchschaubaren Tiefen des Internets einigermaßen gut. Und so hatte ich anfangs fest daran geglaubt, dass mein Plan auch langfristig aufgehen könnte. Aber im Laufe der Zeit wurde mir immer deutlicher bewusst, dass ich mich wieder einmal täuschte. Denn letztendlich änderte meine Flucht natürlich nichts an der Tatsache, dass mich mein Onkel noch immer regelmäßig besuchen kam.

Seine Misshandlungen hatten mittlerweile eine Brutalität erreicht, die mir unglaubliche Angst einjagte. Im Internet konnte ich zwar die Demütigungen hinter mir lassen, nicht jedoch die körperlichen Schmerzen und Verwundungen. Es wurde auch immer schwerer, diese vor meiner Umwelt zu verstecken. Und irgendwann holte mich mein zwiegespaltenes Dasein wieder ein: die Welt, in der mich mein Onkel folterte, auf der einen Seite, und die, in der ich meinen Mitmenschen Unbeschwertheit vorspielte, auf der anderen.

Ich hatte nie vor, jemandem im Chat von meinen Demütigungen zu erzählen. Der Chat war für mich lediglich ein Zufluchtsort, er sollte keineswegs zu einem »Abbild« meines wirklichen Lebens werden. Ich hatte Angst davor, dass ich mir selbst mit einem Darübersprechen meine eigene Schwäche eingestehen müsste. Und ich wollte nicht schwach sein. Um keinen Preis. Ich wollte einfach nur davonlaufen. Egal wohin. Hauptsache weit weg vor der Wahrheit. Und von meinem Onkel.

Diese Flucht fand ein jähes Ende. Denn obwohl ich mir absolut sicher war, dass mein Onkel sich in seiner Abscheulichkeit nun nicht mehr würde steigern können, tat er es dennoch. Auf das, was er sich nun für mich hatte einfallen lassen, war ich nicht vorbereitet. Und dabei fing alles ganz routiniert an: Mein Onkel stattete mir einen seiner Überraschungsbesuche ab. Ich konnte nicht gleich geistig »verschwinden«. Er missbrauchte mich, quälte mich und freute sich daran, den Schmerz in meinen Augen zu sehen. Eigentlich das Übliche. Als er jedoch bemerkte, dass ich mich – wie immer – nach einiger Zeit förmlich von meinem Körper löste, *holte er mich zurück!* Plötzlich suchte er Wege, meine geistige Aufmerksamkeit wiederzuerlangen. Ich wusste bereits, dass meine Angst das Aufregendste für ihn war. Aber nun gab er sich plötzlich nicht mehr damit zufrieden, meinen Körper zu beherrschen. Er wollte mich ganz – wie sagt man so schön: mit Leib *und* Seele. Er forderte meine gesamte Aufmerksamkeit ein. Er zwang mich dazu, hinzusehen. Zuzuhören. Zu reagieren. Ihm zu antworten. Er legte es darauf an, dass ich auch seelisch litt. Und ich tat es. *Sehr* sogar. Er nötigte mich dazu, ihm das letzte bisschen meines Selbst auszuliefern: meine Seele.

Körperliche Verwundungen war ich gewohnt. Aber die Vergewaltigung meiner Seele gab mir die Gewissheit, dass ich ihm nun vollkommen schutzlos ausgeliefert war. Tatsächlich blutete meine Seele danach stärker, als es mein Körper tat. Und das machte den Übergriff noch schlimmer als sonst.

Nachdem er endlich gegangen war, konnte ich nicht einfach so weitermachen, als wäre nichts gewesen. Da ich die Misshandlungen nun quasi mit all meinen Sinnen durchleben musste, konnte ich mich psychisch nicht mehr distanzieren. Diese knallharte Konfrontation hatte mir jegliche Illusion genommen, dass ich weiterhin irgendwie über meine Erlebnisse hinwegsehen und daneben ein halbwegs normales Leben führen konnte. Ich konnte nicht mehr vor meinen Gefühlen und Erinnerungen davonlaufen. Die Seifenblase war zerplatzt. Meine Lebenslüge funktionierte nicht mehr. Die lange zuvor entstandenen Risse in der Mauer wurden größer, bis sie krachend in sich zusammenbrach. Das offenbarte mir mit aller Wucht die unleugbare Wahrheit: dass mein Plan – meine Flucht – fehlgeschlagen war. Ich konnte meinen Körper nicht mehr »verlassen«.

Ich war mir sicher, dass mein Onkel mich nun niemals mehr in Ruhe lassen würde, da ich gespürt hatte, wie viel Spaß er an diesem Tag mit mir gehabt hatte. Es war nur eine Frage der Zeit, bis er wieder in der Tür stehen würde. Und darüber lachen würde, dass meine Angst nun ins Unermessliche gewachsen war. Jetzt hatte er endlich das gefunden, was er schon immer gesucht hatte: eine sichere Methode, jede einzelne Faser meines Körpers und jedes noch so kleine Fragment meiner Seele zu quälen und mich damit ganz fertigmachen zu können.

Diese Erkenntnis ließ mich in Panik geraten. Ich fühlte mich gefangen. Verwundet. Gedemütigt. Allein. Zerrissen. Und endgültig gebrochen. Ich wusste nicht mehr wohin mit meinen überschwappenden Emotionen. Die einzige Möglichkeit, mich selbst vor einer Verzweiflungstat – die in meinem Unterbewusstsein immer schärfere Konturen annahm – zu bewahren, war die Flucht ins Internet. Einige Stunden, nachdem mich mein Onkel, so wörtlich, bis auf das Blut gedemütigt zurückgelassen hatte, fuhr ich den Computer hoch. Während ich auf den noch schwarzen Monitor starrte, stiegen alle meine über Jahre hinweg angestauten Gefühle in mir auf.

Und erst in diesem Moment gestand ich mir – nach mittlerweile *acht* Jahren Hölle – ein, dass ich sexuell misshandelt wurde. Und dass es schlicht und ergreifend keine Ausrede dafür gab. Dass es *nie* eine wirkliche Fluchtmöglichkeit gegeben hatte.

Noch immer hatte ich furchtbare Angst davor, über meine Demütigungen zu sprechen. Aber nach diesem Erlebnis konnte ich nicht mehr anders.

6. anvertraut.

»Don't you worry about the distance.
I'm right there if you get lonely«

Plain White T's, »Hey There Delilah«

Während das Modem sich piepsend und surrend in das Internet einwählte, konnte ich meine Tränen nicht mehr zurückhalten. Eigentlich weinte ich nie. Weinen war für mich ein Zeichen von Schwäche. Und Schwäche ließ ich nicht zu. Aber als ich an diesem Tag vor dem Computer saß, konnte ich nicht mehr anders. Ich stand vor dem Nichts. Ich hatte immer versucht, stark zu sein, jetzt musste ich mir eingestehen, dass ich es nie gewesen war. Dass ich es nur nie hatte wahrhaben wollen.

Durch diese Erkenntnis erschienen mir meine Erniedrigungen noch demütigender. Ich fühlte mich schwächer als jemals zuvor. Ich verabscheute mich. Die Wogen des Selbsthasses wurden schließlich so einnehmend, dass mir alles egal wurde: Mein Schweigen. Die Angst, abgewiesen zu werden. Meine Prinzipien. Meine Bemühungen. Meine Schwäche. Mein Körper. Mein Leben.

Während jeder einzelne dieser Gedanken wie ein Stich ins Herz war, loggte ich mich wie ferngesteuert in den Chat ein. Wie durch ein Wunder traf ich dort auf – und als solchen konnte ich ihn mittlerweile durchaus bezeichnen – einen meiner beiden Freunde. Nennen wir ihn hier Marcus.

Wie immer fragte mich Marcus, wie es mir ginge. *Wie es mir ging?* Ich fühlte mich furchtbar. Ich blutete noch immer, hatte Schmerzen und war völlig verzweifelt. Ich wollte nicht mehr (über)leben. Natürlich sagte ich ihm das nicht. Zumindest nicht *so*. Ich schrieb Marcus, dass ich einen schlechten Tag gehabt hätte und dass ich, aufgrund einer Grippe, körperlich angeschlagen war. Diese Bagatellisierung ließ mich fast laut auflachen. Aber was sollte ich ihm sagen? Dass ich meinen Körper hasste, weil er seit acht Jahren zu schwach war, meine Seele vor Vergewaltigungen zu schützen? Diese Zusammenfassung meines Dilemmas ließ mich dann tatsächlich auflachen. Ich saß vor dem Computer und *lachte*, während mir gleichzeitig die Tränen über die Wangen liefen?! Es war grotesk. Niemals hätte ich mir träumen lassen, dass jemand, der am absoluten Tiefpunkt angelangt war, dazu fähig war, lauthals zu lachen. Ich dachte, spätestens jetzt musste ich nicht nur meine Seele, sondern auch noch meinen Verstand verloren haben ...

Als Marcus mir antwortete, überraschte es mich zunächst, dass er sich erinnerte, dass dies nicht mein erster »schlechter Tag« binnen kürzester Zeit war. Und es traf mich, dass er ahnte, dass es mir noch wesentlich schlechter ging, als ich zugeben wollte. Und da er immer wieder nachfragte, räumte ich schließlich ein, dass er damit auch recht hatte.

Marcus schrieb mir, dass er sich schon seit einiger Zeit über mein Verhalten sowie über meine zumeist traurigen und für eine (vermeintlich) Sechzehnjährige sehr nüchternen E-Mails wunderte. Er sagte mir, dass er sich schon lange Sorgen machte, aber nie eine zufriedenstellende Antwort auf seine Nachfragen erhalten hätte. Außerdem hätte er sich in der letzten Zeit schon viel zu oft abweisen lassen. Und deshalb würde er heute nicht lockerlassen. Marcus schärfte mir ein, dass ich zum Arzt gehen solle. Dass man mir dort helfen könne. Ich wies seine Ratschläge ab. Denn ich war fest davon überzeugt, dass mir niemand mehr helfen konnte ...

Aber mit jeder Minute, die Marcus damit zubrachte, mich zum Reden zu motivieren, spürte ich deutlicher, dass sein Interesse an mir echt war. Er wollte sich nicht mehr – wie so oft andere vor ihm – mit oberflächlichen Ausreden abwimmeln lassen. Lange überlegte ich, was ich tun sollte. Den Computer ausschalten und einfach weggehen? Wieder flüchten? Wohin? Und was dann? Jetzt, wo ich wusste, dass es keine Fluchtmöglichkeit und kein Zurück mehr für mich gab, fiel mir darauf keine Antwort mehr ein. Ich war am Boden zerstört. Und doch war das Gefühl von aufrichtigem Interesse, das Marcus mir – einer eigentlich fremden Person – entgegenbrachte, eine der wundervollsten Erfahrungen meines bisherigen Lebens. Er gab mir zu verstehen, dass ich ihm vertrauen durfte. Und seine Beharrlichkeit und Sensibilität überzeugten mich davon, dass ich es auch wirklich konnte.

Und: Durch den Chatroom blieb ich anonym. Marcus wusste weder, wie ich wirklich hieß, noch wo ich wohnte. Ich hatte nichts zu befürchten. Und selbst wenn er mich wegen meiner Erlebnisse nicht mehr mögen oder zurückweisen würde, wie es mir zuvor prophezeit worden war, so würde dies zwar verdammt wehtun, aber es würde nicht solche Ausmaße annehmen können, wie wenn es jemand aus meinem realen Umfeld täte.

Wie es allerdings schon in den letzten acht Jahren der Fall gewesen war, so wusste ich noch immer nicht, ob ich überhaupt reden konnte. Und ich war wie zuvor auch unsicher, ob ich überhaupt wollte, dass so stur nachgefragt wurde. In meiner Vergangenheit hatte ich erlebt, dass bewusst weggesehen und Zeichen ignoriert oder falsch interpretiert worden waren. Manchmal hatte ich mir gewünscht, dass jemand nachgehakt und nicht den einfacheren Weg des Nichtsehens gewählt hätte. Gleichzeitig hatte ich unbeschreibliche Angst davor gehabt, dass es jemand tat.

Meine innere Zerrissenheit hatte mir immer wieder deutlich gezeigt, dass etwas nicht richtig lief. Und ich hatte gehofft, dass andere dies auch bemerken und mir helfen würden, mein Leben, meine Seele zu retten. Gleichzeitig hatte ich mich davor gefürchtet, meinen Schutz, der bis zu diesem Tag funktioniert hatte, auf zugeben. Hätte jemand beharrlich nachgefragt, wäre dies wahrscheinlich passiert. Vielleicht. Aber da es niemand getan hatte, musste ich bis zu diesem Tag allein um mein Leben kämpfen.

Doch nun, wo mir mein Onkel an diesem Tag meinen Fluchtweg unwiderruflich versperrt hatte, zog ich es immer mehr in Erwägung, doch die helfende Hand, die mir Marcus so geduldig hinhielt, vorsichtig zu ergreifen. Der Chatroom gab mir den Schutz der Anonymität, den ich brauchte. Und Marcus jene Geborgenheit, nach der ich mich so sehr sehnte. Letztendlich war es wahrscheinlich das Zusammenspiel dieser beiden Dinge, das mich mein Schweigen brechen ließ.

Nach langem Hin und Her öffnete ich mich Marcus also und erzählte ihm vom Vater meiner Freundin. Keine Details, keine ausführlichen Berichte. Nur, dass er *damals* etwas mit mir getan hatte, das ich nicht wollte.

Zu meinem Erstaunen verließ Marcus den Chat nicht. Er blieb und hörte sich an, was ich zu sagen hatte. Er antwortete mir. Tröstete mich. Und war für mich da. Ich schilderte ihm die Dinge so, als wären sie Vergangenheit, und versuchte, die Gegenwart auszublenden. Meinen Onkel und seine immer wiederkehrenden Besuche erwähnte ich nicht. Ich erklärte Marcus, dass mich nur ein Albtraum der letzten Nacht heute wieder so aufgewühlt hätte. Ob er mir das glaubte, weiß ich nicht. Allerdings sagte er mir, dass ihm jetzt so einiges klar geworden wäre und er sich jetzt auch meine deprimierenden Nachrichten sowie meine immerwährend schlechte Verfassung erklären könnte.

Er ermutigte mich dazu, mit anderen – nicht zuletzt mit meinen Eltern – darüber zu reden und Anzeige zu erstatten. Auch wenn ich wusste, dass er recht hatte, so bat ich ihn darum, alles für sich zu behalten und die Sache zunächst ruhen zu lassen.

Wieder und wieder versuchte Marcus mich davon zu überzeugen, gegen den Vater meiner Freundin vorzugehen und ärztliche beziehungsweise psychotherapeutische Hilfe in Anspruch zu nehmen. Er wollte mir, nicht zuletzt aufgrund meines schwindenden Lebensmutes, so schnell wie möglich irgendwie helfen. Doch weil er das Vertrauen, das ich gerade erst zu ihm gefasst hatte, nicht ausnutzen wollte, ließ er schließlich ab und gab mir für den Fall, dass ich jemanden zum Reden brauchte, seine Handynummer.

Dieser Chat verstörte mich dermaßen, dass ich meinen Onkel und meinen schmerzenden Körper kurzzeitig fast vergaß: Mir hörte jemand zu! Mir wollte jemand helfen! Ich begriff nicht, warum ich hierfür erst »virtuelle« Menschen finden musste, während ich in meiner unmittelbaren Umwelt acht Jahre lang allein geblieben war.

Diese erste positive Erfahrung führte dazu, dass ich dem zweiten User, mit dem ich seit Längerem regelmäßig chattete, von meinem Martyrium berichtete. Deshalb wird es nun notwendig, auch ihm einen Namen zu geben: Sebastian.

Angetrieben von dem herrlichen Gefühl, angehört zu werden, schrieb ich Sebastian in etwa die gleiche Geschichte: Ein schlechter Traum hatte mich aufgewühlt. Alles andere war Vergangenheit. Auch er hörte zu und wies mich – was mich wieder überraschte – ebenfalls nicht ab.

Einige Zeit verging. Im Chat und in den E-Mails schrieb ich immer wieder von meinen Erlebnissen mit dem Vater meiner Freundin. Und suchte immer dann bei meinen beiden virtuellen Freunden Zuflucht, wenn sich mein Onkel erneut an mir vergangen hatte und ich dachte, an dem inneren Druck zerbrechen zu müssen.

Und es funktionierte. Ich fand einen Weg, mich anderen Menschen mitzuteilen, ohne fürchten zu müssen, dass ich damit meinem näheren Umfeld wehtun könnte. Zwar kannte ich Marcus und Sebastian mittlerweile ganz gut, jedoch waren sie in gewisser Weise – da wir uns ja nie real kennengelernt hatten – Fremde. So waren sie beides: sowohl Vertraute als auch Menschen, die mir nichts anhaben konnten. Die meinen Eltern nicht *davon* berichten konnten. Die mir in keiner Hinsicht gefährlich werden oder zu nahe kommen konnten.

Und was fast noch besser war: Ich musste ihre schockierten Gesichter, wenn ich ihnen von dem langjährigen Missbrauch erzählte, nicht *sehen*. Ich fühlte mich das erste Mal seit Jahren in gewisser Weise erleichtert und befreit. Und fand dadurch neue Kraft, den Kampf gegen mich selbst wiederaufzunehmen.

7. verboten.

»Where is the moment when needed the most?«

Daniel Powter, »Bad Day«

Ich fühlte mich wie befreit, wenn ich mir im Chat alle meine Ängste von der Seele schreiben konnte. Die Annahme, dass mein Onkel bei der letzten Misshandlung auf den Geschmack gekommen war, stellte sich als wahr heraus. Leider. Immer wieder aufs Neue holte er mich nun aus meiner schützenden Apathie. Die Bilder der einzelnen Übergriffe brannten sich dadurch noch wesentlich intensiver in mein Gedächtnis ein. Ich kam nicht mehr zur Ruhe. Sie ließen mich weder am Tag noch in der Nacht los.

Deshalb fing ich nach einiger Zeit auch an, Marcus und Sebastian von dem noch immer stattfindenden Missbrauch zu erzählen. Allerdings tarnte ich die aktuellen Übergriffe gegenüber meinen beiden Freunden weiterhin als Träume, die ich aufgrund von Erlebnissen in der Vergangenheit hätte. Auch wenn ich damit quasi nur die Hälfte der Wahrheit offenbarte, konnte ich mir nach den Besuchen meines Onkels wenigstens die Last von der Seele reden. Das war zwar nicht optimal, aber bei Weitem besser als das, was ich vorher gehabt hatte.

So wurde das Chatten für mich zu einer Art Droge: Je öfter ich diese Erleichterung verspürte, wenn ich mit Marcus und Sebastian über meine Leiden sprach, desto schwieriger wurde es für mich, in die Realität – die keinen Platz für meine Schwäche vorsah – zurückzukehren. Die Gespräche, die ich mit ihnen am Computer führen konnte, gaben mir wieder Kraft, um gegen meine immer stärker werdende Verzweiflung ankämpfen zu können. Doch gleichzeitig verdeutlichten sie mir auch, wie unwirklich und unfair meine reale Welt war. Denn die Verhältnisse hatten sich umgekehrt: In der virtuellen Welt konnte ich mein wirkliches Ich ausleben. Und in der wirklichen Welt verkörperte ich zunehmend einen virtuellen Charakter. So wurde der Zwiespalt zwischen Internet und Realität, zwischen meinem wahren und meinem gespielten Ich immer größer. Ich verlor, da ich im Internet die Hilfe fand, nach der ich mich in der Realität sehnte, jegliche Ambitionen, am wirklichen Leben im Hier und Jetzt teilzunehmen. Warum auch? Denn das wahre Leben war für mich eine Scheinwelt, in der ich nur die spielte, die andere in mir sahen.

Die logische Konsequenz war, dass ich immer mehr Zeit am Computer verbrachte. Es war nicht so, dass meine Schulnoten oder irgendwelche anderen Dinge unter dieser Realitätsflucht gelitten hätten. Aber irgendwann fiel es natürlich auch meinen Eltern auf, dass ich in der Zeit, die ich normalerweise allein in meinem Zimmer gewesen war, nun im Arbeitszimmer am Rechner saß. Und die Einzelverbindungsnachweise auf der Telefonrechnung, an denen man ganz genau ablesen konnte, wann, wie oft und wie lange ich online gewesen war, taten ein Übriges dazu.

Plötzlich waren meine Eltern der Meinung, dass ich mich doch mit meinen Freunden treffen sollte, anstatt Zeit am Computer zu vertrödeln. Zuvor hatte das keine besonders große Rolle für sie gespielt oder es war ihnen nur nicht aufgefallen. Ich weiß es nicht. Was für eine Bedeutung das Internet – oder vielmehr das Chatten und Mailen – für mich hatte, ahnten sie ja nicht mal ansatzweise.

Doch für mich war es eine Katastrophe. Ich bekam furchtbare Angst, dass ich meine gerade erst gewonnenen »Freunde« wieder verlieren könnte. Dass ich wieder mit mir und meinen Ängsten allein sein könnte. Und noch mehr fürchtete ich mich vor der Verzweiflung, die mit der Einsamkeit wiederkommen würde.

Das Internet war für mich die einzige Möglichkeit, mit Marcus und Sebastian in Kontakt zu bleiben, denn als Vierzehnjährige besaß ich damals noch kein Handy. Und vom Telefon meiner Eltern aus anzurufen kam nicht infrage, da ich nicht wollte, dass sie auf ihrer Telefonrechnung unbekannte Nummern vorfanden. Also ignorierte ich ihre Aufforderung, mehr nach draußen zu gehen, einfach. Oder ich ging dann an den Computer, wenn sie es nicht mitbekamen. Und da ich sehr viel Zeit allein zu Hause verbrachte, war das eigentlich kein Problem. Doch die Einzelverbindungsnachweise verrieten mich.

Eine Zeit lang nahmen es meine Eltern noch hin, dass ich nun zu rebellieren begann und mich – was zuvor selten der Fall gewesen war – ihren Anweisungen widersetzte. Ich vermute, dass sie dies als »pubertierendes Verhalten« abtaten. Und nun sahen sie sich gezwungen, mir Grenzen aufzuzeigen. Kurzum: Sie änderten das Internetpasswort.

Aus der Traum vom Nicht-mehr-allein-Sein. Meine Reaktion auf dieses Verbot konnten meine Eltern vermutlich überhaupt nicht nachvollziehen. Ich stritt mit ihnen, flehte sie an und schmollte. Vergeblich. Für mich brach damit eine Welt zusammen. Das Internet war in den letzten Wochen zu meinem einzigen verlässlichen Zufluchtsort geworden, der mir die Kraft gegeben hatte, durchzuhalten. Doch nun, wo mir das auch noch genommen wurde, stand ich wieder vor dem Abgrund. Ich war mit meinen Gedanken wieder allein. Es gab wieder nichts mehr, woran ich mich festhalten konnte. Auf das ich mich freuen und worauf ich vertrauen konnte.

Das Leben erinnerte mich damit erneut daran, dass so etwas wie »Glück« nicht von Dauer ist: dass man immer dann, wenn man gerade dabei ist, wieder aufzustehen und weiterzugehen, erneut hinfällt. Und dass es dann richtig wehtut. Mehr noch, als wenn man nie einen Versuch gewagt hätte, sich wieder aufzurappeln. Denn die Enttäuschung über das Fundament, das einen nicht tragen will, ist dann noch viel größer.

Es wurde wieder dunkel in meiner Welt und meine Verzweiflung kehrte schlagartig wieder zurück. Ich wusste nicht mehr, warum ich mich überhaupt noch bemühte, morgens aufzustehen und am Leben zu bleiben. Das Universum schien mir sagen zu wollen, dass ich keine Chance hatte. Oder dass es mich nicht glücklich sehen wollte. Womit hatte ich es verdient, immer und immer wieder so bestraft zu werden? Wo waren die Schutzengel, wenn man sie mal brauchte? Lag ein tieferer Sinn darin, dass ich ständig enttäuscht wurde?

Mit sechs lernte ich, dass Hoffnung eine Farce ist. Mit vierzehn, dass Glück eine Illusion ist. Wie heißt es doch so schön? Man lernt im Leben niemals aus. Wirklich großartig, dass ich mich zumindest darauf verlassen konnte.

8. erhört.

»When will the dawning break, oh endless night?«

Lebo M, »Endless Night«, aus dem Musical »The Lion King«

Mehrere Wochen lang durfte ich überhaupt nicht ins Internet gehen. Während dieser Zeit hatte ich das Gefühl, in einen Abgrund ohne Boden zu stürzen. Natürlich kann ein Mensch auch ohne das Internet leben. Aber für mich war es zu dieser Zeit *alles*. Ich sehnte mich nach diesem Zufluchtsort. Und ich vermisste Marcus und Sebastian, die mir immer wieder das Gefühl gegeben hatten, doch nicht ganz allein zu sein.

Mit dem Chat hatte ich eine Art Ventil gefunden, über das ich alle meine angestauten Emotionen und Ängste hatte ablassen können. Dadurch hatte ich die Verzweiflung zwar nicht ganz von mir wegschieben, aber ihr immerhin den quälenden Druck nehmen können, der mich zuvor zu zerreißen drohte. Und jetzt, wo dieses Ventil plötzlich verschlossen worden war, stieg der Druck wieder rapide an. Vorher hatte ich immer gedacht, dass ich nicht über meine Misshandlungen sprechen könnte. Nun konnte ich es, durfte es aber nicht mehr. Und das war noch viel bitterer.

Und mit der Verzweiflung kam natürlich auch der Selbsthass zurück. Je schlechter es mir ging, desto leidenschaftlicher hasste ich meinen Körper dafür, dass er so schwach war. Ich verabscheute ihn, weil er es zugelassen hatte, dass mich meine Peiniger immer wieder misshandeln konnten. Ich verachtete ihn, weil er nicht genug Kraft gehabt hatte, sich zu wehren oder zumindest davonzulaufen. Er widerte mich an, weil er nun nicht mehr bereit war, durchzuhalten. Er war schuld daran, dass meine Seele nun so litt. Inzwischen war es mir egal geworden, ob mein Körper vergewaltigt wurde. Wahrscheinlich hatte er sogar jegliche Art von physischen Schmerzen verdient! Sollte er doch bluten! Na und? Selbst wenn er *ver*blutete ... Dann seis eben drum.

Was diesen Hass noch wesentlich verstärkte und meine Situation noch auswegloser machte: Meine Periode war ausgeblieben. Ich wagte es gar nicht, weiter zu denken.

Nach einigen endlosen Wochen schaffte ich es doch noch, meine Eltern davon zu überzeugen, dass keine Schülerin heutzutage mehr ohne das Internet auskommen konnte. Und so ließen sie sich auf einen Kompromiss ein: Ich durfte ab sofort das Internet wieder nutzen. Allerdings nur für einige wenige Stunden pro Woche und nach vorheriger Absprache – das geänderte Passwort wollten sie mir zunächst nicht mitteilen.

Auch wenn ich nun an die Bereitwilligkeit meiner Eltern gebunden war und nicht mehr selbst entscheiden konnte, wann ich jemanden zum Reden brauchte, konnte ich mich nun immerhin wieder in regelmäßigen Abständen auf die Menschen, die mir wichtig waren, freuen.

Natürlich wusste und weiß ich, dass meine Eltern mit der Festlegung von Internetzeiten nur das Beste für mich gewollt hatten. Sie konnten ja nicht wissen, dass ich meine Zeit im Netz nicht sinnlos totschlug, sondern dass diese Realitätsflucht quasi lebensnotwendig für mich war. Ich bin durchaus der Meinung, dass Eltern grundsätzlich genau hinsehen sollten, wie viel Zeit ihr Kind im Internet verbringt und auf welchen Websites es surft. Und auch, dass sie gegebenenfalls zu einem Internetverbot greifen sollten. Doch gleichzeitig sollten sich Eltern stets fragen, *warum* ihr Kind einen so starken Hang zur Realitätsflucht hat. Denn genau wie bei mir gibt es hierfür vermutlich immer Gründe.

Jedenfalls sah ich nun wieder einen kleinen Funken Hoffnung in meiner Finsternis. Ich überlegte, wie ich diese kurze, wertvolle Internetzeit möglichst effizient nutzen konnte. So begann ich, immer erst dann bei meinen Eltern nach dem Internetzugang zu fragen, wenn ich die E-Mails, die ich an Marcus oder Sebastian schicken wollte, bereits offline vorgeschrieben hatte. Das Versenden ging so zügig und ich konnte meine verbleibenden Online-Minuten mit Chatten verbringen. Um einander auch tatsächlich im Chatroom anzutreffen, verabredeten wir uns manchmal schon vorher.

Und mittlerweile besaß ich sogar ein eigenes Handy, sodass es leichter war, mit Marcus und Sebastian in Kontakt zu bleiben. Neben den E-Mails und Chats begannen wir uns regelmäßig SMS zu schicken oder, allerdings eher selten, auch mal miteinander zu telefonieren. Bizarrerweise war das Handy ein Geschenk meines Onkels gewesen. Eine kleine Aufmerksamkeit dafür, dass ich ihm nun auch noch meine Seele »geschenkt« hatte.

Die Misshandlungen gingen zwar weiter, doch immerhin konnte ich sie jetzt etwas besser ertragen, weil ich nun wieder darüber reden konnte. Und zum Glück bestätigte sich auch der Verdacht einer Schwangerschaft nicht. Meine Periode war anscheinend wegen des »Stresses« ausgeblieben. Ich war mehr als dankbar.

Weitere Wochen mit festgelegten Internetzeiten vergingen. Eines Tages, als ich meinen Vater wie üblich fragte, ob ich das Internet nutzen könne, gab er mir sogar das Passwort. Quasi wegen guter Führung. Natürlich nur unter der Voraussetzung, dass ich es – wie er es formulierte – am Computer nicht »übertrieb«. Meine wiedergewonnene Internet-Freiheit betrachtete ich mit Skepsis: Ich war unglaublich erleichtert, meinen Zufluchtsort wieder aufsuchen zu können, ohne jedes Mal die Erlaubnis von meinen Eltern einholen zu müssen. Gleichzeitig wusste ich aber, dass sie nun ganz genau darauf achten würden, wie viel Zeit ich im Netz verbrachte. Und das hieß, dass ständig die Gefahr lauerte, dass sie mir wieder den Zugang sperrten. Daher behielt ich es bei, meine E-Mails vorzuschreiben und nur noch nach vorheriger Verabredung – nun zumeist per SMS – mit Marcus oder Sebastian zu chatten. Ich hatte viel zu große Angst davor, dass es ein erneutes, komplettes Internetverbot geben könnte.

Schon nach kurzer Zeit vergaß ich allerdings meine Vorsicht und Bedenken: Mein Onkel kam wieder einmal zu Besuch. Und es war schlimm. Ich hasste es, ihn dabei beobachten zu müssen, wie er mich physisch verletzte. Ihm antworten zu müssen, wenn er mich fragte, ob es mir mit ihm gefiele. Ihm in die Augen sehen zu müssen, während er mich fast bis zur Besinnungslosigkeit quälte. Und genau da lag das Problem. Denn leider quälte er mich nur *fast* bis zur Bewusstlosigkeit. Mir wäre es lieber gewesen, wenn die Ohnmacht, die sich mir so oft ankündigte, manchmal auch tatsächlich gekommen wäre. Dann hätten sich die schrecklichen Bilder zumindest nicht so in meinem Gedächtnis eingebrannt. Doch mein Onkel liebte meine Angst, er genoss es, mich leiden zu sehen. Deshalb achtete er immer penibel darauf, dass ich auch ja bei Bewusstsein blieb. So auch dieses Mal. Und es nahm einfach kein Ende. Das war für mich der Tropfen, der das Fass zum Überlaufen brachte. Ich begann, um mein Leben zu bangen.

Nicht, weil ich ernsthaft fürchtete, er könnte mich umbringen. Sondern weil mein Hass auf mich selbst so groß war, dass ich Angst vor mir bekam. Ich erkannte mich kaum mehr wieder. Ich hasste mich so *abgrundtief*, dass ich es kaum noch ertragen konnte, ich selbst zu sein.

Als mein Onkel weg war, war es mir egal, was meine Eltern denken könnten. Eigentlich war mir zu diesem Zeitpunkt alles egal. Ich hatte zum ersten Mal das rasende Bedürfnis, mich selbst für all das, was ich durchmachen musste, zu bestrafen …

Ich loggte mich wie im Wahn in den Chat ein und traf dort auf Sebastian. Zum Glück. Ohne es in irgendeiner Weise geplant zu haben, erzählte ich ihm von meinem Onkel. Und dass er mir immer noch regelmäßig Besuche abstattete. Ich berichtete ihm von den Misshandlungen, die gerade stattgefunden hatten, von meinen Verletzungen und dem Selbsthass. Er hörte mir geduldig zu und tröstete mich.

Doch eine meiner Rippen schmerzte so sehr, dass ich kaum aufrecht vor dem Computer sitzen konnte. Deshalb entschied ich mich nach kurzer Zeit dafür, mich aus dem Chat auszuloggen. Als Sebastian das merkte, begann er plötzlich, mir ganz alltägliche, banale Fragen zu stellen. Und immer, wenn ich versuchte, mich von ihm zu verabschieden, fiel ihm wieder etwas ein.

Darüber, dass Sebastians Antworten im Chat hin und wieder nicht sofort kamen, wunderte ich mich nicht. Doch nie hätte ich vermutet, was er – während er mich im Chat festhielt – tat. Von dem Augenblick an, als ich angefangen hatte zu reden, ging alles ganz schnell. Es dauerte keine zwanzig Minuten. Dann klingelte mein Handy. Die Opferschutzbehörde der Kriminalpolizei war dran. Sebastian hatte eine Konferenzschaltung hergestellt.

Teil II
Ein Anruf und ein Treffen.

»I can't light no more of your darkness
All my pictures seem to fade to black and white.
I'm growing tired and time stands still before me
Frozen here, on the ladder of my life«

Elton John, »Don't Let The Sun Go Down On Me«

9. gerettet.

»When I am down and oh, my soul so weary
When troubles come and my heart burdened be
Then I am still and wait here in the silence,
Until you come and sit a while with me
You raise me up«

Secret Garden, »You Raise Me Up«

Bevor ich fortfahre, möchte ich Marcus und Sebastian ein paar Zeilen widmen.

Allerdings macht Ihr beide mich heute noch sprachlos. Ich bin beim Schreiben zum ersten Mal an einer Stelle angelangt, an der ich gar nicht weiß, wo ich anfangen und wie ich ausdrücken soll, was ich Euch zu sagen habe, was ich Euch zu verdanken habe.

Kurz gesagt: Ihr habt mir das Leben gerettet. Wahrscheinlich war Euch das gar nicht so bewusst. Aber dennoch seid Ihr die ersten Menschen gewesen, die mir das gegeben haben, was ich mir acht Jahre lang ersehnt hatte. Denen ich mich bedingungslos anvertrauen konnte.

In den vorherigen Kapiteln habe ich versucht, den Kampf, den ich mit mir selbst bestritt, irgendwie in Worte zu fassen. Ob es mir gelungen ist, die immer größer werdende Verzweiflung, die ich bis zum Alter von vierzehn Jahren verspürte, hinreichend zu erklären, kann ich selbst nicht beurteilen. Jedenfalls hatte ich im Laufe der Zeit zunehmend das Gefühl, dass mich mein innerer Druck früher oder später umbringen könnte. Oder dass ich mich zu einer Verzweiflungstat hinreißen lassen würde. Weil ich es einfach nicht mehr ertragen konnte, dass ich nicht die war, die andere in mir sahen. Dass ich niemals so »unbefleckt«, »unschuldig« oder »unwissend« sein konnte und es auch niemals wieder sein würde, wie andere es sich erhofften. Weil ich Dinge gesehen und erlebt habe, die ich eigentlich nicht hätte sehen oder erleben *dürfen*. Und ich gleichzeitig niemandem davon erzählen konnte.

Ich war allein. Ich hatte nie jemanden, der mir die Last, die ich trug, abnahm. Es gab niemanden, der mir sagen konnte, dass es irgendwann aufhören würde. Dass es irgendwann zumindest besser werden würde. Bis ich Euch traf.

Ich bewundere Euch. Vor allem, weil Ihr den Mut hattet, trotz der Distanz, die uns trennte, zu reagieren. Auch Ihr hättet die Möglichkeit gehabt, den Computer einfach auszuschalten. Meine E-Mails zu löschen. Und damit wegzusehen. Dass Ihr es nicht getan habt, ehrt Euch. Dadurch habt Ihr mir den verloren gegangenen Sinn zurückgegeben, um letztendlich *überleben* zu können.

Ich möchte, dass Ihr wisst und nicht vergesst, was Ihr für mich getan habt. Was Ihr geleistet habt. Ich war mit vierzehn kurz davor, mein Leben zu beenden. Vielleicht war ich näher dran, als ich es mir selbst damals oder heute eingestehen würde. Haltet Euch immer vor Augen, dass ich *nur* wegen Euch hier sitzen und mein Buch schreiben kann. Somit ist das, was Ihr gerade in den Händen haltet, auch Euer Buch.

Ihr seid großartig.

Danke.

10. ertappt.

»There will be an answer, let it be«

The Beatles, »Let It Be«

Der Anruf der Kriminalpolizei traf mich wie ein Schlag. Natürlich war das genau das, was ich mir immer ersehnt hatte. Worauf ich gehofft und insgeheim vielleicht auch gewartet hatte: dass mich endlich jemand retten würde. Gleichzeitig spürte ich auch Panik aufkommen: Was nun? Niemand in meiner näheren Umgebung wusste bisher von dem Missbrauch. Und *irgendwie* sollte das auch so bleiben ...

Die Situation überforderte mich vollkommen. Aus diesem Grund fällt es mir heute auch sehr schwer, meine damaligen Gefühle zu beschreiben. In den wenigen Sekunden, nachdem mir Sebastian die Konferenzschaltung erklärt hatte, war ich unendlich erleichtert und unsagbar verängstigt. Und das zur gleichen Zeit.

Und ich muss zugeben, dass ich zunächst sogar einigermaßen sauer auf Sebastian war. Denn mit dieser überraschenden Konferenzschaltung hatte er mich vor vollendete Tatsachen gestellt. Auch wenn ich wusste, dass er mich damit in erster Linie hatte schützen wollen, so verletzte es mich doch, dass er über meinen Kopf hinweg entschieden hatte. Denn nun hatte ich keine Möglichkeit mehr, mich *bewusst* für oder gegen eine Anzeige der Täter zu entscheiden. Und letztendlich verdeutlichte mir dieser Anruf auch irgendwie meine eigene Schwäche: dass ich selbst niemals die Kraft gehabt hatte, mich aktiv den Tätern zu widersetzen.

Die Beamten am Telefon waren aber nett. Sie waren sehr bemüht, meinen vollständigen Namen und meine Adresse sowie die Personalien der Täter herauszufinden. Ich zögerte. Und verriet ihnen zunächst nichts.

Ich bekam plötzlich furchtbare Panik, dass meine Familie von dem Kontakt mit der Kriminalpolizei – oder noch schlimmer, von meinen Misshandlungen – erfahren könnte. Meine Angst davor, in ihre schockierten Gesichter sehen zu müssen, und davor, dass unser Familienidyll zerstört werden würde, war unermesslich. Ich wollte einfach nicht riskieren, dass sich die Beamten, sobald sie meinen Namen wussten, unmittelbar mit meinen Eltern in Verbindung setzten. Also schwieg ich. Aber ich erklärte mich damit einverstanden, mit den Beamten in Kontakt zu bleiben und mich eventuell zu einem späteren Zeitpunkt mit ihnen zu treffen. Dann, wenn ich mit meinen Eltern darüber gesprochen hätte. Dann, wenn ich bereit wäre, auszusagen und Anzeige zu erstatten. Ich versprach dies und wusste gleichzeitig, dass ich *niemals* wirklich bereit sein würde.

Außerdem gaben mir die Beamten eine Art Notfallnummer, wo ich mich melden könnte, wenn ich denn Hilfe benötigen sollte. Damit könnten sie mir gegebenenfalls eine schnelle und unkomplizierte polizeiliche Unterstützung zusichern.

Nachdem das Gespräch beendet war, wusste ich gar nichts mehr. Ich war vollkommen durcheinander. Die Tatsache, dass ich es nie geschafft hatte, diesen Schritt selbst zu gehen, nagt noch heute an mir. Dieses Gefühl von absoluter Schwäche machte mein Dilemma noch schlimmer und schmerzhafter. Natürlich war und bin ich Sebastian für seinen Mut, so resolut und prompt gehandelt zu haben, unendlich dankbar. Denn sonst wäre meinem Onkel niemals Einhalt geboten worden, und ich weiß nicht, wie viele Übergriffe ich noch hätte ertragen können. Sebastian bewahrte mich vor weiteren Misshandlungen und rettete mich damit. Nur das zählte. Ihm war klar gewesen, dass ich mich selbst nicht würde retten können, denn das hatte ich jahrelang nicht gekonnt. Wahrscheinlich hatte er auch geahnt, dass ich, wenn er mich um Erlaubnis gebeten hätte, die Konferenzschaltung herstellen zu dürfen, nicht mitgespielt hätte und womöglich gar nicht ans Handy gegangen wäre. Folglich war diese überraschende Aktion die einzige Möglichkeit, mich zum Reden zu bringen oder besser: zu zwingen. So hatte sich auch meine Angst nicht so steigern können, dass sie mich erneut zum Schweigen verdammt hätte.

Mir war klar, dass das Telefonat mit der Kriminalpolizei alles ändern würde. Dass es mich retten und gleichzeitig vor neue, mir unlösbar scheinende Probleme stellen würde. Und meine Angst vor alldem, was nun sicherlich auf mich zukommen würde, lähmte mich. Ich wusste, dass ich in dem Moment, in dem die Kripo ins Spiel gekommen war, jegliche Kontrolle über meine Erlebnisse, Erinnerungen und Demütigungen verloren hatte. Nicht zu wissen, was nun mit mir geschah, hasste ich. Es verstärkte mein Gefühl von absoluter Machtlosigkeit noch zusätzlich.

Die Beamten hatten mir zwar versichert, dass sie mir, sollte ich ihnen die entsprechenden Daten durchgeben, helfen konnten. Und ich *wollte* so sehr, dass sie es taten. Aber ich hatte keine Ahnung, wie ich meinen Eltern von dem Missbrauch erzählen sollte. Ich wollte ihnen diesen Schock ersparen. Ich wollte nicht, dass sie sich Vorwürfe machten. Das hatten sie nicht verdient. Ich wollte meiner Familie das einfach nicht antun. Lieber ertrug ich es allein, als sie damit zu verletzen ... Ich schwieg nicht, weil ich meiner Familie nicht vertraute. Ich wollte sie schützen, eben weil ich sie liebte. Und mir war klar, dass es absolut unrealistisch war, mir von der Kriminalpolizei helfen zu lassen und Anzeige zu erstatten, ohne dass meine Eltern davon erfahren würden.

So wusste ich weder ein noch aus. Obwohl sich nun die Hilfe, die ich acht Jahre lang nicht gehabt hatte, ankündigte, war ich wieder wie gelähmt. Zu betäubt, um den letzten Schritt zu gehen.

Ohnmächtig, mit meinen Eltern darüber zu sprechen. Unfähig, irgendetwas zu tun.

Erneut war es ein einziger Zufall, der mich aus diesem Dilemma befreien sollte. Einige Tage nach dem alles entscheidenden Telefonat schrieb ich wie schon so oft Marcus eine E-Mail. Mittlerweile wusste auch er von der Konferenzschaltung. In der E-Mail schilderte ich ihm meine Ängste. Dass ich mich nicht traute, meinen Eltern von alldem zu erzählen, obwohl ich ein Ende des Missbrauchs so sehr herbeisehnte. Und wie sehr ich unter meiner Zerrissenheit litt. Dass ich meine Familie nicht zerstören wollte und gleichzeitig wusste, dass ich den körperlichen und seelischen Misshandlungen durch meinen Onkel nicht mehr lange würde standhalten können. Und dass es mich schier wahnsinnig machte, dass mir meine eigene Schwäche wieder einmal im Weg stand.

Da es an diesem Abend schon recht spät geworden war, beschloss ich, die E-Mail abzuspeichern und erst am nächsten Tag zu verschicken. Ich hatte noch immer viel zu große Angst davor, dass meine Eltern den Internetzugang wieder sperren könnten. Vor allem jetzt, wo ich meine Freunde so sehr brauchte, wollte ich kein Risiko eingehen und nicht mitten in der Nacht eine E-Mail versenden.

Da ich mir durch das Aufschreiben bereits das Schlimmste von der Seele geredet hatte, konnte das Versenden nun auch noch ein paar Stunden auf sich warten lassen. Ich hatte grundsätzlich keine Angst davor, dass meine Eltern die abgespeicherten Nachrichten entdecken könnten, da sie den Computer nur selten nutzten. Und dann auch nur für die Buchhaltung oder Ähnliches, mit dem Internet kannten sie sich so gut wie gar nicht aus. Meine älteren Geschwister nutzen das Internet zwar auch, aber da beide bereits ausgezogen waren, konnten sie mir eigentlich nicht gefährlich werden. Also speicherte ich meine E-Mail ab, ging zu Bett und versuchte zu schlafen.

Als ich am nächsten Tag aus der Schule kam, erfuhr ich beim Mittagessen, dass mein Bruder überraschenderweise über Nacht zu Besuch gekommen war. Natürlich freute ich mich sehr über unseren seltenen Gast! An die abgespeicherte E-Mail an Marcus verschwendete ich zu diesem Zeitpunkt keinen Gedanken. Wie üblich ging ich nach dem Essen auf mein Zimmer, um dort den Nachmittag zu verbringen.

Mein Bruder musste auf meine Heimkehr gewartet haben, denn nur wenige Minuten später klopfte es an der Tür. Mit gequältem Gesichtsausdruck kam er herein. Und genau in diesem Moment erinnerte ich mich an die E-Mail. Noch bevor mein Bruder auch nur ein einziges Wort sagen konnte, wusste ich, dass er letzte Nacht am Computer gewesen sein musste. Und dass er die Nachricht gelesen hatte.

11. gestanden.

»How can the light that burned so brightly
Suddenly burn so pale?«

Art Garfunkel, »Bright Eyes«

Ich war mindestens genauso entsetzt wie mein Bruder. Einige Sekunden starrten wir uns einfach nur an, ohne dass einer von uns beiden Worte gefunden hätte.

Ich hätte niemals damit gerechnet, dass meine E-Mails von einer anderen Person als Marcus oder Sebastian gelesen werden könnten. Vor allem in meiner letzten Nachricht hatte ich Marcus meine gesamte Gefühlswelt offenbart. Und nun – durch meine eigene Unvorsichtigkeit – war plötzlich das eingetreten, wovor ich mich über acht Jahre lang gefürchtet hatte: Meine Misshandlungen hatten meine heile Familie erreicht. Ich sah jetzt genau das, was ich *niemals* hatte sehen wollen: das schockierte Gesicht eines geliebten Menschen.

Ich hätte mich selbst ohrfeigen können, so sehr hasste ich mich dafür, so unachtsam gewesen zu sein. Es konnte nicht wahr sein. Es durfte nicht wahr sein ... Es brach mir das Herz, wie mein Bruder in der Zimmertür stand und nicht wusste, woher er seine Worte nehmen sollte.

Nach einer gefühlten Ewigkeit des Schweigens entschuldigte sich mein Bruder dafür, dass er aus Versehen auf meine private Nachricht gestoßen war. Und dass er sie gelesen hatte. Er versicherte mir, dass er niemals in meine Privatsphäre hatte eindringen wollen. Er hatte nach einer Datei gesucht, die er einige Wochen vorher, während seines letzten Besuches, abgespeichert hatte. Und weil er nicht mehr wusste, wie er sie benannt hatte, hatte er es einfach bei den zuletzt geöffneten Dokumenten versucht und hatte so unbeabsichtigt die E-Mail gefunden. Ich glaubte ihm, denn es passte einfach nicht zu ihm, dass er mir absichtlich hinterherspioniert hätte. Aber nun, wo mein Bruder den Inhalt meiner Nachricht kannte, konnte er sie nicht einfach ignorieren. Er musste mich mit der schmerzhaften Wahrheit konfrontieren.

Ja. Natürlich musste er das. Allerdings wäre ich lieber gestorben, als meinem Bruder eine solche Last aufzubürden. Aber was sollte ich tun? Meine Nachricht an Marcus war viel zu detailliert und zu aussagekräftig, als dass ich meinen Bruder mit einer Ausrede hätte abspeisen können. Außerdem wollte ich ihn auch nicht mehr belügen. Er ist ein Bruder, wie man ihn sich nur wünschen kann, und er hatte es verdient, dass man ihm die Wahrheit sagte. Auch wenn sie noch so niederschmetternd war.

Er begann mir einige Fragen zu meiner E-Mail zu stellen. Natürlich wollte er wissen, um welchen »Onkel« es darin ging. Und weil für mich nun sowieso schon alles egal war, erzählte ich ihm von beiden Männern: von unserem Onkel und dem Vater meiner Freundin. Mein Bruder fragte vorsichtig nach. Und er stellte die richtigen Fragen. Denn er ahnte wohl, dass ich – würde er zu unsensibel sein – meine imaginäre Mauer wieder errichten würde. Ich vermute, dass er den Inhalt der Nachricht an Marcus mehrmals gelesen hatte und ihn hinreichend verstanden haben musste, um zu erahnen, wie zerrissen ich war.

Letztendlich war es einzig und allein der Sensibilität meines Bruders zu verdanken, dass ich nun redete. Ich handelte wie in Trance: Obwohl ich körperlich und geistig anwesend war, hatte ich gleichzeitig nicht das Gefühl, selbst zu sprechen, so als wären es nicht meine Worte, die da gesagt wurden. Als wäre es nicht meine eigene Stimme, die ich vernahm. So, als wäre ich nicht mehr ich selbst.

Ich beantwortete meinem Bruder alle seine Fragen. Ausnahmslos. Und damit fiel meine Maske. Vollständig. Unwiderruflich. Endgültig.

Ich erklärte ihm auch, wie wichtig mir das Chatten war. Und, dass es durch den selbstlosen Einsatz eines »virtuellen Freundes« vor einigen Tagen zu einer Konferenzschaltung mit der Kriminalpolizei gekommen war, die nun förmlich darauf brannte, endlich einschreiten zu können. Mein Bruder sah die Sache ganz ähnlich: Es musste etwas geschehen. Bald.

Aber noch war ich nicht bereit. Ich wusste zwar, dass ich das niemals wirklich sein würde, aber der Schock über die Konfrontation mit meinem Bruder saß zu tief. Noch ein entsetztes Gesicht eines Familienangehörigen an diesem Tage konnte ich einfach nicht ertragen. Deshalb ließ ich meinen Bruder schwören, dass er unseren Eltern zunächst nichts sagen würde. Er willigte ein. Allerdings war uns beiden mittlerweile klar, dass die Tage des unbeschwerten Familienlebens bereits gezählt waren. Der Zeitpunkt, an dem wir unseren Eltern von meinem Martyrium erzählen mussten, rückte unaufhaltsam näher. Und wir beide fürchteten uns vor dem, was uns dann bevorstehen würde.

Als mein Bruder mein Zimmer verlassen hatte, fühlte ich mich seltsam leer. Der Druck war gewichen. Dafür überrannte mich die Sinnlosigkeit meines jahrelangen Kampfes. Wofür hatte ich so viele Jahre lang gerungen? Um mit meiner Unvorsichtigkeit am Ende doch alles zunichte zu machen? Warum war ich so schwach gewesen, mich überhaupt jemandem mitzuteilen? Wenn ich nicht mein Schweigen gegenüber meinen Internet-Freunden gebrochen hätte, hätte mein Bruder auch keine E-Mail mit einem solchen Inhalt finden können. Dann wäre zumindest meine Familie jetzt noch eine »missbrauchsfreie Zone« in meinem Leben gewesen. Warum hatte ich es nicht einfach weiter stillschweigend ertragen können? Warum war ich so schwach, dass ich nicht allein mit meinen Misshandlungen fertig wurde? Warum waren die

Übergriffe nicht wenigstens einmal so heftig gewesen, dass ich verblutete ..., dass ich daran starb ...?

Ich hasste mich so sehr für all das, was ich erlebt hatte. Für all das, was ich ausgelöst hatte. Und all das, was ich nun noch anrichten würde.

Aber ich kam kaum dazu, über die Geschehnisse länger nachzudenken. Denn nur wenige Stunden nach dem Gespräch mit meinem Bruder meldete sich die Kriminalpolizei telefonisch bei mir. Die Beamten wollten mich nun endlich von einem Treffen überzeugen. Noch immer war ich nicht bereit, den Polizisten meinen Namen zu nennen, aber wir verabredeten uns für den Samstag dieser Woche in einem Café im Nachbarort. Ich hatte keine Gelegenheit, meinen Bruder vorher zu fragen, doch ich hoffte, dass er mich zu diesem Treffen begleiten würde.

Es brauchte einige Zeit, bis ich diese beiden vollkommen unerwarteten Ereignisse geistig erfasst hatte. Ich hatte das Gefühl, dass nun eine Lawine losgetreten worden war und ich keine Möglichkeit mehr hatte, diese zu stoppen oder den weiteren Verlauf zu beeinflussen. Ich verlor endgültig die Kontrolle über meine Misshandlungen, Demütigungen und Erinnerungen. Und das machte mich schier wahnsinnig. Ich fühlte mich ihnen ausgeliefert. Es gab kein Zurück. Und mit meinen Ängsten blieb ich weiterhin allein. Denn auch wenn mein Bruder nun von dem Missbrauch wusste, konnte ich noch nicht weiter mit ihm darüber sprechen. Ich konnte ihm ansehen, wie sehr ihn das alles mitnahm, und wollte ihn nicht noch zusätzlich belasten.

Letztendlich kannte mein Bruder auch nur den »Sachverhalt«, quasi die Eckdaten des Missbrauchs, nicht jedoch die Details. So konnte er nicht wissen, wie schlimm es wirklich gewesen war. Und ich wollte auch nicht, dass er wusste, was ich alles durchgemacht hatte. Das sollte niemand erfahren. Schon damals wusste ich, dass die schlimmsten Demütigungen für immer eine Sache zwischen mir und dem jeweiligen Täter bleiben würden.

In den vier restlichen Tagen bis zu dem Treffen mit der Kriminalpolizei ging ich durch die Hölle. Ich hatte das Gefühl durchzudrehen, diese verdammte Ungewissheit zehrte an meinen Nerven. Das Treffen schwebte wie ein Damoklesschwert über mir. Ich wusste, dass es alles verändern würde. Ich sehnte es herbei, weil ich es hinter mich bringen wollte. Gleichzeitig sah ich diesem Tag mit nackter Panik entgegen. Denn ich hatte die Erfahrung gemacht, dass jedes Ende auch immer ein neuer Anfang war. Ich hoffte, dass der Missbrauch durch meinen Onkel nun endete. Aber was kam dann? Welchen Preis musste ich für meine körperliche Unversehrtheit zahlen? Was musste ich hergeben, um meine Seele vor weiteren Vergewaltigungen zu schützen?

Ich hatte mich mittlerweile daran gewöhnt, dass mir das Leben nichts schenkte. Ich war skeptisch, was für eine Boshaftigkeit es sich nun für mich ausgedacht hatte. Natürlich wollte ich den Übergriffen meines Onkels um jeden Preis entgehen. Er sollte mich nie wieder anfassen oder – noch besser – nie mehr anschauen dürfen. Aber die Tatsache, dass ich überhaupt nicht vorhersehen konnte, was nun geschah, zermürbte mich genauso sehr wie zuvor die Misshandlungen selbst.

Mein Bruder kam in den Tagen nach unserem Gespräch öfter als gewöhnlich zu mir in mein Zimmer. Einfach nur um zu schauen, wie es mir ging. Um sich zu vergewissern, dass ich nicht vollkommen durchdrehte. Außerdem achtete er sehr genau darauf, ob sich unsere Tante und ihr Mann zu einem Besuch ankündigten. Dann holte mein Bruder mich zu sich und passte auf, dass unser Onkel nicht in meine Nähe kam. Tatsächlich hatte dieser aber keinerlei Ambitionen, mich während der Woche, in der mein Bruder zu Besuch war, aufzusuchen. Er wusste natürlich nicht, dass ich mein Schweigen gebrochen hatte. Aber die Tatsache, dass sich mein Bruder ebenfalls im Haus befand, schreckte ihn vermutlich ab. Denn natürlich wollte mein Onkel keineswegs das Risiko eingehen, dass ihn jemand, während er seine Perversionen an mir auslebte, »störte«.

Die Tage und Stunden bis zu dem Treffen mit der Kriminalpolizei zogen sich unendlich in die Länge. Mein Alltag erschien mir zunehmend surrealer und die Schulstunden immer abstruser. Ich konnte mich angesichts des heftigen Bruchs, der bevorstand, kaum auf den Unterricht konzentrieren. Was interessierten mich binomische Formeln, wenn es darum ging, meine Peiniger endlich hinter Gitter zu bringen? Wie sollte ich mich für die Geschichte des deutschen Kaiserreiches begeistern, wenn ich mich vor weiteren Vergewaltigungen schützen musste?

Ich konnte, nachdem ich einmal meine Maske fallen gelassen hatte, nicht mehr einfach so weitermachen, als wäre nichts gewesen. Ich war so ruhelos und unkonzentriert, dass selbst meine Eltern merkten, dass etwas nicht stimmte. Und was sie noch mehr verwirrte: Mein Bruder, ebenfalls ein ehemaliger Verfechter des erteilten Internetverbots, verteidigte plötzlich meine Chat- und E-Mail-Wut.

Die Zeit verging schleppend. Nachts schlief ich nicht mehr, weil die Anspannung sich nicht mehr abbauen konnte. Tagsüber tigerte ich von A nach B, ohne zu wissen, wo ich eigentlich wirklich hinwollte. Ich hatte das Gefühl, alle paar Minuten auf die Uhr zu schauen, ohne dass sich die Zeiger auch nur einen Millimeter bewegten. Immer und immer wieder versuchte ich mir vor Augen zu führen, dass mit dem Treffen am Samstag alles vorbei sein würde. Dass man mir helfen würde. Dass man meinen sadistischen Onkel von mir fernhalten würde. Dass er nie wieder eine Möglichkeit bekommen würde, auch nur in meine Nähe zu kommen.

Ich versuchte mich damit zu trösten, dass der Schock für meine Eltern zwar groß sein würde, dass er aber vorbeigehen und dann alles einfacher für mich werden würde. Ja. So musste es sein. Wie oft hatte ich in den Medien schon etwas über Opferschutz gehört oder gelesen und wie wichtig es war, sich um missbrauchte Kinder oder Jugendliche zu kümmern. Und nun würde man auch mir helfen ... bestimmt! Ich hätte mich freuen sollen. Aber irgendetwas stimmte nicht. Mein Unterbewusstsein warnte mich eindringlich davor, Hoffnung aufkommen zu lassen. Irgendwo gab es einen Haken, da war ich mir sicher.

Nach vier schlaflosen Nächten fuhren mein Bruder und ich schließlich zu dem Café, in dem wir mit den Beamten verabredet waren. Für mich fühlte es sich so an, als wäre ich auf dem Weg zum Schafott. Als würde ich mich nun selbst richten.

Die zivilen Beamten waren bereits da und warteten in einer Ecke des fast leeren Cafés. Allein an ihrer Körperhaltung und ihrer Mimik sah ich sofort, dass dies Polizisten sein mussten. Vollkommen mit den Nerven am Ende setzte ich mich zu ihnen an den Tisch. Der Anblick der Polizeimarken, die sie mir zeigten, schüchterte mich endgültig ein. Meine Angst vor dem, was nun kam, hatte ihren Höhepunkt erreicht. Bizarrerweise meldete sich genau jetzt mein Fluchtinstinkt. Der, der acht Jahre lang versagt hatte.

Aber ich blieb. Allerdings kann ich mich heute kaum noch an Einzelheiten des Gesprächs mit den Beamten, das nun folgte, erinnern, alles verschwamm. Ich war zu nervös und eingeschüchtert, als dass mein Gehirn sich darauf hätte konzentrieren können, die Unterhaltung zu speichern. Jedenfalls ermutigten mich die Beamten erneut dazu, ihnen meine Personalien und die der Täter preiszugeben. Anfangs zögerte ich, doch ich gab sie ihnen schließlich. Somit wurde automatisch Anzeige erstattet und für den kommenden Freitag ein Termin für eine recht- und ordnungsgemäße Zeugenaussage auf dem hiesigen Polizeirevier vereinbart. Ich sollte einen Elternteil dorthin mitbringen, welcher dann ebenfalls befragt werden sollte.

Die Polizisten fragten mich außerdem, ob noch immer eine Gefahr von meinem Onkel ausginge. Wahrheitsgemäß antwortete ich mit Ja. *Gefahr* war meines Erachtens dafür gar kein Ausdruck. Daraufhin beschlossen sie, dass wir gleich noch gemeinsam zu meinem Onkel fahren sollten, um ihn unmittelbar mit meiner Anzeige zu konfrontieren. Ich war vollkommen entsetzt. Konfrontieren: Ja. Aber doch bitte ohne mich?!

Dennoch machten mein Bruder und ich uns gemeinsam mit den beiden Beamten einige Minuten später auf den Weg zu meinem Onkel. Ich war absolut panisch. Ich konnte immer noch nicht glauben, dass das der Plan der Beamten sein konnte ... Ich wusste, zu was mein Onkel fähig war. Ich wollte ihn nicht sehen. Nie wieder. Nicht einmal im Beisein der Polizei.

Aber mein Onkel war nicht zu Hause. Oder zumindest öffnete niemand die Tür. Ich versuchte aufzuatmen. Allein der Anblick seines Hauses hatte mich wieder in eine Schockstarre versetzt. Meine Erinnerungen an die Taten, die sich unter anderem dort abgespielt hatten, kehrten zurück und lähmten mich.

Die Beamten interessierte das nicht. Sie versicherten mir lediglich, dass sie es später noch mal versuchen und sich auch mit meinem ersten Peiniger, dem Vater meiner Freundin, in Verbindung setzen würden. Mit anderen Worten: Es war nur eine Frage der Zeit, bis mein Onkel von meiner Anzeige erfahren würde. Und das Gespräch mit meinen Eltern wurde dadurch immer dringlicher und konnte nicht mehr länger aufgeschoben werden.

Auf der Fahrt nach Hause schwiegen mein Bruder und ich. Wir konnten nicht vorhersehen, was uns zu Hause erwarten würde. Wir wussten nur, dass es schlimm werden würde.

Wenn ich vorher gewusst hätte, was mich nach dem Treffen mit den Kriminalbeamten zu Hause erwarten würde, hätte ich bereits im Café auf meinen Fluchtinstinkt gehört und wäre davongelaufen. Zumindest dieses eine Mal.

12. zerstört.

»Tell them the fairytale gone bad!«

Sunrise Avenue, »Fairytale Gone Bad«

Als mein Bruder und ich zu Hause angekommen waren, entschieden wir uns dafür, sofort mit unseren Eltern zu sprechen. Denn jede Minute konnte nun das Telefon klingeln und unser Onkel sich melden. Mein Bruder und ich wussten zwar nicht, ob das nun anstehende Gespräch den Schock für unsere Eltern verringern würde, aber wir hielten es dennoch für besser, es ihnen vorher selbst zu sagen.

Die Szenerie war die bizarrste, die ich bis dahin erlebt hatte. Meine Eltern waren, aufgrund meiner Ruhelosigkeit und der Besorgtheit meines Bruders, sowieso schon argwöhnisch geworden. Sie ahnten, dass irgendetwas nicht stimmte. Aber als wir sie dann ins Wohnzimmer riefen und ihnen sagten, dass sie sich besser setzen sollten, waren sie schier verwirrt.

Was genau unsere Eltern vermutet hatten, weiß ich nicht. Vielleicht dachten sie, ihre vierzehnjährige Tochter hätte sich schwängern lassen. Oder sie hätte sich, weil sie eben rebellierte, beim Klauen erwischen lassen.

Da ich kein Wort herausbrachte, übernahm mein Bruder die Aufgabe, unsere Eltern einzuweihen. Er kam gleich auf den Punkt: Wir hatten uns gerade mit der Kriminalpolizei getroffen und ich war über acht Jahre hinweg von zwei Männern – vollkommen unabhängig voneinander – sexuell missbraucht worden.

An den Mienen meiner Eltern konnte ich ablesen, dass das ihre Befürchtungen bei Weitem übertroffen hatte. Ich überlegte, ob es eine gute Idee gewesen war, so mit der Tür ins Haus zu fallen. Aber was hätten wir ihnen sagen sollen? Wie hätten wir sie auf das, was wir ihnen sagen mussten, ausreichend vorbereiten können? Es gab nichts, das ihr Entsetzen hätte verringern können. Deshalb war es letztendlich auch egal, wie wir es ihnen sagten.

Jedenfalls beobachtete ich erneut genau das, wovor ich mich in den vielen Jahren immer gefürchtet hatte: den unübersehbaren Schock in den Gesichtern von Menschen, die mir wichtig waren. Denen meiner Eltern. Es brach mir das Herz. Ich wollte es nicht sehen. Also starrte ich auf den Boden und schwieg. Und je mehr mein Bruder sagte, desto weniger fühlte ich. Ich spürte *nichts* mehr. Leere.

In seinem kurzen Monolog fasste mein Bruder die wichtigsten Dinge zusammen: wer die Täter waren, wann und wo sich die Übergriffe abgespielt hatten, wie ich schließlich über das Internet Hilfe fand und wie das Treffen mit den zwei Kriminalbeamten gelaufen war. Nachdem mein Bruder seinen Bericht beendet hatte, herrschte Schweigen. Die Stille, die auf uns allen lastete, wurde erdrückend. Bis meine Eltern schließlich anfingen, die Fragen zu stellten, vor denen mir immer so sehr gegraut hatte, auf die ich keine Antworten wusste: Warum hast du es uns nicht gesagt? Warum hast du niemandem aus der Familie vertraut? Warum bist du nicht weggelaufen? Warum hast du dich nie gewehrt? Warum bist du überhaupt immer wieder zu dem Vater der Freundin gegangen?

So viele Warums. Und ich hatte kein einziges Deshalb parat. Es war, als hätte ich meine Stimme verloren. Ich suchte nach Worten, fand aber keine. Ich wollte auf die Fragen meiner Eltern gern reagieren, aber ich brachte keinen Ton heraus. Es ging nicht. Schlicht und einfach Leere. Ich wusste nichts mehr. Ich spürte nichts mehr. Ich war wie tot.

Sprachlos beobachtete ich meine Familienmitglieder. Es tat so weh, sie leiden zu sehen. Vor allem meine Mutter. Selbst diesen Schmerz konnte ich nicht benennen. Er war da, irgendwo, aber nicht greifbar.

Nach endlosen Minuten der Stille rief meine Mutter schließlich meine Schwester an, um auch sie in das familiäre Desaster einzuweihen. Ich hörte das Gespräch mit an. Noch immer regungslos. Emotionslos. Dann fragte mich meine Mutter, warum ich die Täter angezeigt hatte, *bevor* ich mit meinen Eltern gesprochen hatte. Bei dem Vater der Freundin wäre es ihr egal. Aber bei dem Familienmitglied hätte sich die Anzeige ja vielleicht vermeiden lassen können. Man hätte vorher darüber sprechen und eine Lösung finden können. So innerhalb der Familie.

Ich wusste sehr genau, was meine Mutter damit meinte: Mit der Anzeige meines Onkels hatte ich die heile Familie zerstört. Über meinen Missbrauch hätte man hinwegkommen können. Aber nun, da ich Anzeige erstattet hatte, würde man keine familieninterne Lösung des »Problems« mehr finden können. Was wiederum hieß, dass das Konsequenzen für die gesamte Familie haben würde.

Ich war völlig perplex und konnte im ersten Moment überhaupt nicht glauben, was sie da sagte. Ich starrte weiter vor mich hin, völlig unfähig zu einer Reaktion. Währenddessen sagte meine Mutter, die sich nun scheinbar in blinden Aktionismus stürzte, dass auch die Großeltern involviert werden müssten. Da diese immer ein besonders gutes Verhältnis zu Tante und Onkel gepflegt hatten, war es wahrscheinlich, dass sich beide zuerst bei ihnen melden würden.

Also verschwand meine Mutter nach unten ins Erdgeschoss zu meinen Großeltern. Immerhin musste ich bei diesem Gespräch nicht anwesend sein. Mir war es gleichgültig, wer nun noch alles von dem Missbrauch erfuhr. Jetzt, wo die Bombe einmal geplatzt war, spielte das keine Rolle mehr. Es war mir egal. Mittlerweile war mir sowieso alles egal. Und so blieb ich einfach dort sitzen, wo ich war, rührte mich nicht, starrte ins Leere, ließ die Szenerie einfach über mich ergehen, verlor das Gefühl für die Zeit, spürte nur diesen unbestimmten Schmerz.

Nachdem meine Mutter wieder da war, dauerte es wiederum eine Weile, bis die Wohnzimmertür erneut aufging. Plötzlich war meine Tante da. Meine Oma hatte ihr wohl die Haustür geöffnet. Ich war vollkommen perplex und viel zu apathisch, als dass ich irgendwie hätte reagieren können.

Niemals werde ich aber vergessen, was nun geschah: Meine Tante stürmte wutentbrannt ins Wohnzimmer und schrie mich hysterisch an, dass die Polizei bei ihnen gewesen wäre. Dass ich lügen würde. Dass ich ihren Partner noch nie wirklich habe leiden können und deshalb solche Sachen verbreiten würde. Ja. Zumindest in einem Punkt hatte sie recht: Ich konnte ihn *wirklich* noch nie leiden.

Und dann sagte sie den Satz, der noch Jahre danach in meinem Kopf widerhallen sollte: »Wenn *er* in den Knast geht, dann nehme ich einen Strick und *du* bist dran schuld!«

Das traf mich. Denn obwohl sie die Frau meines sadistischen Onkels war, mochte ich sie. Wäre er nicht gewesen, hätte ich noch viel mehr Zeit mit ihr verbracht. Und dass sie mich jetzt so angriff, verletzte mich sehr. Selbst wenn ich dazu fähig gewesen wäre, irgendetwas zu sagen, hätte mir meine Tante keine Möglichkeit dazu gegeben. Sie schrie mich an und wiederholte immer wieder, dass ich lügen würde. Dass ich mich nur wichtig machen wolle oder was auch immer. Jedenfalls glaube sie mir nicht. Kein Wort.

Ich hatte gehofft, dass die anderen Anwesenden mich nun unterstützen würden. Aber stattdessen wiederholte meine Mutter, dass ich es vorher mit der Familie hätte absprechen sollen. Dass diese Anzeige nicht hätte sein müssen. Und dass ich sie ja vielleicht noch zurücknehmen könne. Der Familie wegen. Währenddessen stürmte meine Tante schon wieder aus dem Zimmer.

Dieser Schlag war unendlich schmerzhaft. Aber er ließ mich endlich aus meiner Apathie erwachen. Ich fragte meine Eltern, ob sie mir überhaupt glauben würden und auf welcher Seite sie denn nun eigentlich stünden. Beide versicherten mir, dass sie mir selbstverständlich glaubten. Und dass sie natürlich auf meiner Seite wären. Allerdings hätte man ja vorher darüber reden und eventuell von einer Anzeige absehen können. Denn mit dieser Anzeige hätte ich ja nicht nur meinen Onkel, sondern auch meine Tante und meine Großeltern gekränkt …

Ich schluckte das, was mir nach diesen Worten auf der Zunge lag, einfach runter. Meine wiederkehrende Trance ließ mich schweigen.

Erst einmal sah es nun so aus, als würde für diesen Tag endlich wieder Ruhe einkehren. Doch dann war es meine Mutter, die einbrach. So langsam realisierte sie wohl das Ausmaß dessen, was mein Bruder erzählt hatte. Sie fragte mich, was denn nun *genau* vorgefallen sei. Die Fakten hatte sie gehört. Sie wusste jetzt, dass ich missbraucht worden war. Aber nun wollte sie Details wissen: Sie fragte mich konkret danach, was mit mir gemacht worden war.

Doch das war eine Grenze, die bei mir nicht – zumindest nicht an diesem Tag – überschritten werden durfte. Ich konnte einfach nicht darüber reden. Mit jedem Wort wären meine Demütigungen wieder zum Leben erwacht. Und das ging einfach nicht. Nicht, weil ich kein Vertrauen zu meiner Mutter gehabt hätte. Aber eine detaillierte Beschreibung meiner Misshandlungen wollte ich weder mir noch ihr zumuten. Denn ich wusste, dass meine Erinnerungen nicht nur für mich schmerzhaft sein würden, sondern auch für sie.

Deshalb reagierte ich zunächst gar nicht auf die Nachfragen meiner Mutter. Aber sie bohrte weiter. Ich sagte wieder nichts.

Sie ließ nicht locker. Irgendwann sagte ich ihr schließlich, dass ich es ihr nicht sagen *konnte*. Es tat zu weh. Ich konnte es einfach nicht aussprechen. Und schon gar nicht meiner geliebten Mutter gegenüber. Doch sie konnte es nicht verstehen. Sie dachte, ich würde ihr nicht vertrauen oder *wollte* es ihr nicht erzählen. Es folgte ein reger, tränenreicher Schlagabtausch zwischen meiner Mutter, meinem Vater und meinem Bruder. Ich schwieg wieder.

Am Ende stürmte meine Mutter aus dem Zimmer und schluchzte, dass sie versagt hätte. Dass sie eine schlechte Mutter wäre, der ich anscheinend nicht vertrauen würde, und dass sie damit nicht leben könne. Sie schloss sich ins nächstbeste Zimmer ein und wir alle fürchteten, dass sie sich etwas antun könnte. Ich spürte, dass sie gar nichts verstanden hatte. Aber ich hoffte, dass es nur der Schock war, der sie so hysterisch hatte werden lassen.

Die Geschehnisse des Tages erinnerten mich an einen Kinobesuch, und zwar an einen schlechten: Es war vollkommen unwirklich, was hier passierte. Alles lief wie ein Film vor mir ab. Ich war der Zuschauer, der alles sah, aber nicht eingreifen konnte, nicht reagieren konnte.

Noch immer saß ich an derselben Stelle, starrte ins Nichts, schwieg und fühlte Leere. Alle Aufmerksamkeit galt nun meiner Mutter. Irgendwann ging ich in mein Zimmer und brach dort weinend zusammen.

Ja. Es war vorbei. Und wie sehr hatte ich mir immer ein Ende herbeigesehnt? Aber genau wie ich es befürchtet hatte, war auch dieses Ende nur ein neuer Anfang.

Ich dachte vorher, ich wäre durch die Hölle gegangen. Nun wusste ich, dass ich mich getäuscht hatte. Es war nur der Vorhof gewesen. *Jetzt* war ich in der Hölle angekommen.

13. verstanden.

»Should auld acquaintance be forgot
And days of auld lang syne?«

Mairi Campbell & Dave Francis, »Auld Lang Syne«

Acht Jahre lang hatte ich immer wieder versucht, mir trotz der unzähligen Übergriffe ein halbwegs »normales« Leben zu bewahren. Ich hatte meine Familie nicht zerstören wollen, hatte nicht zulassen wollen, dass auch noch die Familienmitglieder unter dem Missbrauch litten. Immer und immer wieder hatte ich mich aufgerafft und gegen die niederschmetternde Wahrheit angekämpft. Doch ich hatte verloren. Und musste nun mit der Erkenntnis fertig werden, dass ich gescheitert war.

Daran, wie die Situation eskalierte, gibt es nichts zu beschönigen. Und es tat unglaublich weh. Mich hat die erste Reaktion meiner Mutter – der Vorwurf, man hätte eine familieninterne Lösung finden können – sehr verletzt. Ich weiß, dass es eine Schockreaktion war, denn auch meine Eltern waren und sind der Meinung, dass eine Anzeige gegen meinen Onkel der einzig richtige Weg war.

Meine Mutter hingegen hat es sehr verletzt, dass ich ihr keine Details erzählt habe. Tatsächlich bin ich mir bis heute nicht sicher, ob es für sie insgesamt leichter geworden wäre, wenn ich das doch getan hätte. Ich glaube, dass eine vage Vorstellung leichter zu ertragen ist als Details, die sich dann intensiv und unwiderruflich ins Gedächtnis einbrennen. Ich war der Meinung, dass es »ausreichte«, wenn *ich* diese Erinnerungen hatte, und wollte nicht, dass auch meine Mutter unter diesen Bildern leiden musste. Deshalb habe ich ihr nie Einzelheiten erzählt. Ob diese Entscheidung richtig war, weiß ich nicht.

Ich habe niemals gewollt, dass sich meine Eltern Vorwürfe machen. Sie haben immer hart gearbeitet, um uns Kindern alle Wünsche zu erfüllen. Sie taten immer, was sie konnten, und opferten sich stets für die Familie auf, nie haben sie mich oder meine Geschwister in irgendeiner Form vernachlässigt.

Ich kann und möchte niemanden grundsätzlich von einer Schuld freisprechen. Weder mich selbst noch meine Familie. Man kann natürlich immer sagen, dass »wenn dies gewesen wäre« oder »wenn sie hier nachgefragt hätten«, dies oder jenes anders gelaufen wäre. Aber das Leben besteht nicht aus Konjunktiven und deshalb spielt es auch keine Rolle, »was passiert wäre, wenn …«.

Sucht man nach Schuldigen, wird man sie wahrscheinlich finden. Man könnte *jedem* eine gewisse Schuld zuschreiben. Aber ändern tut dies nichts. Es ist so gekommen, wie es gekommen ist. Und es bringt gar nichts, über Möglichkeiten, Schuld oder Versagen nachzugrübeln.

Ich weiß, dass vor allem meine Mutter sehr unter der Situation gelitten hat und noch immer darunter leidet. Von dem Tag an, an dem sie von dem Missbrauch erfahren hat, war auch sie gebrochen. Vor allem Schuldgefühle plagten und quälten sie. Bis heute. Weil sie damals nichts gemerkt hatte oder weil sie an dem Tag, an dem sie davon erfuhr, nicht alles richtig gemacht hat.

Nein. Sie hat nicht alles richtig gemacht. Aber was hätte man erwarten können? Es gibt keinen Masterplan für Eltern von missbrauchten Kindern. Es steht nirgends geschrieben, wie man sich richtig verhält. Letztendlich war sie überfordert. Von ihren Schuldgefühlen überrannt und möglicherweise auch deshalb einfach unfähig, sich so zu verhalten, wie sie sich gerne verhalten hätte.

Liebe Mama, ich weiß, dass Du mein Buch lesen wirst. Eines möchte ich Dir auf diesem Wege sagen: dass ich – wahrscheinlich besser, als Du es Dir vorstellen kannst – nachvollziehen kann, wie sehr Dich die Situation überfordert hat. Ja. Wir haben uns in den nachfolgenden Wochen sehr oft gestritten und uns gegenseitig viele Vorwürfe gemacht. Denn nicht nur ich kam mit der Situation nicht klar. Aber ich möchte, dass Du weißt, dass ich Dich – genauso wenig wie die anderen Familienmitgleider – niemals dafür verurteilt habe, dass Du damals nichts gemerkt hast. Wahrscheinlich hättest Du es einfach nicht mitbekommen können. Du trägst keine Schuld.

Und es ist nur nachvollziehbar, dass Du in den Wochen, nachdem Du von dem Missbrauch erfahren hast, nicht alles richtig gemacht hast. Menschen machen Fehler, erst recht in solchen Ausnahmesituationen.

Natürlich war ich oftmals enttäuscht und unzufrieden. Aber ich möchte, dass Du eines weißt: dass ich Dir immer dankbar dafür war und bin, dass Du alles versucht hast, was Dir möglich gewesen ist. Dass jeder Mensch Grenzen hat, ist nur natürlich.

Hör auf, Dir Vorwürfe zu machen. Ich mache Dir keine. Und Du hast es definitiv nicht verdient, dass Du nun an Deinen eigenen Schuldgefühlen scheiterst. Das sollst Du wissen.

In diesem Zusammenhang erscheint es mir sehr wichtig, daran zu erinnern, dass in solchen Ausnahmesituationen Dinge geschehen oder gesagt werden, die man hinterher bereut. In den folgenden Kapiteln erzähle ich, was nach diesem Gespräch mit meinen Eltern passierte und wie ich alles damals erlebt und empfunden habe. Ich möchte darin verdeutlichen, welche unvorhersehbaren Nach- und Auswirkungen solche Misshandlungen haben. Ich möchte sensibilisieren, nicht anklagen. Es ist viel schiefgelaufen. Menschen sind eben nicht perfekt. Eltern auch nicht. Und das werfe ich niemandem, auch nicht meiner Familie, vor. Ich weiß, dass alle immer nur das Beste für mich gewollt haben. Dass dies aber manchmal nicht das Beste war, war weder immer offensichtlich noch vorhersehbar.

Ein Außenstehender kann einen Betroffenen immer schnell verurteilen. Oftmals werden übereilte und unangebrachte Anschuldigungen ausgesprochen, die schmerzhaft sind. Und gerade deshalb möchte ich nochmals ausdrücklich darauf hinweisen, dass meine Familie solche Vorwürfe nicht verdient hat – auch wenn nicht jede ihrer Reaktionen nachvollziehbar erscheint. Wenn ich hier auch die »Fehler« beschreibe, die meine Familie gemacht hat, so heißt das nicht, dass ich sie ihnen nicht verzeihen kann. Denn das habe ich bereits. Und ich möchte nicht, dass Außenstehende sie deshalb verurteilen.

14. gefallen.

»Too late to save myself from falling«

Elton John, »Don't Let The Sun Go Down On Me«

In den Tagen und Wochen nach dem Gespräch mit meinen Eltern wurden mir jegliche Lebensgrundlagen genommen. Denn trotz des sexuellen Missbrauchs durch den Vater meiner Freundin und der sadistischen Ambitionen meines Onkels hatte ich in der Vergangenheit immer wieder versucht, mein Gesicht – zumindest nach außen hin – zu wahren. Weil ich normal sein wollte. Weil ich Angst davor hatte, andere Menschen zu verletzen. Weil ich gefürchtet hatte, dass mir wieder andere nicht glauben würden. Weil ich der Konfrontation entgehen wollte. Und als nun meine Leiden der letzten acht Jahre »öffentlich« wurden, stellten sich plötzlich alle meine Befürchtungen als wahr heraus.

Denn all das, was ich in den letzten Jahren versucht hatte aufrechtzuerhalten, brach nun in sich zusammen. Das eine allmählich, das andere schlagartig. Und immer dann, wenn ich dachte, dass es doch jetzt besser werden *musste*, weil es einfach nicht mehr schlimmer kommen konnte, wurde es noch schlimmer.

Ja. Natürlich hatte ich all das fast erwartet. Aber tief in meinem Inneren hatte ich dennoch gehofft, dass es anders kommen würde. Ich musste wohl wieder einmal vergessen haben, dass es so etwas wie eine berechtigte Hoffnung einfach nicht gab.

Am Tag nach dem Gespräch mit meinen Eltern kehrte eine Ruhe ein, die geradezu unheimlich war. Niemand redete mit mir über den Missbrauch und das gestrige Gespräch schien niemals stattgefunden zu haben. Natürlich: Auch meine Eltern und die anderen Familienmitglieder brauchten Zeit, um ganz zu begreifen, was sie da erfahren hatten, und damit zurechtzukommen. Aber für mich machte es das nicht gerade einfacher. Gerade weil ich sah, wie tief der Schock saß.

Keinesfalls wollte ich, dass ständig über den Missbrauch geredet wurde, weil ich auch nicht über Einzelheiten sprechen wollte. Aber ich wollte nicht mehr mit meinen peinigenden Erinnerungen allein sein. Nun, wo sie einmal ausgesprochen worden waren, wünschte ich mir so sehr, dass mir jemand diese schwere Last abnahm. Ich hätte niemals erwartet oder verlangt, dass jemand meine Zerrissenheit wirklich verstehen konnte. Meine Emotionen kochten ständig über. Mir selbst fehlten die Worte dafür, sie ausreichend und treffend zu beschreiben. Wie sollte sie dann jemand anders nachvollziehen können? Aber dennoch hatte ich zumindest gehofft, dass jemand *versuchen* würde, sich mit mir und dem, was ich erlebt hatte, auseinanderzusetzen.

Wahrscheinlich haben meine Familienmitglieder dies auch in gewisser Weise getan, aber jeder für sich. Doch mich kränkte es zutiefst, dass sie anscheinend davon ausgingen, dass nun nicht mehr über mein Martyrium geredet werden müsste. Oder dass mich nicht einmal jemand fragte, ob ich darüber reden wollte.

Natürlich war es auch für meine Familie nicht einfach, hier einen »Mittelweg« zu finden. Denn auch ich wusste nicht so genau, ob ich nun reden wollte oder nicht. Dieser Widerspruch war wohl auch ein Sinnbild meiner eigenen Zerrissenheit.

Wir waren alle überfordert mit der Situation und niemand wusste, wie er sich dem anderen gegenüber verhalten oder wie er die imaginären Blockaden des anderen überwinden sollte, ohne ihm dabei zu nahe zu treten. Eine Situation, unter der wir alle litten.

Obwohl ich versuchte, meine Familie zu verstehen, machte mich ihr Verhalten schlicht sprachlos. Ich hatte keine Ahnung, wie ich mit ihrem Schweigen umgehen sollte. Ich selbst hatte acht Jahre lang geschwiegen und war erleichtert, dass dies nun ein Ende hatte. Dass ich dennoch nicht dem Sog des Schweigens entkommen konnte, machte mich fast wahnsinnig. Es wurde nun auf einer anderen Ebene vollzogen: Vorher schwieg ich allein, nun schwieg meine gesamte Familie. Quasi ein kollektives Schweigen, das vermutlich vor allem auf einer Überforderung beruhte.

Mir drängten sich wieder unzählige Fragen auf und ich machte mir selbst schwere Vorwürfe: Warum war ich so schwach gewesen, dass ich darüber reden musste? Warum hatte ich Marcus diese verheerende E-Mail schreiben müssen? Warum war ich so unvorsichtig gewesen, dass mein Bruder die E-Mail hatte finden können? Warum hatten wir uns überhaupt mit der Kriminalpolizei getroffen? Warum hatte meine Familie davon erfahren müssen? Warum hatte ich meinen Zufluchtsort nun für nichts und wieder nichts geopfert? Um am Ende festzustellen zu müssen, dass mein Martyrium in meiner Familie keinen Raum finden würde? Warum – verdammt noch mal – nahm es einfach kein Ende?!

Ich fühlte mich im Stich gelassen. Ignoriert. Verraten. Natürlich wusste ich, dass meiner Familie nicht egal war, was sie erfahren hatte. Aber gerade *deshalb* konnte ich ihr Verhalten nur noch weniger verstehen.

So wurde »dieses Thema« an dem Tag auch nur einmal quasi beiläufig angesprochen, und zwar um zu klären, wer mich in der kommenden Woche auf das hiesige Polizeirevier zur Zeugenaussage begleiten würde.

Die Einzigen, die weiterhin für mich da waren, waren Marcus und Sebastian. Im Chat erzählte ich ihnen, was in den letzten vierundzwanzig Stunden vorgefallen war. Wie immer war ich unendlich froh, dass sie mir zuhörten. Aber helfen konnten sie mir nun nicht mehr. An dem Verhalten meiner Familie konnten auch sie nichts ändern. Es tat gut, mit ihnen zu reden. Aber der Missbrauch, den ich immer versucht hatte zu verdrängen, war nun allgegenwärtig. Ich konnte nirgends mehr hin, um ihm zu entgehen. Er überrannte mich. Für mich wurde es immer schwieriger, die Durchhalteparolen von Marcus und Sebastian überhaupt noch wahrzunehmen.

Das Verhalten meiner Eltern änderte sich auch in den darauffolgenden Tagen nicht. Mein Bruder war wieder nach Hause gefahren. Und am Montag schickten mich meine Eltern wieder zur Schule, als wäre nichts gewesen. Dass ich das folgenschwerste Wochenende meines Lebens hinter mir hatte, ahnte dort natürlich niemand. Aber man begann es mir anzusehen. Ich hatte keine Kraft mehr, die Maske der Vorbildschülerin zu tragen. Auf den Unterricht konnte und wollte ich mich nicht mehr konzentrieren. Ich war geistig immer abwesend und die Lehrer wunderten sich darüber, dass ich meine Hausaufgaben nicht erledigt hatte, das kannten sie von mir als tadelloser Gymnasiastin mit überdurchschnittlichen Noten nicht. Aber es fragte keiner nach. Es war mir egal. Ich sah darüber hinweg und verbarrikadierte mich nach Schulschluss wieder in meinem Zimmer.

Mittlerweile sah ich keinen Sinn mehr darin, so zu tun, als wäre nichts gewesen. Warum auch? Ich hatte lange genug mein Gefühlsleben verstecken müssen. Doch dass sich nun, als ich das aufgegeben hatte, anscheinend niemand für mein Martyrium »interessierte«, verletzte mich mehr als alles andere. Lieber noch hätte ich die Übergriffe durch meinen Onkel oder den Vater meiner Freundin weiter ertragen, denn die waren wenigstens irgendwann vorbeigegangen. Und ich hatte gewusst, dass ich danach in das »normale« Leben zurückkehren könnte. Nun, da alle Bescheid wussten, ging das nicht mehr. Es gab keine »Geheimnisse« und kein Zurück mehr. Und es hatte sich für mich rein gar nichts verbessert. Ich blieb einsam, keiner kümmerte sich um meine zerrissene Seele. Dass ich weiterhin allein vor den Scherben meines Lebens stand und auch weiter stehen würde, war die erbarmungsloseste und peinigendste Erkenntnis meines Daseins. Nichts im Leben war absehbar. Es wurde Zeit, dass ich mir das nun endlich einmal merkte. Ich hatte das Gefühl, in einen Abgrund zu fallen. Und ich wusste, dass dort wieder niemand sein würde, der mich auffing.

15. erwartet.

»Your dreams are never free«

Joshua Kadison, »Jessie«

Für den Freitag dieser Woche war die Zeugenaussage auf dem Polizeirevier geplant. Ich bangte diesem Termin entgegen. Allein der Gedanke daran, dass ich bald über die letzten acht Jahre würde sprechen *müssen*, ließ mich in Panik geraten. Ich wusste, dass ich den Beamten nicht ausweichen konnte, dass sie Fragen stellen und eine Antwort erwarten würden. Ich hatte furchtbare Angst davor, dass mich meine Erinnerungen an die Demütigungen wieder mit ihrer ganzen Macht einholen würden. Ich wollte sie nicht nochmals durchleben. Niemand sollte erfahren, wie brutal ich vergewaltigt, wie unbarmherzig ich missbraucht oder wie grausam ich immer wieder erniedrigt worden war. Ich fürchtete mich vor dem erneuten Gefühl von Machtlosigkeit und Schwäche. Ich wollte niemandem erzählen, wie schwach ich über all die Jahre hinweg gewesen war …

Jedes Mal, wenn ich an das bevorstehende Verhör dachte, drehte sich mir der Magen um. Ständig war mir übel und ich bekam nahezu keinen Bissen herunter. Tagsüber kreisten meine Gedanken nur noch um meine herannahende Aussage. Sie ließen mich nicht mehr los. Aber auch die Nächte wurden immer mehr zur Folter. Verzweifelt wehrte ich mich jeden Abend gegen die aufkommende Müdigkeit. Mein Körper war so erschöpft, dass er unbedingt schlafen wollte. Aber meine Seele warnte mich davor, einzuschlafen, weil mir in meinen Träumen mein Onkel oder der

Vater meiner Freundin wieder begegnen würden. So versuchte ich mich möglichst lange wach zu halten. Ich zwang mich dazu, irgendetwas zu tun, das mich vor dem Eindösen bewahrte. Aber es war vergeblich. Irgendwann schlief ich doch ein. Und dann träumte ich von meinem Onkel, der mit einem erwartungsvollen Lächeln in meiner Zimmertür stand. Von meiner Familie, die ihn nicht bestraft sehen wollte, weil es dem Familienfrieden schaden könnte. Von dem Vater meiner Freundin, der seine Tochter zum Eisessen schickte, während er mich zu den abartigsten Dingen zwang. Oder von beiden Männern: Der eine folterte, der andere vergewaltigte mich. Ich träumte von mir, wie ich all das, was ich erlebt hatte, nicht mehr aushalten konnte. Wie ich den Hass auf meinen Körper nicht mehr ertrug und allem schließlich ein Ende setzte.

Meistens wachte ich auf, kurz bevor das Ende – meine Erlösung – gekommen war. Dann schreckte ich schweißgebadet hoch, stumme Tränen liefen mir über die Wangen und ich zitterte am ganzen Körper. Meine Hände schmerzten, weil ich mich in der Bettdecke festgekrallt hatte. Meine Schultern und mein Nacken waren so verspannt, dass es wehtat. Oft schmeckte ich mein eigenes Blut, da ich mir im Schlaf die Lippe aufgebissen hatte. Eine Angewohnheit der letzten acht Jahre, um mich selbst am Schreien zu hindern. Ich befand mich in einer Art Schockstarre, die es mir erst nach einigen Minuten wieder ermöglichte, mich vorsichtig zu bewegen. Meistens stand ich dann auf und sah aus dem Fenster in die Nacht hinein. Ich weinte. Tatsächlich war dies – von wenigen Ausnahmen abgesehen – die einzige Zeit, zu der ich das überhaupt konnte. Weil ich nicht befürchten musste, dass überraschenderweise jemand in mein Zimmer kam und meine Schwäche sehen konnte.

Dieses »Ritual« wiederholte sich so gut wie jede Nacht. Ich schlief wenn überhaupt nur noch wenige Stunden. Deswegen war ich am nächsten Morgen natürlich unglaublich müde und glich allmählich immer mehr einem Vampir: Ich wurde zunehmend blasser und hatte dunkelviolette Augenringe. Und ich weigerte mich, meine wenige verbleibende Energie für das Auftragen von Make-up-Schichten zu verschwenden.

In der Schule lief es dadurch natürlich nicht besser. Ich konnte dem Unterricht nicht mehr folgen, meine Müdigkeit war zu einnehmend und meine Gedanken kreisten nur um die bevorstehende Aussage. Auch meine Klassenkameraden merkten, dass ich völlig abwesend und noch blasser als üblich war und die meiste Zeit ausdruckslos ins Leere starrte. Sie begannen schließlich, sich über mich lustig zu machen. Der Gruppenzwang ging auch nicht an meinen beiden einzigen engeren Freundinnen vorbei. Auch sie wandten sich allmählich von mir ab. Das tat weh. Aber so langsam gewöhnte ich mich daran, dass sich das Leben gegen mich verschworen hatte.

Und zu Hause war es noch viel schlimmer, denn meine Tante und mein Onkel hatten noch immer einen Schlüssel für die Haustür meiner Großeltern. Ich wusste zwar, dass die Kriminalpolizei meinem Onkel auferlegt hatte, nicht mehr in meine Nähe kommen zu dürfen, aber wer garantierte mir, dass er es nicht doch tat? Ich war nachmittags immer allein zu Hause. Und bei jedem Geräusch fürchtete ich, meine Zimmertür könnte aufgehen und mein Onkel würde lächelnd in meiner Tür stehen. Ich hatte panische Angst vor seiner Rache. So, wie er tickte, würde er mich – sollte er mich denn in die Finger bekommen – niemals ungestraft davonkommen lassen. Allein bei dem Gedanken daran verkrampfte sich jede Faser meines Körpers. Aber was sollte ich tun? Man schien es nicht für notwendig zu halten, mich vor ihm zu schützen. Also blieb mir nichts anderes übrig, als es zu ertragen.

Marcus und Sebastian gaben alles, um mich aus der Entfernung zu unterstützen. Sie waren auf eine Art und Weise für mich da, wie ich es mir von meiner näheren Umgebung so sehr wünschte. Sie halfen mir, den Alltag zu ertragen. Aber leider konnten sie mich weder vor meinem Onkel schützen, noch mir die Enttäuschung über die Ignoranz meines Umfeldes nehmen. Meiner Mutter gefiel es gar nicht, dass ich »fremden« Menschen vermeintlich mehr vertraute als ihr. Sie wollte nicht, dass ich mit anderen über die Misshandlungen sprach. Denn mit ihr redete ich ja schließlich auch nicht darüber. Und so drohte sie mir erneut mit Internetverbot, falls ich wieder mehr Zeit am Computer verbringen sollte.

Wie auch schon vor dem Treffen mit den Kriminalbeamten zog sich die Woche wie Kaugummi in die Länge. Minuten dauerten Stunden. Und Stunden Tage. Ich sehnte und bangte diesem Termin gleichermaßen entgegen. Es gab kein Zurück mehr. Und ich wollte es einfach nur noch hinter mich bringen ...

Meine Eltern hatten mich an besagtem Freitag nicht von den Schulstunden freistellen wollen. Denn was hätte man den Lehrern und meinen Mitschülern für eine Begründung auftischen sollen? Was würden die denken, wenn man wahrheitsgemäß auf meine Entschuldigung schrieb, dass ich zu einer Zeugenaussage auf das Polizeirevier musste? Da würde im Ort doch sofort geredet werden ...!

Deshalb schickte mich meine Familie trotz meiner Nervosität zum Unterricht. Und so musste ich in der letzten Schulstunde vor meiner Vernehmung noch eine Physikklausur mitschreiben. Ich ging, schrieb und versagte.

Nach Unterrichtsschluss fuhren mein Vater und ich schließlich zum Polizeirevier. Meine Mutter hatte eigentlich auch mitkommen wollen. Allerdings hielt ich es für besser, ihr diesen Stress nicht anzutun, an der Situation hätte sie sowieso nichts ändern können. Und ich wollte die sonstigen »Stressfaktoren« für mich und meine Familie möglichst gering halten. Jedenfalls würde auch mein Vater auf dem Polizeirevier aussagen. Obwohl sowohl er als auch ich wussten, dass er kaum etwas zu meinen

Vorwürfen würde sagen können. Seine Aussage war dann auch entsprechend kurz. Damit, dass sich *mein* Kreuzverhör allerdings über mehrere Stunden hinziehen würde, hätte ich nie gerechnet.

16. ausgesagt.

»Tell me that I've got it wrong
Tell me everything will be okay«

Tom Dice, »Me And My Guitar«

Als ein »Kreuzverhör« konnte man meine Vernehmung wahrlich bezeichnen. Zuerst war ich noch mehr oder weniger schockiert, dass es der Polizei nicht einmal gelungen war, eine Beamtin für das Gespräch mit mir zu finden. Ehrlich gesagt war es mir überhaupt nicht in den Sinn gekommen, dass man mir einen Mann vorsetzen könnte. Denn irgendwie dachte ich, dass es sich von selbst verstand, dass ich ein Problem mit Männern haben könnte, die in meine Privatsphäre eindrangen ... Aber nun gut. Ich beruhigte mich selbst damit, dass ich sicherlich auch mit einem sensiblen, geduldigen Beamten auskommen würde. Aber schon nach nur wenigen Minuten musste ich erkennen, dass dies bei diesem Mann nicht der Fall sein würde.

Denn dem Beamten stand quasi auf die Stirn geschrieben, dass er dieses Gespräch mit mir eigentlich *nicht* führen wollte. Ganz offensichtlich fühlte er sich nicht sonderlich wohl in seiner Haut. Auch ihm schien es äußerst unangenehm zu sein, mir intime Fragen stellen zu müssen. So hatte ich schon von Anfang an das Gefühl, dass meine Vernehmung unter keinem guten Stern stand. Mit jedem Satz, den ich sagte, verstärkte sich der Eindruck noch, dass dieser Mann damit schlichtweg überfordert war. Er verunsicherte mich dadurch völlig. Ich hatte schon Schwierigkeiten, mit mir selbst fertig zu werden. Was sollte ich dann mit einem überforderten Beamten anfangen? Er gab sich zwar wirklich Mühe, ruhig und gewissenhaft vorzugehen, aber sein Unbehagen war nicht zu übersehen. Und das machte das ohnehin schon schwierige Gespräch für mich zu einer einzigen Katastrophe.

Die Vernehmung war schier unerträglich. Der Beamte wollte jedes einzelne Detail der Misshandlungen erfahren. Immer und immer weiter fragte er. Es gab kein Entkommen. Ich wurde erbarmungslos in meine Vergangenheit zurückversetzt. Und niemand half mir, wieder in die sichere Gegenwart zurückzufinden.

Ich kam mir so vor, als würde ich auf der Anklagebank sitzen. Als wäre ich der Täter. Als hätte ich etwas Unrechtes getan. Über mehrere Stunden hinweg wurde ich befragt. Zu den intimsten Details meines Lebens. Ohne Pause. Und ohne die Möglichkeit zu haben, abzubrechen oder zu flüchten. Ich durchlebte die Misshandlungen ein zweites Mal. Die Konfrontation war gnadenlos.

Wahrscheinlich war das auch der Grund dafür, warum ich nicht über alle meine Demütigungen sprechen konnte. Viele Dinge schilderte ich dem Beamten. Aber die heftigsten und grausamsten Übergriffe meines Onkels zu schildern, brachte ich nicht fertig. Es ging nicht. Es tat zu weh. Ich war von der Situation, von dem Beamten und meiner Angst so eingeschüchtert, dass ich nicht darüber reden konnte ... Und so gibt es Misshandlungen, über die ich bis heute nie gesprochen habe.

Und was mein Dilemma noch verschlimmerte: Wieder saß mir ein Mann gegenüber, der mir ganz deutlich zu verstehen gab, dass *er* das Sagen hatte. Dass ich zu gehorchen hatte. Ich fühlte mich in die Ecke gedrängt. In meiner Vergangenheit gefangen. Ich konnte nicht weg. Wurde festgehalten. Und erneut dazu gezwungen, Dinge zu tun, die ich nicht wollte. Ich konnte mich wieder nicht wehren. Nicht davonlaufen. Oder sagen, dass ich es nicht mehr ertrug. Es war furchtbar.

Ich bin davon überzeugt, dass es keineswegs die Absicht des Polizeibeamten war, mir diese Ausweglosigkeit zu vermitteln.

Allerdings war dies die Botschaft, die bei mir ankam. Und die mir meine Aussage noch weiter erschwerte.

Aber wie immer ertrug ich die Situation. Hatte ich denn eine andere Wahl? Immerhin hatte ich darin ja mittlerweile schon acht Jahre Übung ... Ein Trost?! Ich bin mir einigermaßen sicher, dass andere Mädchen mit dieser Situation womöglich nicht hätten umgehen können. Dass sie unter dem Druck des deutschen Rechtssystems gebrochen wären, ohne dass dieses je eine Chance gehabt hätte, überhaupt zu greifen.

Natürlich ist es die Aufgabe der Polizei, solche Opferbefragungen durchzuführen. Um eine »brauchbare« Aussage zu bekommen, müssen die Beamten nachfragen, Dinge in Erfahrung bringen und bei Unklarheiten nachhaken. Aber wie ist dieses brutale, schonungslose Vorgehen zu rechtfertigen? Ist es notwendig und verantwortbar, dass ich – als *Opfer* von Gewalttaten – so behandelt und rücksichtslos verhört wurde?

Mir stellt sich nun die Frage, warum man für solche besonderen Fälle »normale« Polizeibeamte einsetzt, die, wie ich vermute, keinerlei spezielle Ausbildung für die Befragung von psychisch und physisch misshandelten Menschen – und wohlgemerkt Kindern – haben. Wie soll so jemand die verwundete Seele eines missbrauchten Kindes verstehen können? Ich weiß nicht, ob der mir zugeteilte Beamte eine solche zusätzliche Ausbildung hatte. Wenn es so war, dann hat er entweder dabei nicht sonderlich gut aufgepasst oder seine Kenntnisse perfekt vor mir versteckt.

Auf der einen Seite wollen und sollen Polizisten – zu Recht – Verbrecher jagen. Und sie erwarten – ebenfalls zu Recht – die Mithilfe der Gesellschaft, oder in dem Fall die des Opfers. Auf der anderen Seite vermittelte mir die Art und Weise, mit der die Behörden bei mir agierten, ein anderes Bild: nämlich dass ich schonungslos zu einer Aussage gedrängt wurde. Ich wurde behandelt wie ein Täter. Es gab keinerlei Zugeständnisse, keinerlei Sensibilität. Niemand gab mir das Gefühl, dass die Quälerei des

Erinnerns einen Sinn hatte. Mir wurde lediglich der Eindruck vermittelt, dass ich zu einem Instrument der Polizei gemacht wurde.

Natürlich wollte ich auch, dass die Täter bestraft werden! Aber um welchen Preis? Dass ich nach der Zeugenaussage nach Hause geschickt und mit all meinen überschwappenden Emotionen wieder allein gelassen wurde? Und die wieder aufgerissenen Wunden nicht versorgt werden würden?

Es wäre mit Sicherheit hilfreicher, wenn vielleicht auch nicht leichter, gewesen, wenn ich als Betroffene zumindest das Gefühl gehabt hätte, dass die Beamten in erster Linie *mich* schützen wollten und nicht nur primär meine Aussage für ein weiteres Vorgehen benötigten.

Der Beamte, der mir zugeteilt worden war, fragte und bohrte immer wieder nach. Klar, das war sein Job. Als ich allerdings ins Stocken geriet und nicht immer sofort weitererzählen konnte, sagte er mir, ich solle an die anderen Mädchen denken. An die, die ich möglicherweise durch meine Aussage vor weiteren Übergriffen der besagten Männer bewahren könnte. Und das war genau das, was ich an dieser Stelle am allerwenigsten hören wollte.

Man führe sich einmal vor Augen, dass ich acht Jahre lang geschwiegen hatte, weil ich Angst davor gehabt hatte zu reden. Dann hatte ich geredet und mir die Aufmerksamkeit und den Schutz erhofft, die ich so lange nicht gehabt hatte. Natürlich wollte ich andere Kinder vor diesem Schicksal bewahren. Meinem ärgsten Feind wünsche ich das, was ich durchgemacht habe, nicht. Allerdings wollte ich bei meiner Zeugenvernehmung als eine eigenständige Persönlichkeit wahrgenommen werden. Einem missbrauchten Kind zu sagen, dass es für andere reden solle, ist ungefähr so, als würde man es wieder in seine Vergangenheit schicken: Auch damals hatte ich nur für andere geschwiegen. Ich hatte nie gelernt, etwas für mich selbst zu tun. Und dann musste ich mir anhören, ich sollte nun aussagen, um andere zu schützen. Das zeigte mir, dass es wieder überhaupt nicht um mich ging. Sondern nur um den Schutz für andere, den ich selbst niemals hatte.

Nur um das noch mal klar zu formulieren: Sicherlich redete ich auch, damit den Tätern – auch gegenüber weiteren möglichen Opfern – Einhalt geboten wurde. Aber dies ist kein Argument, welches ich in meiner Vernehmung hören wollte. Denn hier wollte ich nur als das wahrgenommen werden, was ich war: ein gebrochener Mensch, der dringend Hilfe benötigte. Für mich selbst. Und in diesem einen Fall mal nicht für andere.

Wirklich frustrierend für mich war auch, dass der Beamte meine panische Angst vor einer möglichen Rache meines Onkels einfach als Übertreibung abtat. Ich versuchte ihm zu erklären, zu was mein Onkel alles fähig war. Dass er in höchstem Maße gewalttätig war, dass ich mich vor einem erneuten Zusammentreffen mit ihm fürchtete. Der Polizist beschwichtigte mich damit, dass man meinem Onkel ja auferlegt hätte, sich mir nicht mehr zu nähern. Und wenn er es doch täte, solle ich mich bei der Polizei melden. Solange mein Onkel sich aber an diese Auflage hielte, könne man sowieso nichts machen.

Davon, dass ich, nachdem sich mein Onkel an mir gerächt hätte, vielleicht überhaupt nicht mehr dazu in der Lage wäre, mich bei der Polizei zu melden, wollte der Beamte nichts hören. Das bedeutete, dass sie mich weiterhin meinem Onkel auslieferten, ganz nach dem Motto: Der tut ja jetzt nichts mehr ... Die meisten Sexualstraftäter würden ihre Opfer ja nach einer solchen polizeilichen Auflage in Ruhe lassen. Sehr nett formuliert: die meisten. Und was, wenn mein Onkel zu der Minderheit gehörte? Dann würde es die Polizei zulassen, dass er mich erneut missbrauchte, folterte, zusammenschlug, am Ende umbrachte? Anscheinend ja. Ich fragte mich, was diese Menschen für ein Gewissen haben mussten.

Wie gesagt: Ich glaube nicht, dass es in irgendeiner Form die Absicht des Beamten war, mich nicht ernst zu nehmen, mich einzuschüchtern oder zu verletzen. Er ging einfach seiner Arbeit nach. Was mich aber wirklich wütend machte und immer noch macht, ist die Tatsache, dass manche Menschen einfach nicht wissen, was sie mit ihrer Unsensibilität bewirken.

Denn genau mit diesem Unwissen verbunden mit Ignoranz schadet die Gesellschaft den Opfern mehr, als sie es sich jemals vorstellen kann. Denn es tut verdammt weh.

17. ausgelaugt.

»Welches Ideal heiligt die Mittel? Wer löscht jetzt den Brand?«

Herbert Grönemeyer, »Stück vom Himmel«

Auf der Rückfahrt vom Polizeirevier wechselten mein Vater und ich kaum ein Wort. Nachdem ich aber über mehrere Stunden hinweg kontinuierlich hatte reden *müssen*, war ich ausgesprochen dankbar dafür, dass ich zumindest jetzt schweigen durfte.

Ich war völlig entkräftet. Die stundenlange Vernehmung hatte mir alles abverlangt. Die Narben meiner Erinnerungen waren wieder aufgerissen und bluteten unkontrolliert vor sich hin. Niemand war da, der mir half, diese Wunden zu versorgen. Und ich hatte keine Kraft mehr, dies selbst zu tun. Der Schmerz war zu groß, als dass ich mir auch darum noch Gedanken machen konnte. Ich fühlte mich leer. Ausgelaugt. Am Ende.

Zu Hause zog ich mich sofort in mein Zimmer zurück, wo ich auf dem Fußboden zusammensank. Ich fühlte mich vollkommen ausgesogen. Meine Demütigungen waren wieder so präsent, als wären sie Gegenwart. Ich sah den Vater meiner Freundin und meinen Onkel vor mir, als wären sie Realität …

Ich wollte diese Gedanken wieder loswerden, irgendetwas tun, das mich von ihnen ablenken würde. Aber es ging nicht. Es ging einfach gar nichts mehr. Ich hatte nicht einmal mehr die Kraft, um aufzustehen. Wogen des Selbsthasses überrollten mich. Warum war ich so schwach, dass ich nicht einfach aufstehen und zur Ablenkung ein Buch lesen konnte? Warum war ich so feige gewesen, dass ich dem Beamten nicht *alles* erzählen konnte? Warum war ich so verweichlicht, dass mich die Befragung nun so in die Knie zwang?

Ich hasste meine Schwäche. Sie machte mich regelrecht krank. Mir wurde übel. Ich schloss die Augen. Mein Körper war durch den Schlafentzug und die Strapazen der Vernehmung völlig entkräftet. Er war zu erschöpft, als dass er den Befehlen meiner Seele, die verzweifelt nach irgendeiner Beschäftigung schrie, gehorchen konnte. Ich hatte nicht einmal mehr die Energie zu weinen. Ich saß einfach nur da und hatte das Gefühl, völlig gelähmt zu sein. Ohnmächtig musste ich die Erinnerungen und Gedanken an alle widerwärtigen Übergriffe meines Onkels und des Vaters meiner Freundin ertragen.

Verdammt. Ich wollte nicht so schwach sein! Ich öffnete die Augen. Und versuchte verzweifelt, mich auf die Holzmaserung meines Kleiderschrankes, die Gardinenmuster oder auf das verhasste Mathematikbuch, das auf dem Schreibtisch lag, zu konzentrieren. Aber mein Gedächtnis gab nicht nach. Sämtliche Verletzungen und Demütigungen zogen wie ein Film vor meinem inneren Auge vorbei …

Ich war sieben. Es war Hochsommer. Ich trug ein rotes Kleid. Ich sah den Vater meiner Freundin vor mir stehen. Ich wusste, dass er mich dafür, dass ich ein letztes Mal vor ihm geflüchtet war, bestrafen wollte. Weil ich dieses eine Mal wegen Halsschmerzen auch ein Eis hatte haben wollen und mit meiner Freundin zum Einkaufen gegangen war. Ich spürte, dass er mir nun zeigen wollte, dass er die Regeln aufstellte. Er schloss die Tür ab. Zog die Vorhänge zu. Öffnete, während er süffisant grinsend auf mich zuging, seine Hose. Er sagte mir, dass er mir nun zeigen würde, was richtige Schmerzen wären, und dass ich nie wieder solche faulen Ausreden benutzen dürfte. Mit ganzer Kraft presste er mich an meinen Schultern rücklings auf den Tisch, bis ich flach darauf lag. Mit einer Hand umfasste er meine beiden Handgelenke und hielt sie fest. Mit der anderen umfasste er meinen entzündeten

Hals und drückte mir die Luft ab. Begierig fixierte er dabei meine Augen. Ich stand unter Schock und starrte zurück. Ich dachte, er würde mich nun umbringen. Doch so leicht machte er es mir nicht. Natürlich nicht. Seine Hand glitt grob hinab über meinen Bauch und tiefer. Verzweifelt keuchte ich und bäumte mich vor Schmerzen auf. Noch immer sah er mir in die Augen. Jetzt lächelte er zufrieden. Dann beugte er seinen schweren Körper über mich und es wurde schwarz …

Als ich erwachte, lag ich auf dem Fußboden in meinem Zimmer. Die Wände drehten sich. Mir war schlecht. Ich brauchte eine gefühlte Ewigkeit, um zu realisieren, dass das eben Gesehene nicht die Wirklichkeit war. Ich musste ohnmächtig geworden sein.

Nach endlosen Minuten stand ich schließlich auf und ging zum Bett hinüber, mit Kopfschmerzen und immer noch ziemlich wackligen Beinen. Ich ließ mich darauf nieder und lehnte mich, halb sitzend, halb liegend gegen die Wand. Noch immer drehte sich alles um mich herum. Aber ich wagte es nicht, erneut die Augen zu schließen. Meine Angst davor, dass mich meine Erinnerungen wieder so überrennen könnten, war zu groß. So saß ich einfach nur da und versuchte, meine körperlichen und seelischen Schmerzen zu ignorieren. Ich starrte auf die gegenüberliegende Wand und wartete auf das, was kommen würde.

Lange Zeit passierte gar nichts. Allmählich ließ der Schwindel nach. Doch meine Erschöpfung war so groß, dass mir immer wieder die Augen zuzufallen drohten. Ich zwang mich dazu, nicht einzuschlafen. Denn noch eine Konfrontation an diesem einen Tag war mir zu viel.

Nach vielleicht einer Stunde kam meine Mutter schließlich in mein Zimmer. Sie war gerade von der Arbeit nach Hause gekommen und rief mich nun zum familiären Abendessen. Auch wenn mir allein bei dem Gedanken an Essen erneut übel wurde, folgte ich ihr in die Küche. Meine Hände zitterten noch immer, irgendwie musste ich sie beschäftigen. Und weil ich keine große Lust hatte, dass meine Eltern nachfragten, warum ich nichts aß, begann ich, gegen meine Übelkeit ankämpfend, doch etwas zu essen.

Irgendwann fragte meine Mutter natürlich, wie es heute auf dem Polizeirevier gewesen war. Ich war vollends damit beschäftigt, das Abendessen herunterzuwürgen und in meinem Magen zu behalten, deshalb antwortete ich lediglich: »Anstrengend.« Aber selbstverständlich gab sich meine Mutter mit dieser nichtssagenden Antwort nicht zufrieden. Wieder fragte sie mich nach den Details der Misshandlungen. Obwohl ich ihr das letzte Mal versprochen hatte, dass ich ihre Fragen zu einem anderen Zeitpunkt zu beantworten versuchen würde, konnte ich an diesem Tag nicht ein zweites Mal erzählen, was ich durchgemacht hatte.

Also gab ich ihr erneut zu verstehen, dass ich es ihr nicht sagen könne. Zumindest nicht heute. Meine Mutter hielt es wohl wieder für eine Ausrede und warf mir vor, dass ich ihr wieder einmal auswich. Aber ich konnte jetzt einfach nicht reden, ich hatte keine Kraft mehr.

Auch mein Vater war mir dieses Mal keine Hilfe: Er wollte nun ebenfalls endlich wissen, was eigentlich passiert war. Denn er hatte quasi auf keine der Fragen, die ihm der Polizeibeamte heute gestellt hatte, antworten können.

Da war ich mit meiner Geduld am Ende. Ich mobilisierte meine letzten Kräfte und stellte meinen Eltern die Frage, um wen es hier eigentlich ginge: um sie oder mich? Darum, dass sie vor Polizeibeamten nicht dumm dastehen müssten, oder darum, wie belastend ich den heutigen Tag fand? Ich begann – wenn man das bei meiner wenigen Energie überhaupt so nennen konnte – wirklich wütend zu werden. Ich warf meinen Eltern an den Kopf, dass sie ja gar keine Ahnung hätten, wie es mir ginge, und dass ich auch nicht das Gefühl hätte, dass es sie wirklich interessierte.

Das war zu viel. Meine Mutter rastete förmlich aus: Sie sagte mir, dass *ich* ja ganz offensichtlich gut mit der Situation umgehen könne. *Sie* allerdings nicht. Deshalb müsse sie ja wissen, was passiert wäre, damit ihre Fantasie nicht mit ihr durchginge und für sie alles noch schlimmer mache. Auch mein Vater meinte, dass ich doch etwas mehr Rücksicht auf meine Mutter nehmen solle. Denn *sie* wäre ja mit der ganzen Situation ziemlich überfordert.

Ich drehte mich auf dem Absatz um, übergab mich im Badezimmer und verschwand dann in meinem Zimmer. So langsam hatte ich wirklich das Gefühl, im falschen Film zu sein. Es konnte doch einfach nicht wahr sein … Es durfte nicht wahr sein. Es nahm einfach kein Ende …

Über mein Handy telefonierte ich am Abend noch kurz mit Marcus. Im Gegensatz zu meinen Eltern akzeptierte er sofort, dass ich nicht mehr über das Polizeiverhör reden konnte. Nicht mal von meinem Zusammenbruch erzählte ich ihm. Ich war einfach nur froh, dass er, wenn auch nur am Telefon, nach diesem langen Tag bedingungslos für mich da war.

Teil III
Ein Ausweg und eine Sackgasse.

»I've been facing this alone for much too long.
Oh, I feel like no-one ever told the truth to me.
About growing up and what a struggle it would be.
In my tangled state of mind,
I've been looking back to find,
Where I went wrong«

Queen, »Too Much Love Will Kill You«

18. bemerkt.

»Though things like this make me sick«

Depeche Mode, »Somebody«

Von nun an stürzte alles gleichzeitig auf mich ein. Der Zusammenbruch nach der polizeilichen Vernehmung war nur der Anfang vom Ende. Die Nachwirkungen meines Martyriums machten mich krank. Mein Körper war geschwächt. Er hatte in den letzten Jahren zu viel mitgemacht. Er hatte zu viel Gewalt ertragen müssen, zu viele Wunden heilen lassen und zu viele Nächte durchwachen müssen. Eigentlich hätte er mir leidtun sollen. Tat er aber nicht. Meiner Meinung nach bekam mein Körper genau das, was er verdient hatte: Schmerzen. Denn er war schuld daran, wie es mir jetzt ging. Wie sehr meine Familie nun litt. Mein Körper hatte sich nie gewehrt. Er war zu schwach gewesen, um durchzuhalten. Er hatte sich geweigert, meine Seele zu schützen. Und nur seinetwegen hatte ich nun keine Kraft mehr. Also sollte er doch leiden …

Da ich meinen Körper ohne Rücksicht auf Verluste ununterbrochen weiter malträtierte, war es aber nur eine Frage der Zeit, bis er sich endgültig weigerte zu funktionieren. Allmählich gelang es ihm einfach nicht mehr, die immerwährenden Anspannungen zu bewältigen. Ich wurde immer blasser und sah immer kränker aus. Mir war oft schwindelig und übel. Ich bekam Migräneanfälle. Und zu allem Überfluss wollte eine Verletzung, die mir mein Onkel während einer der letzten Misshandlungen zugefügt hatte, partout nicht verheilen. Mein Körper hatte mich immer im Stich gelassen. Deshalb war ich nun auch nicht bereit, ihm zu helfen. Und so beschloss ich, die Rebellion meines Körpers weiterhin zu ignorieren.

Auch das Essen wurde für mich immer mehr zu einer absoluten Nebensache: Ich aß dann, wenn es von mir verlangt wurde. Eigentlich hatte ich nie Hunger oder auch nur Appetit. Aber weil ich den Fragen und dem Drängen meiner Familie entgehen wollte, aß ich zu allen Mahlzeiten etwas. Nur definitiv zu wenig.

Nach einiger Zeit wurde ich außerdem geradezu apathisch. Die Leere, die ich schon bei dem Gespräch mit meinen Eltern verspürt hatte, kehrte zurück. Mein Maß an Emotionen pendelte sich auf dem Nullpunkt ein. Ich fühlte nichts mehr. Und ich war mir auch nicht sicher, ob ich nicht genau das wollte. Es war mir egal, was mit mir oder mit meinem Körper passierte. Hauptsache, ich konnte mich von ihm und seinen Emotionen distanzieren.

Meine Angst galt nur noch meinen ständig hochkommenden Erinnerungen. Ich fürchtete mich davor, dass sie mich erneut so überrennen könnten. Dass ich ihnen wieder wie gelähmt gegenüberstehen müsste und keine Chance haben würde, ihnen zu entkommen. Deshalb versuchte ich, all meine Erinnerungen zu verdrängen. Ich war fest davon überzeugt, dass sie mich nicht würden einholen können, wenn ich sie nur weit genug von mir wegschob.

Mir graute vor jedem einzelnen Gedanken an meine Erlebnisse. Denn damit steigerte sich der Hass auf meinen eigenen Körper nur noch weiter. Mein Selbsthass wurde so unkontrollierbar, dass ich nicht mehr wusste, wie ich mich überhaupt noch im Spiegel betrachten sollte. Ich wollte meinen Körper, den ich mehr als alles andere in der Welt verabscheute, nicht mehr spüren. Natürlich hatte er jeglichen Schmerz verdient. Davon war ich überzeugt. Gleichzeitig wollte ich meine Empfindungen aber möglichst weit von mir wegschieben. Und meinen Körper wieder verlassen, wie ich es in der Vergangenheit einmal gekonnt hatte. Aber die Fesseln meines Körpers ließen meine Seele nicht mehr gehen. Und für diese »Gefangenschaft« hasste ich ihn nur noch mehr ...

Ich wollte nicht mehr ich sein. Ich verabscheute mich selbst für all das, was ich erlebt hatte. Für all das, was ich in meiner Familie angerichtet hatte. Und für meine eigene Schwäche.

Mir war durchaus bewusst, dass ich zunehmend krank aussah und es mit Sicherheit auch war. Aber zum Arzt wollte ich nicht gehen. Natürlich hätte ich meiner Ärztin meine Beschwerden erklären können, aber ich schaffte es nicht. Ich *konnte* meine Geschichte nicht schon wieder erzählen, wollte den Erinnerungen nicht schon wieder hilflos ausgeliefert sein.

Außerdem wäre ein Arztbesuch ein weiteres Eingeständnis meiner Schwäche gewesen. Denn das würde zeigen, dass ich nie die Kraft gehabt hatte, mir selbst zu helfen. Und da ich nach wie vor der Meinung war, dass ich diese Beschwerden verdient hatte, würden sie sicherlich – wenn ich meine Strafe für was auch immer abgesessen hätte – wieder von allein weggehen. Irgendwann. Bestimmt.

Mein Vertrauen in Ärzte war außerdem seit meiner Kindheit erschüttert. Ich nahm es ihnen übel, dass sie nie meine Verletzungen bemerkt hatten. Dass sie sich nicht die Mühe gemacht hatten, nachzufragen und dranzubleiben. Sie verkörperten für mich die Ignoranz dieser Gesellschaft: Im Grunde waren alle immer der Meinung, dass Kinder geschützt werden müssten. Aber niemand hatte die Zeit, das Interesse oder die Muße, dies zu tun. Jeder redete darüber, wie schlimm sexueller Missbrauch von Kindern wäre. Aber wirklich hinsehen wollte bei mir dennoch niemand. Die Ärzte zeigten mir erneut, dass Erwachsene grundsätzlich immer nur das sahen, was sie sehen wollten. Und dass ich es allem Anschein nach nicht wert gewesen war, dass sich jemand gründlich mit mir auseinandersetzte. So wurde ich als Opfer von Gewalttaten allein gelassen. Ob bewusst oder unbewusst, spielt dabei letztendlich keine Rolle.

Die Notwendigkeit eines Arztbesuches war mir jetzt aber durchaus klar. Dennoch schob ich ihn Woche um Woche hinaus. Vor allem, weil ich sehr genau wusste, woher meine starken Schmerzen im Brustkorb stammten: Bei einer der letzten Misshandlungen hatte mich mein Onkel wieder einmal zusammengeschlagen. Er hatte gewollt, dass ich ihm meine ganze Aufmerksamkeit schenkte. Und als ich es nicht tat, schlug er zu. Einer seiner Schläge traf den Metallbügel meines BHs. Die Stelle war wochenlang geschwollen und hatte sich blau, lila, grün gefärbt. Seitdem hatte ich diese Beschwerden, die mit jedem Tag schlimmer wurden. Aber natürlich konnte ich niemandem sagen, woher sie ursprünglich stammten.

Nach einigen Wochen konnte ich kaum mehr einatmen, ohne dabei vor Schmerzen zusammenzuzucken. So beschloss ich, meine Ärztin doch noch zu konsultieren, da ich an einem Punkt angelangt war, an dem ich die Schmerzen einfach nicht mehr aushalten konnte. Und wohlgemerkt war ich, was das anging, so einiges gewohnt und keinesfalls wehleidig.

Also ging ich schließlich zu meiner Ärztin und schilderte ihr meine Beschwerden. Natürlich sagte ich ihr nicht, woher sie stammten. Zudem sah man das Hämatom mittlerweile nicht mehr. Sie hatte also keinen Anhaltspunkt, um unmittelbar auf eine Gewalteinwirkung schließen zu können.

Als sie mich untersuchte, hatte ich Angst, mein Brustkorb könnte aufgrund des Druckes zerbersten. Ich zuckte zusammen und sog ruckartig Luft ein. Meine Ärztin konnte sich keinen Reim auf meine Schmerzempfindlichkeit machen und meinte, dass ich meine Schmerzen wesentlich stärker darstellte, als sie es tatsächlich waren. Sie ging davon aus, dass ich lediglich überempfindlich war und hypersensibel auf einen kleinen Druckschmerz reagierte. Sie nahm mich überhaupt nicht ernst. Am Ende erkundigte sie sich noch kurz nach meinem allgemeinen Gesundheitszustand. Ich log und erzählte ihr, dass alles bestens wäre. Sie nahm es hin, gab mir Medikamente und überwies mich zum Facharzt.

Ich konnte kaum glauben, mit welcher Bedenkenlosigkeit und Ignoranz ich von ihr abgespeist und abgewimmelt worden war. Das gab mir erneut das Gefühl, dass sich niemand um mich kümmern wollte. Natürlich wusste meine Ärztin nichts von dem Missbrauch. Aber sie gab sich auch keine Mühe, mehr über mich zu erfahren. Ihre Frage nach meinem allgemeinen Gesundheitszustand klang so beiläufig und gelangweilt, als würde es sie eigentlich überhaupt nicht interessieren. Ihr ganzes Verhalten schien mir wieder zu zeigen, dass sich niemand mit mir auseinandersetzen wollte.

Ich spürte, dass etwas völlig falsch lief. Aber ich fand den Haken nicht. Hatte ich mich bei meiner Ärztin unangebracht verhalten? War es meine Schuld, dass sie mir nicht helfen wollte? Warum hatte sie keine Zeit oder kein Interesse, weiter nachzufragen? Warum kehrte mir meine gesamte Umwelt ständig den Rücken? Ich brauchte Hilfe! Aber ich hatte keine Kraft mehr, um mir immer wieder welche zu suchen.

Lange dachte ich darüber nach, wo das Problem liegen könnte. Eine zufriedenstellende Antwort offenbarte sich mir allerdings nicht. Meine Gedanken kreisten lediglich immer wieder um die eine Frage, ob es an meiner eigenen Unfähigkeit lag, dass ich mein Leben nicht auf die Reihe bekam …

Diese Gedanken ließen mich nicht mehr los. Die Gewissheit, dass ich nach acht Jahren Martyrium mit meinen Demütigungen allein gelassen wurde, verstärkte meinen Selbsthass nur noch weiter. Anscheinend hatte nicht nur ich ein ernst zu nehmendes Problem mit mir und meinem Körper. Ganz offensichtlich waren auch die Menschen in meinem Umfeld der Meinung, dass ich es nicht wert war, dass man sich um mich kümmerte. Und das tat weh.

Es dauerte Wochen, bis ich einen Termin bei dem Facharzt bekam, zu dem mich meine Ärztin überwiesen hatte. Aber auch er war ratlos und schickte mich zurück zu meiner Ärztin. Von ihr wurde ich zum nächsten Mediziner geschickt und so weiter. Meine Schmerzen ließen nicht nach. Sie trieben mich allmählich in den Wahnsinn. Aber die Ärzte fanden nichts Nennenswertes.

So ging es eine ganze Weile weiter: Ich bekam Krankengymnastik- und Ultraschallrezepte, Wärmepflaster, Überweisungen zu wieder anderen Fachärzten und immer neue Heilmittel. Aber erst Monate nach der ursprünglichen Verletzung kam dann ein Arzt auf die Idee, Röntgenbilder anfertigen zu lassen. Weitere Wochen wartete ich auf einen Termin beim Radiologen. Letztendlich halfen die Bilder aber auch nicht weiter. Selbst der Radiologe wies mich darauf hin, dass Brüche – wenn es denn welche gegeben hatte – nach so langer Zeit vermutlich gar nicht mehr sichtbar wären. Ich wäre jung und vor allem brustbeinnahe Brüche heilten schnell und könnten im Nachhinein oftmals nicht mehr ausgemacht werden, schon gar nicht auf solchen »normalen« Röntgenbildern.

Jedenfalls gab es nichts, was langfristig half, meine Schmerzen zu lindern. Nach vielen weiteren Visiten versuchte meine Ärztin dann der Sache nochmals auf den Grund zu gehen. Endlich. Sie fragte mich schließlich, warum ich meistens so glasige Augen hatte und vollkommen emotionslos war. Ich überlegte, was und wie viel ich ihr erzählen sollte. Denn mir kam es so vor, als dachte sie an eine Drogenabhängigkeit.

Nun ja: Eigentlich war mir egal, was sie von mir dachte. Aber da sie auch schon mal mit meiner Mutter gesprochen hatte, hielt ich es für keine gute Idee, es bei diesem Verdacht zu belassen. Denn Schweigepflicht hin oder her, ich war vierzehn und meine Mutter nun mal meine Erziehungsberechtigte. Gleichzeitig wollte ich natürlich, dass man mir half. Also entschied ich mich dafür, meiner Ärztin zumindest zu sagen, dass es Probleme gab. Dieses Mal blieb sie tatsächlich dran. Und nach einigem Hin und Her erzählte ich ihr doch von dem langjährigen Missbrauch. Allerdings erwähnte ich nur die Eckdaten. Wie schlimm es wirklich war, konnte ich ihr einfach nicht sagen. Und so erfuhr sie auch nie, dass meine Schmerzen links im Brustkorb ursprünglich von einer solchen Misshandlung stammten.

Denn genau wie bei dem Polizisten, der mich vernommen hatte, war mir auch bei meiner Ärztin sofort klar, dass sie mit dem, was ich ihr erzählte, vollkommen überfordert war. Als sie erfuhr, dass ich missbraucht worden war, fragte sie nicht weiter nach, wollte auch nicht wissen, ob ich darüber reden wollte oder ob ich in irgendeiner Form Hilfe bräuchte. Sie entließ mich einfach mit einem Rezept für ein starkes Schmerzmittel und bat mich, bald wiederzukommen.

Ich verstand einfach nicht, warum meine Ärztin – bei der man ja durchaus annehmend durfte, dass sie entsprechend geschult war – mich so abfertigen konnte. Der Missbrauch, den ich durchlebt hatte, wurde einfach ignoriert. Von nahezu allen Menschen, die mittlerweile davon wussten, wurde ich im Stich gelassen. Was sollte ich denn noch tun? Warum wollte niemand hören, wie sehr ich um Hilfe schrie? Was machte ich falsch? Warum hörte ich überall in den Medien, wie wichtig Opferschutz wäre, und dann gab es einfach niemanden, der *mir* helfen wollte? Wofür gab es Kinder- und Jugendschutzorganisationen, wenn *ich* dennoch allein blieb?

Es mochte ja sein, dass Menschen grundsätzlich nicht gern die Vermutung anstellen, dass andere Menschen – oder noch schlimmer Kinder – missbraucht oder misshandelt worden sind. Schwierig ist es allerdings, wenn Ärzte sich weigern, dies überhaupt in Erwägung zu ziehen. Denn als nach sämtlichen Untersuchungen und Therapien bei mir einfach kein aussagekräftiger Befund zustande kommen wollte, hätte meine Ärztin hellhörig werden müssen. Sie hätte schon viel früher nachfragen müssen, ob meine Beschwerden nicht vielleicht eine andere Ursache hätten. Vor allem, wenn eine blasse, übermüdete, apathische und depressive Vierzehnjährige mit violetten Augenringen vor ihr saß. Ich persönlich glaube, dass es nur wenige Hypochonder in dem Alter gibt, die auch noch so offensichtlich fertig aussehen wie ich zu dieser Zeit.

Was jedoch für mich noch viel schlimmer war: Auch dann, als die Ärztin von dem langjährigen Missbrauch erfahren hatte, erkundigte sie sich nicht ein einziges Mal bei mir, ob meine Schmerzen damit in Verbindung stehen könnten. Ich hätte ihr sicherlich wahrheitsgemäß geantwortet. Aber von allein schaffte ich es einfach nicht, detailliert über meine Misshandlungen zu sprechen. Der Schmerz war zu groß. Ich hätte uneingeschränkte und geduldige Aufmerksamkeit gebraucht, um Vertrauen zu meiner Ärztin zu fassen. Ein erzwungenes oder vorgegebenes Interesse im Sinne von »Ich *muss* das ja fragen« war völlig fehl am Platz. Ich wage zu behaupten, dass niemand, der misshandelt worden ist, auf so eine beiläufige Nachfrage wahrheitsgetreu antworten würde. Denn ich hatte gelernt zu erspüren, wer es ernst mit mir meinte.

Statt nachzufragen verschrieb mir meine Ärztin also nun starke Schmerzmittel. Ich konnte (und kann) es kaum glauben. Denn die Schmerzmittel halfen zwar nicht dauerhaft gegen die Schmerzen, brachten mich allerdings auf wilde Ideen. Die harmloseste war noch die, dass mir diese Tabletten dabei helfen würden, mein Nervensystem völlig auszuschalten. Neben meiner Apathie, die sämtliche Gedanken fernhielt, konnten diese Tabletten nun auch meinen Körper ruhigstellen. Großartig. Was wollte ich mehr? Ich hasste meinen Körper. Und nun würde ich ihn endlich nicht mehr spüren müssen … Schmerzen hin oder her, die Medikamente waren für eines wirklich gut: Ich stumpfte noch weiter ab und konnte meinen Körper ein bisschen weiter ärgern. Denn besser ging es ihm mit Sicherheit dadurch nicht.

Wie mit ihr vereinbart, ging ich von da an wöchentlich zu meiner Ärztin. Allerdings ohne Ergebnis und ohne dass es mir in irgendeiner Form etwas brachte, abgesehen von den Rezepten für die Schmerzmittel. Meine Ärztin machte mir verständlich, dass sie mir hinsichtlich des erlebten Missbrauchs nicht weiterhelfen könnte. Denn da dieser nun vorüber wäre, gäbe es ja – so sinngemäß – keine physischen Wunden mehr, die von ihr geheilt werden müssten.

Daher bekam ich zunehmend das Gefühl, dass sie mich nur noch zu sich bestellte, um sich davon zu überzeugen, dass ich noch am Leben war. Und davon, dass ich keine Dummheiten mit den Schmerzmitteln machte ... Aber dachte sie ernsthaft, ich war dumm genug, mich kurz vor einem Termin bei ihr zuzudröhnen? Ich glaube zwar nicht, dass ich jemals wirklich abhängig von den Tabletten war. Aber ich brauchte und wollte sie, um meinen Körper ruhigzustellen.

Auch wenn ich kaum noch Überlebenswillen hatte, gab ich meine Gedanken an eine Überdosis schon bald auf. Zum einen war ich mir unsicher, ob man sich ernsthaft mit Schmerzmitteln umbringen könnte oder sich damit nicht viel mehr nur unschön schaden würde. Und zum anderen fand ich einen Drogentod abstoßend.

Allerdings ist mir bis heute schleierhaft, warum mir meine Ärztin so leichtfertig Schmerzmittel verschrieb. Natürlich empfand ich dies als gelungenen Streich. Aber hätte sie nicht genau wissen müssen, dass mich diese Medikamente nur betäubten und nicht heilten? Dass sie nicht nur abhängig machten, sondern auch die Warnsignale meines Körpers einfach ausschalteten? So lange, bis er irgendwann völlig einbrechen würde? Hatte meine Ärztin ernsthaft an meine Vernunft appelliert? An die eines Menschen, der im Leben nur Rückschläge erlitten hatte? Ich hasste meinen Körper, mir war jedes Mittel recht, um ihm schaden zu können. Und sei es eben mit Medikamenten. Glaubte meine Ärztin wirklich daran, dass ich mich dadurch selbst heilen können würde? Woher sollte ich die Kraft nehmen? Ich verstehe bis heute nicht, worauf meine Ärztin bei all den Besuchen, die ich ihr abstatten sollte, spekuliert hat.

Ganz offensichtlich war sie überfordert. Doch warum hat sie mich nicht gleich an erfahrene, kompetente Ärzte oder Psychotherapeuten weitergeschickt? Worauf hat sie gewartet? Dass es von allein vorbeigeht und ich irgendwann plötzlich mit rosigem Gesicht und fröhlich lachend vor ihr sitze? Unsinn. Vor allem weil meine Ärztin sehr genau wusste, dass auch meine Familie sehr unter meinem Martyrium litt und mit der Situation überfordert war. Ihr war also sehr wohl klar, dass ich allein war und mich mein Onkel jederzeit wieder in die Finger kriegen könnte. Aber sie tat nichts. Warum? Ich weiß es nicht.

Grundsätzlich sehe ich hier dasselbe Problem wie bei dem Polizeibeamten: Die Menschen haben keine Ahnung, *wie* schlimm es ist. Sie wissen nicht, dass man nicht mehr allein aufstehen kann. Dass man sich nicht allein schützen kann. Sie verstehen nicht, dass man selbst zu seinem eigenen Problem wird. Und sie haben keine Ahnung, welchen Kampf man innerlich austrägt und dass man ihn nicht allein bestreiten kann.

Aber wenn Polizisten überfordert sind und Ärzte nicht hinsehen, wer bleibt dann, um mir und den vielen anderen Opfern zu helfen? Ich glaube nicht, dass ich oder auch andere missbrauchte Kinder niemals einen Hilferuf ausgestoßen haben. Aber ich bin mir sehr sicher, dass es zu wenige Menschen gibt, die sie hören wollten.

Meine Ärztin bestellte irgendwann auch meine Mutter zu meinen Terminen hinzu. Nach ein paar solcher Doppelbesuche schien sie endgültig mit ihrem Latein am Ende zu sein. Wie schon so oft sagte sie mir, dass ich am Ende selbst versuchen müsste, irgendwie mit meiner Vergangenheit klarzukommen. Ich wage zu bezweifeln, dass sie jemals das Ausmaß der Misshandlungen begriffen hatte. Sie war überfordert. Ratlos. Und dadurch bekam ich allmählich das Gefühl, dass sie es als eher lästig empfand, mir immer wieder sagen zu müssen, dass sie nichts tun konnte. Kurz: Ich hatte den Eindruck, dass sie mich loswerden wollte.

Als meine Ärztin mir schließlich einen (längst überfälligen) Überweisungsschein zum Psychotherapeuten ausstellte, klappte meiner Mutter förmlich der Mund auf. Denn sie wollte noch immer nicht, dass ich mit jemandem außer ihr über »das Thema« redete. Und da ich nicht mit ihr sprach, hielt sich natürlich ihre Begeisterung darüber, dass mich meine Ärztin nun explizit zum Reden schickte, in Grenzen – und dann auch noch zum Psychotherapeuten.

Erst heute, also etwa zehn Jahre nach meiner Arzt-Odyssee, habe ich erfahren, wie langwierig und kompliziert die Verletzung in der linken Seite meines Brustkorbs, die mir mein Onkel zugefügt hatte, ist. Denn vor einigen Wochen kehrten diese Schmerzen während einer Sportübung plötzlich zurück. Die Arzt-Odyssee geht somit gerade in die zweite Runde. Immerhin konnte ich nun meine Ärzte über die damaligen Misshandlungen aufklären. Mittlerweile gehen sie davon aus, dass mir mein Onkel zu jener Zeit wahrscheinlich eine oder mehrere Rippen gebrochen hat. Und da die Brüche nicht ordentlich versorgt worden waren, gibt es nun anscheinend langfristige Schäden. Und die Ärzte sind ratlos, wie die jetzt repariert werden sollen.

Für mich ist dies ein weiterer Grund, mein Buch – wenn auch nun mit einer hässlichen Rippenbandage und Opiaten – fertigzustellen und zu veröffentlichen. Die Schmerzen sind mindestens genauso heftig wie vor zehn Jahren. Und wieder einmal nehme ich starke Schmerzmittel ein. Um mich selbst und meinen – wohl auf Dauer – lädierten Körper ertragen zu können. Zehn Jahre danach wiederholt sich die Geschichte. Es nimmt kein Ende. Es ist so, als hätte mich mein Onkel erneut verletzt.

Die Rippenbandage ist quasi ein Andenken von ihm für mich. Und dieses Mal bekommt er etwas zurück: Dieses Buch wird ein Andenken von mir für ihn.

19. ausgeschlossen.

»No one knows what it's like to be hated, to be fated«

Limp Bizkit, »Behind Blue Eyes«

Kinder und Jugendliche sind ehrlich. Direkt. Rücksichtslos. Und gnadenlos. Ganz nach dem Motto »Der Schwächste fliegt«. Wahrscheinlich muss ich nicht extra erklären, dass ich im Laufe der Zeit das schwächste Glied in meiner Klasse geworden war.

Mit dreizehn Jahren war ich auf das Gymnasium übergewechselt. Zu dieser Zeit hatte ich noch versucht, über den durchlebten Missbrauch hinwegzusehen und ein halbwegs »normales« Leben zu führen. Auch wenn mir das bis ins Alter von vierzehn Jahren einigermaßen gelungen war, so hatte ich nie zu den beliebtesten Schülern der Klasse gehört. Dafür war ich einfach zu unnahbar gewesen. Aber das hatte ich auch nie sein wollen, ich hatte zwei einigermaßen enge Freundinnen (zumindest so eng, wie ich sie eben an mich heranließ) und damit war ich mehr als zufrieden.

Bis zu dem Treffen mit der Kriminalpolizei hätte man mich, auch schulisch gesehen, durchaus als »unauffällig« bezeichnen können. Den andauernden Missbrauch hatte ich immer gut versteckt. Nach der Aussage bei der Polizei ging es mir aber sowohl psychisch als auch physisch immer schlechter.

Und natürlich sahen auch meine Mitschüler, dass ich zunehmend blasser wurde, immer ungesünder aussah und auch geistig zumeist abwesend war. Dass ich die Fragen der Lehrer nicht beantworten konnte. Nicht, weil ich die Antwort nicht wusste, sondern weil ich einfach nicht mehr zuhörte.

Meine Schulnoten brachen allerdings kaum ein. Ich folgte zwar dem Unterricht nicht mehr mit voller Aufmerksamkeit, aber in den Klausuren schrieb ich weiterhin gute bis sehr gute Noten. Unglaublicherweise konnte ich mein mehr oder weniger überdurchschnittliches Notenniveau bis hin zu meinem Abitur halten, das ich immerhin mit der Note 1,7 bestand. Wie ich es schaffte, trotz allem weiterhin solche Leistungen zu erbringen, ist mir bis heute ein Rätsel.

Tatsächlich fällt mir dafür nur eine einzige sinnvolle Erklärung ein. Das Lernen – und der blinde Aktionismus, mit dem ich mich auf den Lernstoff stürzte – war für mich wieder einmal eine Realitätsflucht. So lernte ich den Zitronensäurezyklus, plattentektonische Prozesse oder romantische Lyrikmotive auswendig, um nicht über mein Martyrium und meine in sich zusammenbrechende Welt nachdenken zu müssen. Dass ich mir Dinge generell gut einprägen kann, hat mir sicherlich dabei geholfen.

Jedenfalls beschäftigte das Lernen mein Gehirn. Dadurch konnte ich mich von meinen Erinnerungen abkapseln. Ich gab ihnen quasi keine Zeit und keinen Raum, um sich meinem Bewusstsein aufzudrängen. Solange mein Kopf mit Lernstoff »gefüllt« war, hatten meine Erinnerungen einfach keinen Platz darin. Ich lernte also, um wieder einmal zu fliehen. Dass dadurch gute Noten zustande kamen, war für mich eigentlich nur ein netter Nebeneffekt.

Meine schulischen Leistungen waren das eine. Der Umgang mit meinen Klassenkameraden und Freunden aber das andere. Denn da halfen mir gute Noten natürlich wenig. So begannen meine Mitschüler irgendwann, sich über mich, mein ungesundes Aussehen und meine geistige Abwesenheit lustig zu machen. Es fing eigentlich recht harmlos an. Sie fanden es beispielsweise unglaublich spaßig, wenn ich auf Fragen nicht reagierte, weil ich nicht zuhörte. Meistens wurde mir erst durch die zweite Ermahnung durch den Lehrer *überhaupt* bewusst, dass mir gerade eine

Frage gestellt worden war. Und das fanden meine Mitschüler sehr komisch.

Weil ich zum Gespött der Klasse wurde, begann ich, mich auch in den Pausen von meinen Klassenkameraden abzukapseln. Zum einen verletzten mich natürlich ihre Lästereien. Zum anderen konnte ich ihre oberflächlichen Gespräche über Make-up, Klamotten, Schauspieler oder den neuesten Schwarm nur schwer ertragen. Es war für mich vollkommen unwirklich, mich über solche Dinge zu unterhalten, während ich mich selbst mit viel existenzielleren Themen auseinandersetzen musste. Ich war einfach *anders* als meine Klassenkameraden, das hatte ich schon mit sechs gewusst. Aber mit vierzehn war es so offensichtlich geworden, dass man es nicht mehr ignorieren konnte. Ich fand es furchtbar, dass meine Klassenkameraden über den neuesten Kinostreifen herzogen, während ich danebenstand und mich fragte, wann sich meine Anwältin wegen Neuigkeiten bezüglich der beiden Strafanzeigen bei mir melden würde.

Auch am Schulsport nahm ich kaum noch teil. Wegen der unerträglichen Schmerzen in meinem Brustkorb war ich lange Zeit vom Sportunterricht befreit worden. Jeder Versuch, zwischenzeitlich doch mal wieder daran teilzunehmen, endete mit einem körperlichen Zusammenbruch. Ich hatte einfach keine Energie mehr, um meinem Körper sportliche Leistungen abzuverlangen. Meine Klassenkameraden hatten weder für meine Dauerbefreiungen noch für meine körperliche Erschöpfung Verständnis. Für sie war es nur noch ein weiterer Grund, um über mich herzuziehen.

Es war absolut surreal. Das Verhalten meiner Klassenkameraden wurde immer heftiger. Sie verglichen mich irgendwann mit einer *Leiche*. Nun gut, wahrscheinlich hatten sie damit sogar recht. Aus der *Leiche* wurde der *Tod*. Tatsächlich hätte ich ihnen an dieser Stelle durchaus etwas mehr Kreativität zugetraut …

Anfangs versuchten meine Mitschüler noch, die »Spitznamen« hinter meinem Rücken zu verbreiten. Irgendwann haben sie sich aber nicht mal mehr die Mühe gemacht, sie vor mir zu verbergen. Wahrscheinlich glaubten sie, ich würde es – aufgrund meiner geistigen Abwesenheit – sowieso nicht mitbekommen. Eins sei an dieser Stelle mal gesagt: Ich bekam es mit. Und es tat weh. Sehr sogar. Wieder einmal traf es mich wie ein Schlag: Ja. Es ging mir schlecht. Nein. Ich konnte es nicht mehr verbergen. Aber hatten sich meine Mitschüler jemals Gedanken darüber gemacht, dass mein Aussehen und mein Verhalten Gründe hatten? Wahrscheinlich nicht. Und wenn, dann haben sie ihre Gedanken stets gut vor mir versteckt oder einfach ihr Gewissen komplett ausgeschaltet.

Mir war und ist durchaus bewusst, dass Jugendliche Dinge tun, die sie nicht so meinen. Dass Gruppenzwang dahintersteht und dass sich Dinge verselbstständigen können. Aber ich wusste einfach nicht mehr, was ich noch tun sollte. Überall, wo ich war, schien ich unerwünscht zu sein. Niemandem kam in den Sinn, dass ich nicht so sein *wollte*, wie ich war. Dass ich aber allein nicht die Kraft hatte, aus meiner Apathie herauszukommen.

Die Tatsache, dass ich überall nur abgewiesen wurde oder alle über meine Schwäche herzogen, machte es noch viel schlimmer für mich. Ich selbst kam nicht damit klar, dass mein Körper so schwach war. Und dass sich andere nun auch noch über mein Unvermögen lustig machten, verstärkte meinen Selbsthass noch weiter.

Meine Mitschüler hatten wahrscheinlich keine Ahnung, dass sie mir das Leben zur Hölle machten. Aber so war es. Irgendwann wollte ich einfach nicht mehr zum Unterricht gehen. Ich hasste die Schule mittlerweile und sah allmählich keinen Sinn mehr darin, morgens aufzustehen und mich zu den Schulstunden zu quälen. Ich wusste, dass ich sowieso im Mittelpunkt des Geredes stehen würde und mir nur Unverständnis und Spott entgegengebracht werden würden. Und dadurch schwand mein Wille, irgendwie weiterzumachen, immer schneller. Für wen oder was sollte ich mir noch die Mühe machen, in irgendeiner Form Haltung zu bewahren, wenn sich sowieso nichts ändern würde?

Die Grenzen des Erträglichen waren schließlich beim Sozialkundeunterricht erreicht. Irgendwann sah der Lehrplan in der siebten Klasse nämlich den Präventionsunterricht zum Thema sexuelle Gewalt und Misshandlungen aller Art vor. In der ersten Stunde dieses Präventionsunterrichts saß ich in der Klasse und fragte mich ernsthaft, ob ich irgendetwas in meinem Leben so falsch gemacht hatte, dass ich immer wieder bestraft werden musste. Ich dachte wirklich, dass dies jetzt ein ganz schlechter Scherz sein musste. Wieso musste genau zu diesem Zeitpunkt dieses Thema auf dem Plan stehen?! Meine Situation war sowieso schon grotesk genug, jetzt durfte ich mir auch noch anhören, wie schlimm, wie alltäglich oder wie folgenreich solche Misshandlungen sein konnten. Und dass die Opfer oftmals ein Leben lang unter den Konsequenzen leiden würden. Oder dass die Betroffenen viel zu oft von der Gesellschaft allein gelassen würden.

All das wusste ich bereits. Warum musste mir das nun auch noch so lang und breit vor Augen geführt werden? Ich wollte es nicht hören. Ich ertrug es nicht. Und schon gar nicht die Erläuterungen der Lehrerin, wie solche Misshandlungen aussehen könnten. Jeder Satz versetzte mich zurück in meine Vergangenheit. Meine Erinnerungen, die ich immer versuchte herunterzuschlucken, kamen wieder hoch. Erneut stellte ich mir die Frage, warum ich immer wieder versucht hatte, meine Erlebnisse möglichst weit von mir wegzuschieben. Denn immer wieder holten sie mich ein. Und immer wieder rannte ich vergeblich vor ihnen davon.

Ich saß im Unterricht und schaltete fünfundvierzig Minuten auf Durchzug. Es tat so weh. Eine weitere Unterrichtsstunde, die »dieses Thema« ausgiebig auseinanderpflückte, würde ich keinesfalls ertragen können. Und so weigerte ich mich, den Sozialkundeunterricht binnen der nächsten Wochen zu besuchen. Ich ging einfach nicht mehr hin. Basta.

Inwieweit meine Eltern mein Verhalten verstanden, weiß ich nicht, aber sie nahmen meine Entscheidung hin und erklärten meiner Lehrerin, warum ich dem Unterricht für einige Wochen fernbleiben würde. Genau genommen hätten sie aber auch keine andere Wahl gehabt: Keine zehn Pferde hätten mich zurück in diese Sozialkundestunden gebracht. Ich wusste zur Genüge, zu was Menschen fähig waren. Schon mit sechs war ich mir dessen bewusst. Und es war vollkommen überflüssig, mir irgendwelche Präventionspläne zu Gemüte zu führen. Dieser Zug war längst abgefahren. In dieser Hinsicht hatte ich genug gelernt. Für mein ganzes Leben.

Was meine Sozialkundelehrerin von meiner Abwesenheit hielt, weiß ich nicht. Traf ich sie während der Pausen auf dem Gang, grüßte sie zwar, sagte aber sonst nichts. Meine Mutter hatte ihr erklärt, dass ich aufgrund persönlicher Erfahrungen den Unterricht einige Zeit meiden würde. Also wusste meine Lehrerin von meinem Martyrium, wenn auch sicher nicht die Einzelheiten. Dennoch ließ sie mich – wie alle anderen auch – damit allein. Vielleicht meinte sie es gut, indem sie mich nicht darauf ansprach. Möglicherweise dachte sie, ich würde keine Konfrontation wünschen. Sie konnte natürlich nicht wissen, dass irgendwie fast jeder, der mir bisher begegnet war, so zu denken schien. Es war ein bisschen so, wie wenn auf offener Straße Leute angepöbelt werden. Alle Passanten im näheren Umkreis bekommen es mit, aber niemand lässt sich dazu herab, aktiv einzugreifen. Denn alle gehen davon aus, dass es der andere schon richten wird. Mich verletzte es aber zutiefst, dass ich ignoriert und allein gelassen wurde. Wieder fragte niemand bei mir nach, ob ich Hilfe benötigte oder ob ich darüber sprechen wollte. Alle schienen grundsätzlich davon auszugehen, dass sich schon irgendwer um mich kümmern würde. Jeder dachte, dass ich sicherlich schon Hilfe erhalten hätte. Niemand machte sich die Mühe, einmal nachzufragen, ob es denn tatsächlich auch so wäre. Und ich, die es allmählich leid war, dauernd um Hilfe rufen zu müssen, ohne erhört zu werden, fühlte mich unglaublich allein und im Stich gelassen.

Dass ich nur den Sozialkundeunterricht nicht mehr besuchte, bemerkten natürlich auch meine Mitschüler. Ich wusste, dass sie sich spätestens jetzt wohl zusammenreimen konnten, warum ich so fertig mit der Welt war. Ich war mir sicher, dass sie nun fairer mit mir umgehen würden. Jetzt, wo sie im Sozialkundeunterricht ausgiebig sensibilisiert worden waren, hoffte ich auf ihren gesunden Menschenverstand. Um dadurch etwas friedlichere Schultage zu haben. Aber wieder einmal täuschte ich mich. Alles wurde noch unerträglicher. Denn nun warfen mir meine Mitschüler vor, dass ich »simulieren« würde, weil ich im Mittelpunkt stehen wollen würde.

Alles klar. Ich fragte und frage mich, was an acht Jahren Misshandlungen so umwerfend war, dass man deshalb im Mittelpunkt stehen wollte? Was war an peinigenden Polizeivernehmungen so toll, dass man damit hausieren gehen wollte? Was war an dem Kampf, den ich mit mir selbst ausfocht, so wunderbar? Nichts an meinem Leben war gut. Das Einzige, das ich wollte, war Hilfe und Akzeptanz. Von meinen Mitschülern vor allem Letzteres. Ich verstand einfach nicht, was in ihren Köpfen vor sich ging. Niemals hätte ich im Mittelpunkt stehen wollen. Im Gegenteil: Am liebsten wäre es mir gewesen, wenn ich einfach unsichtbar gewesen wäre und somit meine Ruhe gehabt hätte. Ich wollte einzig und allein meinen Seelenfrieden. Und meine Vergangenheit mit aller Macht hinter mir lassen. Aber stattdessen bekam ich immer nur noch eine Demütigung obendrauf. Außerdem empfanden es meine Mitschüler »unfair«, dass sie im Unterricht anwesend sein mussten und ich eben nicht. Nun ja. Wenn das Leben *fair* wäre, wäre mir nicht mit sechs Jahren meine Kindheit genommen worden und ich hätte dem Unterricht ebenfalls unvoreingenommen folgen können. Außerdem schienen meine Klassenkameraden –

wenn man ihre Reaktionen betrachtete – in dieser Hinsicht tatsächlich dringend Schulungsbedarf zu haben ... Von daher hatte ich ihnen gegenüber in keiner Weise ein schlechtes Gewissen, wenn ich als Einzige der Klasse diese eine Freistunde hatte.

In dieser Zeit fingen Menschen zunehmend an, mir wirklich auf die Nerven zu gehen. Nicht nur, weil sie mir ignorant und oberflächlich schienen, sondern auch, weil ich sie mir gegenüber als immer unberechenbarer empfand. Ich war und bin der festen Überzeugung, dass man, wenn man Mitmenschen begegnet, die in irgendeiner Form »anders« sind, immer darüber nachdenken sollte, warum das so ist. Denn kein Mensch ist zufällig so, wie er ist, sondern er wurde durch bestimmte Dinge in seinem Leben geprägt. Und es gibt immer einen Grund dafür, warum sich Menschen von anderen abkapseln. Ich hätte damals nicht erwartet, dass alle Menschen zu Samaritern würden. Aber war es schon zu viel verlangt, dass sie ihren natürlichen Menschenverstand mal einsetzten? Denn manchmal wäre es einfach sinnvoll gewesen, darüber nachzudenken, was man einem anderen Menschen damit antat, wenn man ihn aktiv ausschloss. So etwas geht niemals spurlos an dem Betroffenen vorbei.

20. geohrfeigt.

»How would it be, if you were standing in my shoes?
Can't you see that it's impossible to choose?«

Queen, »Too Much Love Will Kill You«

Um den Lästereien meiner Mitschüler zumindest temporär entgehen zu können, beschloss ich irgendwann, meine Pausen in der Schulbibliothek zu verbringen. Für mich war das ein nahezu vollkommener Ort. Dort hatte ich Ruhe vor meinen Mitmenschen und konnte mich in den unzähligen Büchern verlieren und meine eigene Realität vergessen. Meine Liebe zu den Büchern war entfacht.

Die meisten meiner Mitschüler hielten sich in den großen Pausen nicht in der Bibliothek auf, denn dort durfte man nicht essen. Aber da mir sowieso die meiste Zeit übel war und ich Nahrung nur noch alibimäßig zu mir nahm, störte mich das nicht.

Also pilgerte ich Pause für Pause in die Bibliothek und las wahllos in allen möglichen Schmökern herum. Wenn mir ein Buch besonders gut gefiel, lieh ich es mir aus und nahm es mit nach Hause.

Beim Stöbern durch die gut gefüllten Bücherregale stieß ich nach einiger Zeit auf das Buch »Gute Nacht, Zuckerpüppchen« von Heidi Hassenmüller. Darin geht es um die Geschichte eines Mädchens, das sexuell missbraucht worden war. Alles in mir sträubte sich gegen dieses Buch. Und gerade deshalb nahm ich es dann doch mit nach Hause. Warum ich es gelesen habe, kann ich nicht mehr genau sagen. Jedenfalls war es der reinste Masochismus. Allerdings ohne jegliche Freude oder Befriedigung. Seite um Seite quälte ich mich weiter. Und jede einzelne davon erinnerte mich an mich selbst. Es war so furchtbar, dass ich glaubte, durchdrehen zu müssen. Man könnte meinen, dass die Erkenntnis, dass ich mit meinen Erlebnissen nicht allein war, mir irgendwie helfen würde. Aber das wusste ich ja bereits. Und ich wollte es nicht wissen, denn es machte mich schier wahnsinnig.

Wahrscheinlich las ich das Buch aber genau deshalb: Ich wollte mich selbst damit bestrafen. Ich wollte meinen gehetzten Körper noch mehr quälen. Während ich dieses Buch las, musste ich mich mehrmals übergeben. Immer dann, wenn ich durch das Gelesene den Vater meiner Freundin oder meinen Onkel vor mir stehen sah. Ich wollte, dass es mir wehtat. Denn ich hatte es verdient …

Vielleicht las ich das Buch auch, weil ich in meiner ständigen Apathie gefangen war. Möglicherweise wollte ich einfach nur testen, ob ich überhaupt noch dazu in der Lage war, etwas zu empfinden. Ich wollte spüren, ob ich emotional noch am Leben war. Wobei ich gleichzeitig wiederum keinerlei Gefühle oder Erinnerungen duldete. Sie führten mir meine eigene Schwäche vor Augen. Vielleicht war das Lesen dieses Buches auch gewissermaßen ein Test: War ich stark genug, es bis zum Ende zu lesen? Ich weiß es nicht. Jedenfalls ließ mich dieses Buch wieder einmal k.o. gehen.

Meine Ausweglosigkeit brachte mich um den Verstand. Der Sozialkundeunterricht, das Buch, unfähige Ärzte, die Lästereien meiner Mitschüler sowie die ständige Angst davor, dass sich meine Peiniger für die Anzeigen an mir rächen könnten, machten mich verrückt. Ich wollte so sehr mit jemandem in meiner näheren Umgebung darüber reden. Aber mit wem? Ich hatte das Gefühl, nirgends »willkommen« zu sein. Wo sollte ich also noch hin?

Die einzigen Menschen, die noch halbwegs zu mir hielten, waren meine beiden Freundinnen. Sie hatten noch nicht begonnen, sich an den Lästereien unserer Klassenkameraden zu beteiligen.

Allerdings war unser Verhältnis schon lange nicht mehr so gut, wie es einmal gewesen war. Natürlich hatten auch sie mein verändertes Verhalten und Aussehen bemerkt. Anfangs hatte ich ihnen erzählt, dass ich Stress mit meinen Eltern hätte. Sie hatten es hingenommen, nicht weiter nachgefragt und wieder über ihre Lieblingsbands oder die neuesten Zeitschriften geredet. Da ich diesen oberflächlichen Themen aber nicht sonderlich viel abgewinnen konnte, hatte ich nach einiger Zeit begonnen, meine Freundinnen auszublenden. Und sie mich.

Nach einiger Zeit war allerdings mein Drang zu reden immer größer geworden. Und als alles auf mich einzustürzen drohte, zog ich es irgendwann doch in Erwägung, meinen Freundinnen von meinem Dilemma zu erzählen.

Ganz vorsichtig tastete ich mich vor. Ich sprach zum Beispiel das Thema Kindesmissbrauch einmal an. Sie zeigten genau das Verhalten, welches ich erwartet hatte: Sie regten sich unglaublich über verschwundene Kinder oder sexuelle Gewalt auf. Ich beließ es erst einmal dabei und dachte darüber nach, ob ich es wagen sollte, ihnen von *meinem* Martyrium zu erzählen.

Denn ich brauchte so sehr jemanden in meiner näheren Umgebung, der mich verstehen und mir helfen würde, aus meiner Depression herauszukommen. Doch hatten mir die Menschen, die bereits von meinen Erlebnissen wussten, immer wieder vor Augen geführt, dass ihre Reaktionen nicht kalkulierbar waren und es sich nicht lohnte, das Schweigen zu brechen. Daher wusste ich nicht, was ich tun sollte. Bis zu der besagten Stunde des Sozialkundeunterrichts mit dem Thema »sexueller Missbrauch«. Während ich versucht hatte, meine eigenen Emotionen zu kontrollieren und gleichzeitig nicht hinzuhören, hatte ich die Reaktionen meiner beiden Freundinnen genau beobachtet. Ihre Gesichter hatten das gezeigt, was zu erwarten war: Entsetzen und Wut.

Das hatte mich in meinem Vorhaben bestärkt, den beiden doch noch von meinem Martyrium zu erzählen. Aber ich wollte noch eine Nacht darüber schlafen – oder besser wachen –, bevor ich meinen Entschluss in die Tat umsetzte. Je länger ich über mein Vorhaben nachdachte, desto plausibler erschien es mir. Wofür waren Freunde da? Ich musste es zumindest versuchen. Ich *wollte* nicht mehr allein sein.

So fragte ich meine Freundinnen am nächsten Tag gleich morgens vor dem Unterricht, ob sie mit mir die nächste größere Pause verbringen könnten. Sie waren verwirrt, denn wir hatten schon einige Zeit nicht mehr intensiver miteinander geredet. Aber sie willigten ein.

Die ersten beiden Stunden bis zur großen Pause vergingen schleppend. Die ganze Zeit über dachte ich darüber nach, ob ich es wirklich wagen sollte, meinen Freundinnen von meinem Dilemma zu erzählen. Oder ob ich ihnen nicht spontan irgendeine andere Geschichte auftischen sollte. Immer wenn ich auf die Uhr sah, schien der Zeiger kein Stückchen weiter vorgerückt zu sein. Wie auch schon vor dem Gespräch mit meinen Eltern war ich unglaublich nervös. Eigentlich sogar noch mehr. Denn vorhersehen konnte ich die Reaktionen meiner Freundinnen ja keinesfalls.

Als wir endlich während der Pause abseits auf dem Schulhof standen (ich ging dieses Mal widerwillig mit nach draußen), fehlten mir die Worte. Wo nun anfangen? Ich entschloss mich, mit dem Sozialkundeunterricht zu beginnen. Und ich erklärte ihnen, dass ich in den folgenden Wochen nicht mehr zu den Stunden kommen würde. Als sie fragten warum, sagte ich ihnen, dass ich selbst genug Erfahrungen in dieser Hinsicht gemacht hätte. Dass ich selbst viele Jahre am eigenen Leib hatte erfahren müssen, was es hieß, sexuell missbraucht, vergewaltigt und körperlich misshandelt zu werden. Und dass ich den Unterricht deshalb nicht mehr besuchen könne.

Zunächst herrschte Schweigen. Irgendwann sahen sich meine Freundinnen an. Als sie nach unendlich langen Sekunden etwas sagten, war es wie eine schallende Ohrfeige für mich: *Sie glaubten mir nicht.* Mehr als ein »Warum« brachte ich nicht heraus. Der Rest meiner Frage blieb mir vor Entsetzen förmlich im Halse stecken. Die Begründungen meiner Freundinnen waren so banal wie unglaublich: Sie glaubten mir nicht, weil ich so »normal« wäre und mich bis vor Kurzem so »normal« verhalten hätte. Weil man mir den langjährigen Missbrauch ja nicht angemerkt hätte. Weil ich – als ich es ihnen sagte – einigermaßen die Fassung bewahrt hätte. Weil ich nicht geweint hätte. Weil ich *nie* geweint hätte. Und weil ich vermutlich einfach nur im Mittelpunkt des Interesses würde stehen wollen.

Meine Freundinnen und ich redeten nie wieder über dieses kurze Gespräch. Ich zog mich von ihnen zurück und sie schlossen sich den anderen an und lachten fortan auch über die Witze, die auf meine Kosten gemacht wurden.

21. bewährt.

»You don't really care for music, do you?«

Leonard Cohen, »Hallelujah«

Wenn ich nicht schon so dermaßen abgestumpft gewesen wäre, hätte mich der Vertrauensbruch meiner Freundinnen womöglich noch härter getroffen. Es tat weh, doch war die Enttäuschung nicht mehr ganz so arg, wie es beim ersten Mal der Fall gewesen war. Langsam gewöhnte ich mich daran, dass mich meine Mitmenschen im Stich ließen. Hatte ich denn wirklich erwartet, dass sich für mich etwas bessern würde? Nein.

Die für mich wichtigsten verlässlichen Konstanten in meinem Leben stellten weiterhin Marcus und Sebastian dar. Auch wenn meine Eltern es nicht gerne sahen, chatteten Marcus, Sebastian und ich regelmäßig, schickten uns SMS und E-Mails oder telefonierten hin und wieder. Jedes Mal, wenn ich mit einem von beiden in Kontakt war, fühlte ich mich unglaublich erleichtert und befreit. Ihnen konnte ich alles sagen: wie weh es tat, wenn meine Mitschüler über mich herzogen, wie einsam ich mich fühlte und wie verzweifelt ich war. Immer und immer wieder hörten sie mir zu, bauten mich auf und sprachen mir Mut zu, dass es irgendwann sicherlich besser werden würde. Ich kann kaum sagen, wie dankbar ich war, dass sie da waren und mir, einer noch immer eigentlich fremden Person, so viel Zeit und Geduld widmeten. Es war so wunderbar, dass ich ihnen vertrauen durfte. Und gleichzeitig unbeschreiblich ernüchternd, dass sie so weit weg sein mussten. Beide lebten in München, einige Hundert Kilometer von mir entfernt. Für mich zu dieser Zeit eine unüberwindbar scheinende Distanz.

Natürlich versuchte ich, wenn es meinen beiden Freunden einmal nicht so gut ging, auch für sie da zu sein. Was ich bis heute sehr bedauere, ist, dass ich leider nicht so viel Energie hatte, um mich so bedingungslos und unermüdlich um Marcus und Sebastian zu kümmern, wie sie es verdient hätten.

Ich wusste, dass vor allem Sebastian selbst genug Probleme hatte, die sich aus der Ferne leider kaum lösen ließen. Reden allein brachte nicht viel, er brauchte seine Freunde in der näheren Umgebung. Und dazu gehörte ich leider nicht. Eine ganze Zeit lang schrieben wir uns noch E-Mails. Ich versuchte wirklich, ihm zu helfen. Aber irgendwann brach der Kontakt schließlich ab. Vermutlich zum einen deshalb, weil Sebastian nur noch wenig Zeit am Computer verbrachte, und zum anderen, weil ich selbst nicht genügend Kraftressourcen hatte, um so für ihn da zu sein, wie ich gerne gewollt hätte. Es war nie meine Absicht, gerade nach all dem, was Sebastian für mich getan hatte, ihn hängen zu lassen. Allerdings war es mir zu diesem Zeitpunkt einfach nicht möglich, ihm das zu geben, was er brauchte.

Sebastian, es tut mir *wirklich* leid.

Der Kontakt zu Marcus wurde jedoch intensiver. Irgendwann verlagerten wir unsere Konversationen fast vollständig auf das Handy. Nicht zuletzt deshalb, weil meine Eltern mich hier weniger kontrollieren konnten. Wir schrieben uns mehrmals täglich SMS oder telefonierten hin und wieder. Mittlerweile hatte ich ihm auch »gebeichtet«, dass ich eigentlich zwei Jahre jünger war, als ich ihm zunächst gesagt hatte. Auch wenn Marcus im ersten Moment irritiert war, so hat er mir diese anfängliche Unehrlichkeit dennoch recht schnell verziehen.

Es war absolut großartig, dass es zumindest einen Menschen gab, der mich trotz des Chaos in meinem Leben nicht im Stich ließ. Der sich alle meine Berichte über Rückschläge, Streitigkeiten oder Albträume geduldig anhörte und einfach nicht mehr von mir verlangte, als es irgendwie durchzuhalten.

Meistens telefonierten wir abends. Die gesamte schlaflose Nacht vorher oder den ganzen endlosen Tag sehnte ich mich diesem Gespräch entgegen. Die Telefonate mit Marcus waren immer die einzige Zeit des Tages, in der ich meine *wirklichen* Gefühle und Gedanken preisgeben durfte, ohne Ignoranz oder Zurückweisungen erwarten zu müssen. Manchmal hörte ich Marcus auch einfach nur zu und freute mich, dass ich wenigstens für einige Minuten mein eigenes Leben vergessen konnte.

So gut mir diese Gespräche auch taten, sie konnten nicht mein Leben richten. Es war eine Stütze, die ich brauchte wie die Luft zum Atmen. Aber jedes Mal, wenn ich mein Handy nach einem Gespräch beiseitelegte, brach es mir das Herz. Ich konnte einfach nicht verstehen, warum der einzige Mensch, der mich so akzeptierte, wie ich war, so weit weg sein musste. Ja. Es war großartig, dass dort *überhaupt* jemand war. Aber die Entfernung machte mich fertig, denn so blieb ich mit meinen Problemen im Alltag weiterhin allein, keiner half mir vor Ort dabei, sie zu lösen, oder nahm mich mal in die Arme.

Wie schwierig es war, jeden Tag aufs Neue morgens aufzustehen und irgendwie weiterzumachen, kann ich kaum beschreiben. Tatsächlich näherte ich mich allmählich dem absoluten Tiefpunkt meines Lebens. Mein Selbsthass steigerte sich immer weiter. Daran konnte auch Marcus nichts ändern. Auch wenn er mir oft genug versicherte, dass ich es wert wäre, mich selbst zu lieben. Aber ich konnte es einfach nicht. Für mich gab es auch keinen Grund dafür. Letztendlich war es vermutlich die bloße Existenz von Marcus, die mir das Durchhaltevermögen gab, welches ich so dringend brauchte. Und das war großartig.

Ein weiterer konstanter und stets verlässlicher Bestandteil meines Lebens war schon immer die Musik gewesen. Vor allem dann, wenn mir die Welt und die Menschen um mich herum den

Rücken kehrten. Sie begleitete mich von Anfang an durch mein gesamtes Martyrium. Sie war und ist eine Art Verbündete. Denn bereits im Alter von sechs oder sieben Jahren hatte ich Musik gehört, um die Realität zu verdrängen. Es war eine Flucht gewesen, ein Weg, meine eigenen Emotionen zu vergessen und mich ganz der Macht der Musik hinzugeben. Sie hat mir aber darüber hinaus auch immer wieder das Gefühl vermittelt, mir etwas geben zu können.

Das wirklich Fantastische an der Musik war und ist, dass man je nach Stimmung und Anspruch auswählen kann. So halfen mir Bands wie Linkin Park dabei, mich nach Streitereien mit meinen Eltern abzureagieren, dazu konnte ich im Takt der Musik durch das Zimmer tigern und mich aufregen. Bei »Kuschelrock«-Samplern konnte ich meiner Melancholie freien Lauf lassen. Die Beatles warf ich in den CD-Player, wenn ich Aufmunterung brauchte. Diese CD ist heute nicht ohne Grund meine lädierteste Scheibe. Und in vielen Instrumentalstücken konnte ich meine innere Zerrissenheit, für die ich selbst keine Worte fand, wiedererkennen. Dort entdeckte ich die Emotionen, die sonst niemand verstehen konnte oder wollte. Tatsächlich fand ich so in der Musik zumeist das ausgedrückt, was ich fühlte – oder manchmal auch das, was ich nicht fühlen wollte. Die Musik stützte mich. Auch wenn sie natürlich niemals mein zerstörtes Leben reparieren konnte.

Die Liedzitate, die ich den Kapiteln meines Buches vorangestellt habe, stammen aus sehr verschiedenartigen Songs. Jeder einzelne war mir irgendwann in meinem bisherigen Leben in einem bestimmten Moment oder in einem bestimmten Abschnitt sehr wichtig. Manche sind auch heute noch von großer Bedeutung für mich.

Ein bisschen bedauere ich es, dass ich keine Instrumentalmusik zitieren kann. Denn sonst würde ich meine Leserinnen und Leser mithilfe von Antonín Dvořák auf die Reise in eine neue Welt schicken (»Aus der Neuen Welt«), würde sie mithilfe von Yiruma den Regen küssen lassen (»Kiss The Rain«) oder ihnen versinnbildlichen, dass in jedem von uns ein Fluss fließt (»River Flows In You«).

Und nicht zuletzt würde auch der Soundtrack zu dem Spielfilm »Gladiator« seinen verdienten Platz in meinem Buch finden. Denn dessen »Now We Are Free« könnte man in mehr als nur einer Hinsicht als meine ganz persönliche Hymne betrachten.

22. verdrängt.

»That's me in the corner«

R.E.M., »Losing My Religion«

Marcus und die Musik waren zwei Dinge, die mich stützten. In meiner Familie wurde es allerdings immer schwieriger, über den Missbrauch zu sprechen.

Anfangs probierte ich es zumindest noch gelegentlich. Hin und wieder wagte ich den Versuch, mit meiner Mutter über meine Gefühle zu reden. Und immer wieder endete das Gespräch gleich: Meine Mutter weinte und ich tröstete sie und versicherte ihr, dass alles gut werden würde.

Fortan musste ich stets darauf achten, dass sie emotional einigermaßen stabil blieb. Kam beispielsweise ein Brief von meiner Rechtsanwältin, so öffnete ich ihn zuerst und erzählte meiner Mutter dann den Inhalt in einer etwas harmloseren Wortwahl. Oder ich ließ den Brief einfach, wenn der Inhalt nicht unbedingt wiedergegeben werden musste, kommentarlos verschwinden.

Ich versuchte, meine Mutter möglichst nicht mit »diesem Thema« zu konfrontieren, da ich wusste, wie sehr sie darunter litt. Das Problem war, dass wir aufgrund der schwierigen Situation beide leicht reizbar waren. Oft gerieten wir aneinander, verstanden falsch, was der jeweils andere sagte, obwohl wir eigentlich doch nur das Beste füreinander wollten.

Da ich quasi mit ansehen konnte, wie schwer mein Martyrium auch meine Mutter belastete, wollte ich alles dafür tun, um es ihr nicht noch schwerer zu machen. Ich hatte furchtbare Angst davor, dass sie irgendwann völlig zusammenbrechen oder sich wegen ihrer Schuldgefühle etwas antun könnte.

Dass ich das eigentliche Opfer dieser jahrelangen Misshandlungen war, trat dabei anscheinend völlig in den Hintergrund. Als ich meine Mutter darauf ansprach, entgegnete sie mir, dass ich – im Gegensatz zu ihr – ja so stark wäre und so fabelhaft mit der Situation umgehen könne. Und immer dann, wenn ich ihr zu erklären versuchte, dass das Gegenteil der Fall war, blockte sie ab.

Vielleicht war dies auch so. Möglicherweise kam ich *wirklich* besser mit der Situation klar als meine Mutter. Denn so absurd es auch klingen mag: Ich hatte acht Jahre lang Zeit gehabt, um mich an die Situation zu »gewöhnen«. Für meine Mutter kam die Hiobsbotschaft plötzlich und vollkommen unerwartet. Sie machte sich Vorwürfe, dass sie nie etwas bemerkt hatte. Allerdings machte ich ihr diese nie. Möglicherweise wäre damals ein klärendes Gespräch angebracht gewesen. Vielleicht wäre dann vieles für uns alle einfacher geworden. Aber da sowohl meine Mutter als auch ich schlicht und ergreifend überfordert waren, fanden wir leider zu dieser Zeit keinen Weg, ein solches Gespräch zu führen.

Ich hatte letztendlich das Gefühl, dass meine Mutter, wenn auch sicherlich unbewusst, die gesamte Aufmerksamkeit der Familie für sich beanspruchte. Und dies hatte zur Folge, dass kein Familienmitglied mehr über »dieses Thema« reden wollte, um meine Mutter vor einer weiteren Konfrontation zu bewahren.

Der Missbrauch, den ich erlebt hatte, wurde also mir gegenüber weiterhin ignoriert. Und nur die gelegentlichen Briefe meiner Anwältin, mein beständiges ungesundes Aussehen und meine häufigen Arztbesuche störten das sonst mehr oder weniger intakte Familienidyll.

Das Befinden meiner Mutter beeinflusste auch das Verhalten aller anderen Familienmitglieder stark. Mein Vater war anfangs durchaus eher dazu bereit, über den Missbrauch zu sprechen.

Hierbei muss aber natürlich angemerkt werden: Mein Vater war normalerweise nur an den Wochenenden zu Hause. Er konnte, anders als meine Mutter, die Situation stets mit einem gewissen Abstand betrachten, der möglicherweise auch notwendig war.

Bald wollte aber auch mein Vater nicht mehr über »dieses Thema« reden, weil auch er die unkalkulierbaren Reaktionen meiner Mutter fürchtete. Irgendwann bat er mich darum, sie möglichst zu schonen, um den Familienfrieden zu wahren. Denn auch für ihn war es natürlich sehr anstrengend, wenn der große Familienkrach quasi schon vorprogrammiert war, kam er am Wochenende nach Hause.

Meine Großeltern sprachen sowieso nie über den Missbrauch. Nur ein einziges Mal, kurz nach meiner Anzeige, fragte mich meine Oma, warum ich mich ihr niemals anvertraut hätte. Und warum ich meinen Onkel unbedingt anzeigen musste.

Mit meinen beiden Geschwistern konnte ich grundsätzlich besser reden. Da beide mit ihren Partnern zusammenlebten und nicht mehr zu Hause wohnten, bekamen sie das Verhalten und die Streitigkeiten mit unserer Mutter aber nie live mit. Natürlich telefonierte auch meine Mutter mit ihnen und meine Geschwister versuchten geduldig, die familiären Probleme aus der Ferne irgendwie zu lösen und zwischen meiner Mutter und mir zu vermitteln.

Sowohl für meine Mutter als auch für mich war es sicherlich gut, wenn uns meine Geschwister zuhörten. Aber da auch sie unsere Mutter liebten, rieten sie mir ebenfalls, sie lieber nicht aufzuregen. Denn man konnte ja irgendwie nie vorhersehen, wie sie reagierte und was dann passierte. So wurde letztendlich überhaupt nicht mehr über meine Misshandlungen geredet.

Bis schließlich Weihnachten vor der Tür stand. Da Weihnachten natürlich das Familienfest schlechthin ist, hatte meine Mutter jedes Jahr dafür gesorgt, dass die Feiertage immer ordentlich zelebriert wurden. Auch in diesem Jahr, etwa zwei Monate nach den Anzeigen, sollte das Fest der Liebe gebührend begangen werden. Für mich war es eine einzige Farce.

Ich wollte nicht so tun, als wäre alles in Ordnung. Als wäre alles »normal«. Überhaupt nichts war friedvoll. Auch alle anderen in der Familie wussten, dass der Haussegen gewaltig schief hing. Aber aus Rücksicht auf meine Mutter sagte niemand etwas.

Alle. Bis auf meine Oma. Als meine Tante nicht zu den traditionellen Weihnachtsfeierlichkeiten erschien, war das Fest für meine Oma gelaufen. Meine Tante wollte ihren Partner an Weihnachten nicht allein lassen. Was heißen sollte, dass sie nur mit ihm kommen würde – was sie ja aber auch nicht tun konnte. Also kam meine Tante gar nicht.

Ich denke, dass meine Oma zwar einsah, dass es besser war, wenn mein Onkel an diesem Weihnachtsfest nicht zu Besuch kam. Aber letztendlich wollte sie es nicht akzeptieren. Also zog sie sich zurück und sprach mit kaum jemandem ein Wort. Meine Mutter wiederum wollte das Fest verständlicherweise mit ihren Eltern verbringen. Und da sich meine Oma ganz offensichtlich von der restlichen Familie abwandte, war ein friedliches Weihnachtsfest kaum noch möglich. Meine Oma war beleidigt, weil meine Tante nicht kam. Und meine Mutter gekränkt, weil meine Oma den Familienfrieden störte. Er herrschte eine gedrückte, hochexplosive Stimmung.

Und alle wussten, wer Schuld an diesem Dilemma hatte: ich. Nur wegen meiner Anzeige kamen Tante und Onkel nicht mehr zu Besuch. Natürlich sprach dies niemand aus, aber ich spürte es.

Ein oder zwei Tage nach Weihnachten kam meine Tante dann aber doch noch – vermutlich aufgrund des Flehens meiner Großeltern – zu Besuch. Und da immer noch die restliche Familie anwesend war, wollte meine Oma eine Art »Weihnachtskaffee« nachholen.

Ich weigerte mich, mit meiner Tante an einem Tisch zu sitzen. Ich wollte mit niemandem zu tun haben, der mich eine »Lügnerin« nannte. Schon gar nicht an Weihnachten. Das war ich nicht bereit zu ertragen.

Doch ich konnte dem Aufeinandertreffen mit meiner Tante nicht entgehen. Die anderen Familienmitglieder verstanden meine Abneigung gegenüber meiner Tante kaum. Denn sie hatte mir ja – so meinte meine Familie – nichts Unrechtes angetan. Was hatte ich für eine Wahl? Also fügte ich mich dem Familienwillen.

Während des Kaffees saß ich meiner Tante gegenüber. Ich versuchte, jeden Blick und jedes Gespräch zu meiden. Dass sie beim Nachschenken des Kaffees alle anderen bediente und nur mich außen vor ließ, bemerkte niemand. Auch nicht, dass sie mir, wenn sie mich denn gerade mal nicht wie Luft behandelte, immer wieder böse Blicke zuwarf.

Sobald es ging, verließ ich den illustren Kaffeeklatsch, um mich wieder mal zu übergeben.

23. versucht.

»Can somebody tell me who I am?
Will I ever learn to live my dream?«

Orange Blue, »Can Somebody Tell Me Who I Am«

Ich wusste wirklich nicht mehr, was ich noch tun sollte. Da stand ich nun mit meinen vierzehn Jahren und hatte keine Ahnung, warum ich weiterleben sollte: Acht Jahre lang musste ich Gewalt in sämtlichen Variationen erfahren. Die Erinnerungen daran ließen mich weder am Tage noch in der Nacht zur Ruhe kommen. Meinen rebellierenden Körper konnte ich nur noch mit Schmerzmitteln in Schach halten. Meine Familie schwieg und meine Großeltern verlangten von mir, dass ich zumindest meiner Tante die Absolution erteilte. Meine Freunde glaubten mir nicht. In meiner Klasse war ich zur Außenseiterin geworden. Meine Ärztin nahm mich nicht ernst. Und meine Angst vor der Rache meines Onkels war immer noch unvermindert stark. Ich konnte einfach nicht glauben, dass es niemand für nötig hielt, mich vor meinem Peiniger zu schützen. Ich wagte es nicht einmal, mir vorzustellen, was mein Onkel mit mir tun würde, sollte er mich in die Finger bekommen … Wie würde es dann erst in der Realität sein?

Zudem keimte allmählich eine weitere Furcht in mir auf: vor den bevorstehenden Gerichtsverfahren und allem, was damit im Zusammenhang stand. Ich hatte keine Ahnung, was mich noch erwarten würde. Es gab niemanden, der mir sagte, worauf ich mich gefasst machen musste. Alles plätscherte so vor sich hin. Und die beiden einzigen Menschen, denen ich vertraute, waren mehrere Hundert Kilometer von mir entfernt.

Ich hatte das Gefühl, vor einem einzigen Scherbenhaufen zu stehen. Es gab nichts mehr, was mich an eine positive Zukunft glauben ließ. *Nichts.*

Aber für kurze Zeit sah ich dennoch wieder einen kleinen Hoffnungsschimmer. Die von meiner Ärztin ausgestellte Überweisung an einen Psychotherapeuten lag noch immer auf meinem Schreibtisch, seit einigen Wochen mittlerweile. Obwohl ich gleich nachdem mir die Ärztin die Telefonnummer einer Kinder- und Jugendpsychotherapeutin notiert hatte, dort anrief, dauerte es Wochen, bis ich einen freien Therapieplatz erhielt. Währenddessen versuchte auch meine Mutter in ihren Mittagspausen oder nach Feierabend entsprechende Therapeuten in der Umgebung ausfindig zu machen. Allerdings ohne Erfolg. Und das, obwohl wir immer wieder sagten, dass es einigermaßen dringend wäre. Die Sekretariate der Psychotherapiepraxen empfanden die Dringlichkeit allerdings ganz anders: Nur Selbstmordgefährdete hätten einen Anspruch auf einen schnellen Therapiebeginn …

Also blieb mir nichts anderes übrig, als die langen Wochen abzuwarten. Wieder wusste ich nicht, was mich bei der Psychotherapeutin erwarten würde. Trotzdem freute ich mich gewissermaßen auf den Therapiebeginn, denn für mich war dies nun endlich eine Möglichkeit, mir meinen Schmerz von der Seele zu reden.

Meine Eltern hielten noch immer nicht sonderlich viel von der Verordnung meiner Ärztin. Als aber meine erste Therapiestunde auf dem Plan stand, fuhren sie mich zu der Praxis der Psychotherapeutin, die sich in der nächstgrößeren Stadt befand.

Mit der Therapeutin fand zunächst eine Art »Einführungsgespräch« statt. Schon währenddessen sah ich an den Mienen meiner Eltern, dass sich ihre Abneigung gegen Psychotherapeuten nur noch steigerte. Die Therapeutin sah bei mir jedoch dringenden Handlungsbedarf und befürwortete die Aufnahme einer sofortigen ambulanten psychotherapeutischen Behandlung. Zugegebenermaßen war mir diese Frau nicht gerade sympathisch. Aber ich wusste, dass sie mir helfen konnte und es auch tun würde. Deshalb musste mich niemand zu der vorgeschlagenen Psychotherapie überreden oder von deren Notwendigkeit überzeugen. Ich wusste, dass ich dem immer größer werdenden Hass auf meinen Körper nicht mehr lange würde standhalten können ... Ich brauchte Hilfe. Und ich wollte so sehr, dass sich endlich jemand fand, der dies merkte.

Meine Eltern zeigten jedoch weniger Begeisterung. Bei ihnen brauchte es etwas mehr Überzeugungsarbeit. Aber schließlich willigten auch sie ein und die Therapie konnte beginnen.

So fuhr mich meine Mutter eine Woche später wieder zu der Psychotherapeutin. Meine erste »echte« Sitzung war nicht gerade angenehm. Aber dennoch weniger schlimm, als zuvor befürchtet. Denn ich spürte, dass ich hier reden konnte, es aber nicht musste. Und das tat einfach unglaublich gut.

Dennoch empfand ich die Therapie als äußerst anstrengend. Ähnlich wie nach der polizeilichen Vernehmung war ich nach den Sitzungen mit der Psychotherapeutin völlig fertig und mit meinen Kräften am Ende. Und das sah man mir natürlich auch an.

Meine Mutter fragte mich jedes Mal auf der Heimfahrt, wie die Therapie gelaufen sei und was ich alles mit der Therapeutin besprochen hätte. Aber dies waren wieder Situationen, in denen ich einfach keine Energie und keine Nerven mehr hatte, das zuvor Besprochene nochmals zu wiederholen. Natürlich wusste ich, dass die Gespräche mit der Therapeutin langfristig gesehen helfen würden. Aber das änderte nichts an der Tatsache, dass sie mir unglaublich an die Substanz gingen. Nach den Sitzungen brauchte ich immer einige Stunden Zeit, um mich selbst wieder zu sammeln und das gerade Erzählte sacken zu lassen. Deshalb konnte ich auf die ständigen Nachfragen meiner Mutter nicht antworten. Es ging einfach nicht.

Immer wieder hielt mir meine Mutter vor, dass ich mit der Psychotherapeutin über »das Thema« reden würde, mit ihr aber nicht. Wieder versuchte ich ihr zu erklären, dass das nun mal nicht so einfach sei, schon gar nicht der eigenen Mutter gegenüber. Und vor allem, wenn ich wusste, wie sehr sie sowieso schon unter der Situation litt. Doch sie konnte es einfach nicht akzeptieren, dass ich ihr nicht die Einzelheiten meiner Erlebnisse wiedergeben konnte.

Nach weiteren wenigen Therapiesitzungen meinte meine Mutter schließlich, dass mir die Stunden nicht guttun würden, da ich danach immer sehr gereizt wäre und ungesund aussehen würde. Ja. Womöglich hatte sie damit recht. Denn in der Tat war es nach einer solchen Konfrontation mit der Vergangenheit nicht immer leicht für mich, in die Gegenwart zurückzufinden. Deshalb gerieten meine Mutter und ich nach den Sitzungen bei der Psychotherapeutin noch öfter aneinander, als es ohnehin schon der Fall war. Die gewissermaßen naheliegende Vermutung meiner Eltern, dass mich die Therapeutin gegen sie aufhetzen würde, entsprach aber keineswegs der Wahrheit.

Außerdem meinte meine Mutter, dass es ihr – da sie ja auch berufstätig war – zu anstrengend wurde, mich wöchentlich in ihren Mittagspausen zu den Sitzungen zu fahren. Aber ich war auf sie angewiesen: Selbst fahren konnte ich nicht und mit öffentlichen Verkehrsmitteln war die Praxis nicht erreichbar.

Natürlich erzählte ich der Psychotherapeutin von den Bedenken und Argumenten meiner Eltern. Ich glaube, sie wusste mittlerweile genau, wie sehr meine Familie mit der Situation überfordert war und dass ich deshalb mit meinen Ängsten, Erinnerungen und Depressionen allein blieb. Und nicht zuletzt fürchtete sie – genau wie ich – eine Verzweiflungstat. Wie auch immer die aussehen mochte.

Jedenfalls bot mir meine Therapeutin kurzerhand einen Platz in einer Kinder- und Jugendpsychiatrie an. Ich sagte zu. Denn ich wusste, dass dies für mich der beste Weg wäre: Ich wollte, dass sich endlich jemand um mich kümmerte. Alles andere war mir völlig egal. Den Gedanken an eine Klinik fand ich grundsätzlich zwar abschreckend, aber darin sah ich die einzige Möglichkeit, den Schmerz, der mich ständig begleitete, loszuwerden. Ich wusste, dass mir eine intensive psychologische Betreuung weiterhelfen würde. Auch wenn es ein Klinikaufenthalt war, so war es bei Weitem besser als das, was ich im Augenblick hatte. Denn eine wirkliche Perspektive sah ich für mich nicht mehr.

Meine Mutter interpretierte das Angebot der Therapeutin allerdings vollkommen anders. Für sie war es bereits eine Schande, dass ihre Tochter überhaupt psychotherapeutische Hilfe in Anspruch nahm. Und was wäre denn, wenn irgendjemand erfahren würde, dass jemand aus ihrer Familie sogar stationär in einer psychiatrischen Klinik behandelt wurde?

Ich muss dazusagen, dass meine Mutter aus beruflichen Gründen sehr in der Öffentlichkeit stand. Und mir wurde zunehmend bewusst, dass sie einfach größte Angst davor hatte, dass der Missbrauch in unserem Wohnort bekannt werden könnte. Mir war es – wie so ziemlich alles – relativ egal, wer nun, da meine Familie einmal involviert war, davon wusste. Meine Mutter versuchte allerdings mit aller Macht, das Geschehene geheim zu halten.

Außerdem glaubten meine Eltern, dass es mir durch diesen Klinikaufenthalt vielleicht noch schlechter gehen könnte und sie dadurch den Draht zu mir vollkommen verlieren würden. Deshalb wollten sie nicht, dass ich weiterhin die Hilfe dieser Therapeutin in Anspruch nahm. Und schon gar nicht, dass ich in diese Klinik ging.

Lange Rede, kurzer Sinn: Die Klinik habe ich niemals von innen gesehen. Denn meine Eltern haben dem Klinikaufenthalt nicht zugestimmt. Und als Minderjährige konnte ich ohne die Zustimmung meiner Erziehungsberechtigten die Intensivtherapie nicht antreten.

Auch die ambulante Psychotherapie nahm nun ein jähes Ende. Meine Eltern empfanden die Einweisung ihrer Tochter in eine Jugendpsychiatrie als persönliche Beleidigung. Damit war ihre Geduld endgültig erschöpft. Die »offiziellen« Argumente meiner Eltern gegen eine Fortsetzung der Therapie sahen in etwa wie folgt aus: Sie waren der Meinung, dass mir die Therapeutin nur »etwas einredete« und mich explizit gegen meine Eltern aufhetzte. Außerdem ginge es mir nach den Stunden ja immer noch viel schlechter und der Streit mit den Eltern wäre meistens schon vorprogrammiert – deshalb müsste ich damit aufhören. Und: Meine Eltern sagten mir, dass sie sich sicher wären – da ich ja in den letzten Jahren auch so wunderbar damit klargekommen wäre –, dass ich es auch allein schaffen würde.

Was mir meine Eltern nicht sagten: Sie wollten nicht, dass ich mit Außenstehenden über den Missbrauch redete. Und schon gar nicht, dass ich schlecht über meine Eltern sprach. Dass meine Mutter ein »Öffentlichwerden« fürchtete, spielte mit Sicherheit auch eine gewisse Rolle.

Die Therapie war damit beendet. Wieder war ich allein. Doch dieses Mal verkraftete ich den Rückschlag nicht.

24. aufgegeben.

»I have nothing left to lose«

Muse, »Neutron Star Collision (Love Is Forever)«

Kurzzeitig hatte ich gehofft, dass ich nun doch noch jemanden gefunden hätte, der sich intensiv mit mir auseinandersetzen würde. Der mir dabei helfen würde, meine malträtierte Seele wieder zusammenzuflicken. Aber auch dieses Mal lag ich falsch. Und nun fühlte ich mich einsamer denn je. Der Versuch, während der Zeit des Missbrauchs ein gewisses Maß an Normalität zu wahren, kam mir nun fast töricht vor. Hatte ich jemals eine realistische Chance gehabt, dies zu erreichen? Und doch. Neben den Misshandlungen hatte ich einen mehr oder weniger verlässlichen Rahmen gehabt: Ich hatte eine intakte Familie gehabt, war eine unauffällige Schülerin gewesen und hatte Freunde gehabt. Aber durch das Bekanntwerden meines Martyriums war mir *alles* genommen worden. Die Misshandlungen und deren Konsequenzen hatten schließlich mein ganzes Leben zerstört. Und nun war ich am absoluten Tiefpunkt meines Daseins angelangt.

Als ich zu dieser Zeit auf mein bisheriges Leben zurückschaute, sah ich nichts als Gewalt und Schmerzen. Wenn ich in die Gegenwart schaute, nahm ich ein einziges Chaos – in welchem ich allein stand – wahr. Und wenn ich in die Zukunft schaute, sah ich rein gar nichts mehr. Nichts, was mir in irgendeiner Form einen Grund dazu gegeben hätte, noch länger überleben zu wollen.

Wie sehr ich mich und meinen Körper hasste, kann ich kaum beschreiben. Ich kann nur immerzu wiederholen, dass ich ihm allein die Schuld an alldem, was in den Jahren zuvor geschehen war, gab. Wenn mein Körper nicht so ausgesehen hätte, wie er es tat, oder wenn er sich zumindest gewehrt hätte ... Meine eigene Schwäche widerte mich an. Warum war ich nicht stark genug gewesen, es irgendwie weiterhin ertragen zu können? Warum hatte ich mein Schweigen gebrochen und mir dadurch letztendlich mein Umfeld zerstört? Warum war ich so schwach, dass ich nicht einfach über meine vielen Niederlagen hinwegsehen und einfach so weitermachen konnte, als wäre nichts gewesen? *Warum nahm es einfach kein Ende?*

Ich war es allmählich leid, immer wieder gegen meine eigene Schwäche anzukämpfen. Und mir immer wieder dieselben Fragen stellen zu müssen. Mein Körper hatte versagt. Ich hatte versagt. Niemals hatte ich mich selbst schützen können ... Daran gab es nichts zu beschönigen. Und was war nun aus mir geworden? Ein Häufchen Elend. Ich war es nicht mehr wert, dass ich ständig für mich und meinen schwächelnden Körper kämpfte. Ich hatte es nicht verdient, dass ich mich weiterhin am Leben hielt ... Ein Gefühl von absoluter Sinnlosigkeit machte sich in mir breit.

Es brachte mich um den Verstand, dass ich ständig allein war. Es zerriss mich, dass ich jede Nacht meinen Onkel und den Vater meiner Freundin sah. Es ließ mich einfach nicht mehr los. Ich hielt es nicht mehr aus. Und damit erreichte meine Selbstzerstörungswut schließlich ihren Höhepunkt: Ich begann ernsthaft über Selbstmord nachzudenken. Ich wusste einfach nicht mehr, was mich noch in dieser Welt halten sollte. Inmitten meines Scherbenhaufens.

Mein Leben erschien mir wie eine Sackgasse. Ich wusste, dass ich nur noch ein einziges Mal meine Kräfte bündeln müsste, um über die Mauern meines Daseins zu klettern. Wenn ich das tat – da war ich mir sicher –, würde ich niemals mehr von Wänden umgeben, sondern endlich und unwiderruflich *frei* sein. Frei von meinen Erinnerungen. Frei von meinen Ängsten. Frei von meinem vergewaltigten Leben.

So überlegte ich, wie ich möglichst schmerzfrei sterben konnte. Schmerzen hatte ich in meinem Leben ja zur Genüge erfahren, deshalb konnte ich auf dem Weg in den Tod gerne darauf verzichten. Der Suizid sollte möglichst schnell, schmerzfrei und sauber vonstatten gehen. Ich hasste Unordnung und wollte sie auch keinem anderen zumuten. Gedanklich ging ich sämtliche Möglichkeiten, sich umzubringen, durch. Was wäre die passende Variante für mich …?

Um es kurz zu machen: Auch wenn meine Todessehnsucht unbeschreiblich groß war, setzte ich meinem Leben – wie man an diesen geschriebenen Zeilen sehen kann – kein Ende. Und tatsächlich versuchte ich auch nie, mich umzubringen. Eigentlich weiß ich heute nicht mehr, warum ich es am Ende *nicht* tat. Ich würde sogar so weit gehen und sagen, dass ich heute nicht einmal mehr ansatzweise nachvollziehen kann, warum ich noch atme.

Keinesfalls war oder bin ich in irgendeiner Form stolz auf meine Suizidpläne! Aber der Freitod schien damals für mich die natürlichste Lösung. Heute weiß ich, dass es nicht die richtige gewesen wäre.

Ich kann nur noch spekulieren, was mich letzten Endes meine Selbstzerstörungswut überleben ließ: Mein Perfektionismus, der mir nicht erlaubte, mich zu töten? Das Wissen darum, dass ein Selbstmord auch ein Eingeständnis von Schwäche gewesen wäre? Mein verschütteter, aber noch existierender Glaube an eine (bessere) Zukunft? Schlicht und einfach mein Überlebensinstinkt? Purer Trotz, weil ich den Tätern nicht auch noch den Gefallen tun wollte, dass ich einfach so verschwand und ihnen somit womöglich eine Strafe ersparte? Weil ich – nach alldem, was ich kaputt gemacht hatte – es meiner Familie nicht auch noch zumuten wollte, dass sie ihre eigene Tochter, Schwester oder Enkelin begraben müssten? Weil ich Marcus und Sebastian, die immer dagewesen waren, nicht das Gefühl geben wollte, versagt zu haben? Oder so bizarr es auch klingen mag: Weil ich nie gelernt hatte, mich zu wehren und etwas für mich selbst zu tun – selbst wenn das in diesem Fall bedeutet hätte, mich umzubringen?

Wenn ich jedoch an meine Klassenkameraden, Freunde und all die anderen Menschen dachte, die mich immer wieder im Stich gelassen hatten, musste ich zugegebenermaßen fast lächeln: Würden diese Menschen dann, wenn sie von meinem Selbstmord erfuhren, endlich verstehen, in welcher ausweglosen Situation ich mich befunden hatte? Wohin sie mich mit ihrer Untätigkeit gedrängt hatten? Oder würden diese Menschen dann immer noch glauben, dass ich es allein geschafft hätte? Würden sie es nach meinem Tod wenigstens bedauern, dass sie sich nie hatten mit mir auseinandersetzen wollen?

So absurd diese Selbstmordgedanken auch waren, sie zeigten mir, dass ich letztendlich mein Leben selbst in der Hand hatte. Und dass ich zumindest die *Möglichkeit* hatte, mich selbst zu töten. Wenigstens eine Sache, über die ich noch frei entscheiden durfte. Dass ich mich nicht umbrachte, war und ist sicherlich gut. Ob man es aber als Stärke oder Schwäche werten will, ist allerdings, wie alles im Leben, Ansichtssache.

25. verletzt.

»I've become so numb«

Linkin Park, »Numb«

Nachdem ich einmal die Entscheidung, mich nicht umzubringen, gefällt hatte, war Selbstmord für mich auch keine wirkliche Option mehr. Die Gedanken daran hatten mir bewusst gemacht, dass ich letzten Endes selbst über mein Leben entscheiden konnte. Aber nun wusste mein Unterbewusstsein, dass ich niemals versuchen würde, mich selbst zu töten. Ich hatte mich zwar nicht bewusst *für* das Leben entschieden, aber immerhin unbewusst *gegen* den Tod. Und diese intuitive Entscheidung war für mich endgültig und verbindlich.

Meinen Selbsthass verringerte dies allerdings nicht, er wurde zunehmend auswegloser und erdrückender. Es waren immer dieselben Dinge, die in meinem Kopf herumgeisterten: Schwäche, Wehrlosigkeit, Schuldgefühle, Beschmutztheit, Sinnlosigkeit, Ausgeliefertsein, Angst, Ungewissheit, Rache … Und hinzu kamen noch meine Erinnerungen und Träume, die eine Flucht vor der Wahrheit unmöglich machten. Eines Tages überwältigte mich dieser Druck schließlich. Aus einem reinen Impuls heraus suchte ich in meinem Zimmer nach einem spitzen Gegenstand. Bis ich ein gut bestücktes Nadelkissen fand, das ich irgendwann mal für ein Schulprojekt benötigt hatte. Eine Zeit lang betrachtete ich das Kissen voller Genugtuung und lächelte in mich hinein. In aller Ruhe suchte ich mir ein besonders schönes Exemplar heraus: eine Nadel mit einer möglichst stumpfen Spitze …

Ich setzte mich auf mein Bett und spielte ein wenig mit der Nadel herum. Sie war wirklich stumpf. Umso besser. Ich fragte mich, ob sie noch spitz genug wäre, um sich ernsthaft damit verletzen zu können ... Ich wollte meinen so sehr verhassten Körper nicht einfach so davonkommen lassen ... Ich wollte ihn für sein Versagen, für seine bloße Existenz, bestrafen. Mein Körper war schuld daran, dass es mir jetzt so schlecht ging. Er war für den Missbrauch der vergangen acht Jahre verantwortlich. Und dafür sollte er büßen. Jetzt.

Ich begann, wahllos in meinen rechten Oberschenkel zu ritzen. Zunächst befriedigte mich das zutiefst. Doch schon bald verflog das Gefühl der Genugtuung wieder. Dieses planlose Geritze reichte nicht aus. Also fing ich an, mir die Worte einzugravieren, die mir zuerst einfielen, die Nachricht, die ich mir selbst am dringendsten zu sagen hatte: *ICH HASSE MICH*.

Zunächst ritzte ich mir die Buchstaben nur leicht ein. Gerade so, dass man sie lesen konnte. Ich verabscheute Schmerzen. Aber gleichzeitig wollte ich, dass es wehtat. Dass es richtig wehtat. Mein Körper hatte es nicht anders verdient ... Also zog ich die Linien nach. Immer wieder. Je tiefer ich mir die Botschaft in die Haut ritzte, desto zufriedener wurde ich. Das Blut, das aus den Wunden schoss, ließ mich dabei vollkommen kalt. Mir ging es einzig und allein um die leuchtend rote Nachricht auf meiner Haut ...

Erst als ich das Fleisch darunter sah, hörte ich auf. Und während ich beobachtete, wie das Blut meinen Schenkel hinabrann, kam der Schock darüber, zu was ich mittlerweile fähig war, und gleichzeitig die Bestürzung, dass es mir nicht einmal leidtat.

Nein. Es tat mir überhaupt nicht leid. Die Wunden pochten schmerzhaft, aber es war mir egal. Es konnte nicht schlimm genug sein. Mein Körper hatte noch viel Heftigeres, viel Schmerzhafteres verdient.

Ich verspürte keinerlei Ambitionen, die Blutung zu stoppen. Geduldig wartete ich einfach darauf, bis das Blut, das sich mittlerweile über meinen ganzen Schenkel ergoss, getrocknet war. Danach ging ich ins Badezimmer und nahm eine heiße Dusche. Der Schmerz, der durch das heiße Wasser wieder entfacht wurde, war bestialisch. Die Wunden brannten. Und mein gesamter rechter Oberschenkel pochte unheilvoll. Aber es war mir egal. Ich biss einfach die Zähne zusammen. So, wie ich es gewohnt war.

Nach der Dusche wickelte ich mir lieblos einen Verband um die Wunden – ich wollte keineswegs riskieren, dass Blutspuren in meinem Bett zurückblieben – und legte mich schlafen. Der dumpfe Schmerz und die nachhallende Befriedigung von der Rache an mir selbst ließen mich sofort einschlafen. Es war das erste Mal seit Wochen – oder Monaten? –, dass ich einigermaßen traumfrei schlief ... Es war unendlich befreiend. Mein innerer Druck war gewichen. Endlich.

Deshalb achtete ich in den nächsten Tagen auch sorgsam darauf, dass meine Wunden *nicht* verheilten. Tagsüber war es sowieso kaum möglich, weil die Jeans daran rieb, und vor dem Schlafengehen stach und ritzte ich meine Botschaft immer wieder nach.

Beim täglichen Duschen brannten die Wunden wie die Hölle. Den nahezu unerträglichen Schmerz, als das heiße Wasser immer wieder über meine Verletzungen strömte, interpretierte ich als gerechte und verdiente Strafe.

Und auch wenn es vielleicht falsch war, so tat es mir in gewisser Weise gut. Zumindest konnte ich so einen Teil meiner Verzweiflung und Wut an mir selbst abreagieren. Und das befriedigte mich zutiefst. Wahrscheinlich hatte ich deshalb auch in der ersten Nacht so gut schlafen können. In den darauffolgenden Nächten funktionierte mein Plan leider nicht mehr. Es war – wie schon so oft – ein Trugschluss. Trotzdem war mir jedes Mittel recht, zumindest einen kleinen Teil des inneren Drucks abzulassen. Ob mein Körper dadurch zu Schaden kam, war mir völlig egal. Denn er war schuld daran, dass ich nun an diesem Druck zu zerbrechen drohte. Also musste er auch mit den Konsequenzen leben.

Nachdem die psychotherapeutischen Sitzungen ein jähes Ende gefunden hatten, begannen die Alibi-Besuche bei meiner Ärztin von Neuem. Immerhin kannte sie mich mittlerweile gut genug, um zu erkennen, dass ich mich anders verhielt als zuvor. Ich glaube, dass sie die Wunden, die ich mir zufügte, nie sah. Dennoch schien sie irgendwie zu ahnen, dass mir nicht mehr sonderlich viel an meinem eigenen Körper lag. Sie traf die wohl sinnvollste Entscheidung meines Patienten-Daseins: Sie stellte einen dringenden Kurantrag.

Meine Ärztin musste ihren Antrag gut begründet haben. Denn nach nur kurzer Zeit erhielt ich einen Platz in einer Fachklinik für Kinder- und Jugendmedizin. Diese Klinik war auf Haut- und Stoffwechselerkrankungen spezialisiert, eine psychologische Betreuung war dort nur begleitend und nicht als »Hauptmaßnahme« möglich.

Da sich »Kur« aber wesentlich besser anhörte als »Psychiatrie« stimmten meine Eltern dem für sechs Wochen geplanten Kuraufenthalt zu. Dass ich dann doch länger wegbleiben sollte, hätte zu diesem Zeitpunkt niemand vermutet. Auch ich nicht.

Teil IV
Eine Hoffnung und eine Enttäuschung.

»Ich will keine Versprechen,
Die mir Menschen geben,
Die sie dann wieder brechen –
So sind Menschen eben«

Söhne Mannheims, »Vielleicht«

26. angekommen.

»Freedom means a lot to me«

Peter Cincotti, »Goodbye Philadelphia«

Als sich der Kurbeginn näherte, hörte ich auf, mich zu ritzen. Eigentlich war es mir egal, ob jemand in der Klinik meine Wunden sah, aber ich hatte keine Lust, mich rechtfertigen zu müssen.

Mitte August, etwa ein Dreivierteljahr nach der Anzeige, fuhren mich meine Eltern also in die einige Hundert Kilometer von unserem Wohnort entfernte Kurklinik. Mein Gepäck bestand aus Klamotten, ein paar Schulsachen, CDs und ganz vielen Büchern.

Gleich nach der Ankunft in der Klinik wurden meinen Eltern und mir die Kinder- und Jugendbetreuer vorgestellt, die sehr nett waren. Aber es traf mich wie ein Schlag, dass sie sofort mein Handy einziehen wollten. *Mein Handy?!* Da man in der Klinik keinen Computer nutzen konnte, war das für mich die einzige Möglichkeit, mit Marcus, jemandem, dem ich bedingungslos vertraute, in Kontakt zu bleiben. Denn schon allein der Gedanke, dass ich nur wenige Knöpfe drücken müsste, um ihn zu erreichen, hatte mir immer eine gewisse Sicherheit gegeben. Und ich war absolut nicht bereit, diese herzugeben.

Natürlich wusste ich, dass die Betreuer es gut mit mir meinten. Für den Behandlungs- und Therapieerfolg vieler Jugendlicher war es sicherlich durchaus sinnvoll, dass sie nicht ständig von ihrem Handy abgelenkt werden konnten.

Aber bei mir war es etwas anderes. Ich wollte mein Handy nicht behalten, um ständig damit herumzuspielen. Für mich war es eine Art »Notrufgerät«. Die Möglichkeit, im Ernstfall bei Marcus um Hilfe rufen zu können, war mir unendlich wichtig. Denn anderen Menschen vertraute ich nicht mehr. Also weigerte ich mich strikt, mein Handy bei den Betreuern zu lassen.

Natürlich verstanden sie mein Verhalten überhaupt nicht. Wahrscheinlich dachten sie, dass ich einfach eine unberechenbare, aufmüpfige Vierzehnjährige war, die nicht ohne eine gewisse Anzahl an SMS pro Tag leben könnte. Wie hätten sie mein Dilemma auch verstehen können? Jedenfalls beruhigten sie mich damit, dass ich zunächst mein Handy behalten dürfe. Unter Vorbehalt, bis eine endgültige Entscheidung darüber getroffen werden würde. Ich atmete auf.

Aber der nächste Schock ließ nicht lange auf sich warten. In dem Zimmer, das meinen Eltern und mir gezeigt wurde, standen *zwei* Betten! Ich war vollkommen entsetzt. Irgendwie hatte ich bis dahin keinen einzigen Gedanken daran verschwendet, dass ich meine Nächte gemeinsam mit einer anderen Person würde verbringen müssen. Jede Klassenfahrt war für mich eine einzige Qual gewesen. Denn wie hätte ich zur Ruhe kommen sollen, wenn ich Angst vor den anderen Menschen im Raum hatte? Wie sollte ich das sechs Wochen lang überstehen? Ich kam mit mir selbst schon nicht klar, wie sollte ich da einen zweiten Menschen in meiner Nähe dulden? Allein bei dem Gedanken daran stellten sich mir die Nackenhaare auf …

Ich versuchte, den Betreuern irgendwie mein Problem klarzumachen. Aber auch dieses Mal zeigte mir ihr Blick, dass sie mich wahrscheinlich für eine dickköpfige Jugendliche hielten, die mit allem unzufrieden war. Sie sagten mir, dass dies andere Leute entscheiden müssten, vorerst könnten sie an der Situation nichts ändern und ich müsse zunächst in diesem Zimmer bleiben. Außerdem solle ich doch erst mal sehen, wer denn da noch ins Zimmer käme. Vielleicht würden wir uns ja gut verstehen und ich würde dann gar kein Einzelzimmer mehr wollen. Das zeigte mir, dass die Betreuer gar nichts verstanden: Menschliche Nähe, der ich nicht ausweichen konnte, machte mich krank. Egal wie nett mein Gegenüber auch sein mochte.

Es folgte eine ganze Reihe von ärztlichen Gesprächen und medizinischen Untersuchungen. Immerhin wussten die Ärzte bereits von dem langjährigen sexuellen Missbrauch. Meine Ärztin hatte ihre Einschätzungen dazu bereits in dem Kurantrag mitgeteilt. Ich vermute aber, dass sie ihre Diagnosen und Beurteilungen nicht besonders ausführlich formuliert hat – wahrscheinlich weil sie die Konsequenzen des Missbrauchs nie wirklich verstanden hat. Den verblüfften Mienen der Kurärzte konnte ich jedenfalls entnehmen, dass sie von meinem schlechten Gesundheitszustand und meinem depressiven Verhalten vollkommen überrascht waren.

Denn da ich viel zu lange viel zu wenig gegessen hatte oder mich nach dem Essen oft hatte übergeben müssen, hatte ich mehr als zehn Kilo Untergewicht. Zudem diagnostizierten die Ärzte Lungenprobleme, die aber zunächst einem eventuell noch nicht erkannten Asthma zugeschrieben wurden. Natürlich waren da auch noch die Neurodermitis, weswegen ich ursprünglich zur Kur geschickt worden war, und die Schmerzen in der linken Seite meines Brustkorbs. Und nicht zuletzt war ich stark depressiv und introvertiert. Kurz: Ich war sowohl physisch als auch psychisch ein einziges Wrack.

Immerhin waren die Ärzte der Meinung, dass die Betreuer mein Handy nicht einziehen müssten. Sie verstanden mein Bedürfnis, eine Verbindung zur Außenwelt wahren zu wollen. Mit dem Zimmer wollten sie mir zunächst jedoch nicht weiterhelfen, da sie meinten, dass mir Sozialkontakte sicherlich guttun würden.

Nach den vielen Untersuchungen und Vorgesprächen verabschiedeten sich meine Eltern schließlich. Und ich zog mich – wohl oder übel – auf »mein« Zimmer zurück. Eine Weile blieb ich allein. Aber dann kam doch noch meine neue Mitbewohnerin. Ja. Sie war wirklich sehr nett. Gerade deshalb tat es mir unglaublich leid, dass sie ausgerechnet auf mich als Zimmergenossin treffen musste. Das hatte sie wirklich nicht verdient.

Was jedoch wirklich grotesk an der Situation war: Meine Mitbewohnerin war auf Kur, um abzunehmen. Ich war unter anderem hier, um zuzunehmen ... Sie war nun frustriert, weil ich im Gegensatz zu ihr vollkommen abgemagert war, und ich hatte noch weniger Lust auf Essen, weil ich sah, was das anrichten konnte ...

So lieb meine Mitbewohnerin auch war, es machte mich schier wahnsinnig, dass ich keine Gelegenheit hatte, allein zu sein. Ich verabscheute Menschen mittlerweile so sehr, dass ich es nicht ertragen konnte, permanent von anderen umgeben zu sein. Es stresste mich total, dass ich keine Tür hinter mir zumachen konnte. Und ich konnte meiner Mitbewohnerin selbstverständlich nicht verbieten, ihr eigenes Zimmer zu betreten.

So kam es, dass ich nachts noch weniger schlief als üblich. Natürlich wusste ich, dass mir meine Zimmergenossin keinesfalls wehtun würde. Aber mein Vertrauen in Menschen war so erschüttert, dass mir rationale Gedanken hier nicht weiterhalfen. So sehr ich mir auch einredete, dass alles in Ordnung wäre, machte mich ihre Anwesenheit dennoch nervös. Es war für mich zum Beispiel unerträglich, dass ich nicht allein sein und mich beruhigen konnte, wenn ich nachts wie immer aus dem Schlaf schreckte, weil ich von meinen Misshandlungen träumte. Das machte die Nächte noch viel schlimmer, als sie es ohnehin schon waren. Denn ich konnte ja dann nicht einfach das Licht einschalten und ein paar Runden durch das Zimmer tigern, ohne meine Mitbewohnerin dabei zu wecken.

So kam ich einfach nicht mehr zur Ruhe. Natürlich konnte meine Mitbewohnerin absolut nichts dafür. Aber die Situation erinnerte mich unwillkürlich an meinen Onkel oder den Vater meiner Freundin: Auch ihnen hatte ich körperlich nicht ausweichen können. Dieses Gefühl von totaler »Gefangenschaft« – und so fühlte es sich für mich an – trug keineswegs zu meiner Genesung bei. Irgendwann wurde auch den Ärzten und Betreuern klar, dass ein missbrauchtes Mädchen möglicherweise ein Problem mit menschlicher Nähe haben könnte. Und am Ende bekam ich doch noch – dem Himmel sei Dank – ein Einzelzimmer.

27. übergangen.

»Then you can start to make it better«

The Beatles, »Hey Jude«

Für mich war es nicht einfach, mich an den minutiös durchstrukturierten Klinikalltag zu gewöhnen. Ständig war ich von anderen Menschen umgeben und von ihnen abhängig. Die Mahlzeiten wurden gemeinsam eingenommen, viele Therapien und Heilmaßnahmen fanden in der Gruppe statt und immer konnte jeder, wie es ihm beliebte, in mein Zimmer kommen. Durch mein Einzelzimmer hatte ich nun zwar immerhin die Möglichkeit, mich zumindest für ein paar Minuten zurückzuziehen, aber ich konnte dennoch nicht so frei und selbstständig leben, wie ich es gewohnt war und auch brauchte.

Dafür musste ich in der Klinik keine Angst vor meinem Onkel haben. Dort konnte er mir nichts anhaben, sich nicht an mir rächen oder mich missbrauchen. So groß die Einschränkungen in der Klinik auch sein mochten, so war sie für mich doch ein sicherer Ort, an dem ich endlich wieder aufatmen durfte. Denn zu Hause hatte ich das nicht gekonnt. Und wenn ich an meinen Onkel dachte, waren mir die Menschen in der Klinik – obwohl sie in gewisser Weise ebenfalls eine ständige »Bedrohung« für mich darstellten – definitiv lieber.

Außerdem hatte ich so einen gewissen Abstand zu meiner Familie. Auch wenn diese Distanz einerseits schmerzte, so war sie doch andererseits dringend erforderlich. Denn die ständige Rücksichtnahme auf die Überforderung meiner Familie war kräftezehrend. Und ich war froh, dass ich nun zumindest eine Zeit lang keine Rücksicht auf meine Mitmenschen nehmen musste. Ich telefonierte zwar zumeist täglich mit irgendeinem Familienmitglied, aber über die Entfernung waren die stummen Vorwürfe, die mir vor allem meine Großeltern wegen meiner Anzeige machten, nicht so deutlich spürbar.

Auch wenn es mir besonders in den ersten Wochen meines Kuraufenthalts keineswegs gut ging, so konnte ich zumindest allmählich zur Ruhe kommen. Die Entfernung zu den Tätern, den Tatorten und den Menschen, die mich im Stich gelassen hatten, tat mir gut. Aber natürlich war mir stets bewusst, dass dieser Frieden nur von kurzer Dauer sein würde. Denn irgendwann würde ich zurückkehren müssen. Und ich hatte schon jetzt unbeschreibliche Angst davor, dass ich dann wieder in ein Loch fallen würde und mir alles sinnlos vorkäme.

Die Gewissheit, dass ich zu all den Menschen in der Klinik, den Therapeuten, Ärzten und Betreuern, nur einen temporären Kontakt haben würde, hatte auch einen positiven Nebeneffekt: Ich hatte während meines Kuraufenthalts nicht das Gefühl, Dinge für andere Leute tun zu müssen oder eben nicht tun zu dürfen. Ich wusste, dass ich früher oder später nach Hause fahren und somit auch der Kontakt zu den Menschen in der Klinik abbrechen würde. Und deshalb war es mir relativ egal, welchen Eindruck die Ärzte von mir bekommen würden. Vielleicht war ich durch diese »Fluchtoption« auch offener und dadurch wiederum eher bereit, die angebotene Hilfe anzunehmen. Jedenfalls verlieh mir das Wissen darum, dass ich nur eine relativ kurze Zeit in der Klinik verbringen würde, ein Gefühl von Sicherheit. Und vielleicht auch von Anonymität.

Was jedoch schnell zu einem wirklichen Problem für mich wurde, war die oberflächliche psychotherapeutische Betreuung. Denn die Klinik war wie gesagt nicht auf psychische Krankheiten spezialisiert, eine psychologische oder psychotherapeutische

Betreuung war hier nur als eine Unterstützung zu den sonstigen Therapien und Heilmaßnahmen vorgesehen.

Bei manchen Patienten stellten sich die Einzelsitzungen mit dem Psychologen bald als überflüssig heraus, bei anderen hingegen als eine durchaus sinnvolle Begleitung zu ihrem Abnehmprogramm (die meisten Patienten der Klinik waren adipös).

Nach meiner ersten Therapiestunde war dem Psychologen klar, dass es in meinem Fall einer intensiveren Betreuung bedurfte. So wurden mehrere Sitzungen pro Woche angesetzt. Letztendlich scheiterte dieser Plan aber an der Personalsituation: Der Psychologe hatte schlicht zu viele Patienten zu betreuen, um sich für zusätzliche Stunden – die ich eigentlich so sehr brauchte – Zeit zu nehmen. Nur in Ausnahmefällen war es deshalb möglich, mehr als ein Gespräch in der Woche mit ihm zu führen.

Die seltenen Sitzungen bei dem Psychologen gingen mir wie auch bei der Psychotherapeutin vorher unglaublich an die Substanz. Und das, obwohl wir kaum über den eigentlichen Missbrauch redeten. Der Psychologe hielt es für wenig sinnvoll, diese Wunden aufreißen zu lassen, wenn die Therapie in der Klinik sowieso nur einige Wochen andauern würde. Und da ich ihm von den Vorbehalten meiner Familie gegenüber einer Psychotherapie berichtet hatte, glaubte er ebenfalls nicht daran, dass die Therapie außerhalb der Klinik weitergeführt werden würde.

Träumte ich wieder einmal von den perversen Taten des Vaters meiner Freundin oder den Foltermethoden meines Onkels, redeten wir natürlich darüber. Doch letztendlich zielte die Therapie vor allem darauf ab, mich auf die Rückkehr nach Hause und die früher oder später anstehenden Gerichtsverhandlungen vorzubereiten.

Gegen eine erfolgreiche Aufarbeitung der Taten sprach auch meine Angst, dass mein Onkel mich noch immer jederzeit zu Hause besuchen kommen könnte. So hatten die Übergriffe zwar ein Ende gefunden, die eigentliche Bedrohung, die von meinem

Onkel ausging, blieb für mich aber nach wie vor bestehen. Der Psychologe nahm meine Angst nicht ernst. Dass ich Angst hatte, glaubte er mir wohl, aber er schien zu denken, dass ich nur übertrieb oder meine Angst übersteigert darstellte. Ich hatte keine Ahnung, wie ich ihm glaubhaft machen sollte, zu was mein Onkel fähig war. Denn da wir ja nicht explizit über seine Taten sprachen, fand ich für das, was mir mein Onkel angetan hatte und vor was ich mich genau fürchtete, keine Worte. Der Psychologe versprach mir, zu gegebener Zeit mit meinen Eltern darüber zu sprechen. Außerdem beschwichtigte er mich damit, dass Täter ihre Opfer *normalerweise* nach der polizeilichen Anzeige nicht mehr aufsuchen würden.

Dieses Faktum beruhigte mich kein bisschen. Ich wusste, zu was mein Onkel fähig war. Und die Tatsache, dass er mich nach der Anzeige bislang noch nicht wieder besucht hatte, führte ich einzig und allein darauf zurück, dass er seine Frau – die mir ja nicht glaubte – in Sicherheit wiegen wollte. Hätte er Bestrebungen gezeigt, mich trotz des Vorwurfs unbedingt besuchen zu wollen, hätte er sich quasi verraten. Indem mein Onkel das Besuchsverbot aber kommentarlos hinnahm, hielt er sich ja offiziell brav an die Vorschriften. Aber ich wusste, dass er darauf wartete, mich in der richtigen Situation zu erwischen. Ich ahnte, dass seine Rache teuflisch und erbarmungslos sein würde. Und die Erklärung eines Psychologen, dass dies »normalerweise« nicht passieren würde, konnte mich weder überzeugen, noch vor meinem Onkel schützen. Ich fühlte mich damit also wieder allein gelassen.

Doch meine Furcht galt nicht mehr allein der Unberechenbarkeit meines Onkels: Schon mehrmals war in der Vergangenheit meine Periode ausgeblieben. Immer und immer wieder hatte ich gebetet, dass er mich nicht geschwängert hätte ... Die Zeit, die ich vergeblich auf meine Monatsblutung gewartet hatte, war unerträglich gewesen. Was hätte ich tun sollen, wenn ich ein Kind von *ihm* im Bauch getragen hätte? Ich war mir sicher: Dann hätte ich mich umgebracht. Ohne Wenn und Aber. Gezielt. Bewusst. Egal wie schmerzhaft der Tod dann auch gewesen wäre. Hauptsache ich wäre den Teil von ihm, der dann in mir herangewachsen wäre, irgendwie losgeworden. Auch wenn das vielleicht verwirrt, übertrieben oder weit hergeholt klingen mag – aber genau diese Dinge gingen mir immer wieder durch den Kopf, wenn meine Periode ausblieb, nachdem er auf mich losgegangen war. Zum Glück kam sie dann irgendwann doch immer. Verzögert, wegen des Stresses oder weil ich zu wenig aß oder warum auch immer.

Jedenfalls wollte ich nie, nie wieder Panik vor einer ungewollten Schwangerschaft haben müssen. Selbst wenn mein Onkel an meinem Körper Rache nehmen würde, so sollte er mich doch keinesfalls schwängern können. Seinen Sadismus würde ich schon irgendwie ertragen können. Eine Schwangerschaft nicht.

Und da ich mich nun schon einmal in einer Klinik befand, ging ich kurzerhand zum Stationsarzt. Ich sagte ihm, dass ich unbeschreibliche Angst davor hätte, dass mein Onkel mich trotz Anzeige weiterhin sexuell missbrauchen und vielleicht schwängern würde. Daraufhin schickte er mich zu einem Gynäkologen. Der wiederum verschrieb mir sofort und ohne eine Untersuchung die Pille.

Für mich war dies eine unglaubliche Erleichterung und gleichzeitig ein unfassbarer Schock. Natürlich hatte ich genau das bekommen, was ich wollte: ein Verhütungsmittel. Aber was hatten die Ärzte für ein Gewissen? Wie konnten sie noch in den Spiegel schauen? Sicher. Mein Onkel konnte mich nun nicht mehr schwängern, egal, was er mit mir tat oder wie er mich zurichtete. Damit war das Problem für die Ärzte gelöst. Gratulation.

Dass ich möglicherweise weiterhin sexuell missbraucht oder sogar vergewaltigt werden konnte, interessierte sie dabei kein bisschen. Und diese Ignoranz schockierte mich wirklich.

28. verordnet.

»Vielleicht hörn sie nicht hin«

Söhne Mannheims, »Vielleicht«

Neben den psychotherapeutischen Sitzungen wurde mein Therapieplan mit den verschiedensten Heilmaßnahmen vollgestopft, sodass ich quasi von einer Heilmaßnahme zur nächsten rannte. Doch das Einzige, das ich wirklich wollte und brauchte, war ein bisschen Ruhe. Und gerade deshalb empfand ich einige Therapien als ziemlich überflüssig.

Die sogenannte »Kreativtherapie« beispielsweise war für mich bald eine reine Zeitverschwendung, weil ich handwerklich sehr unbegabt und unkreativ war. Wie am Fließband sollte ich dort Bilder malen, Tonkrüge formen oder Specksteine schleifen. Wenn ich mich weigerte, etwas, das mir aufgetragen wurde, zu tun, so wurde dies gleich als Verhaltensstörung registriert. Es langweilte mich zutiefst.

Auch die Entspannungsverfahren wie Autogenes Training oder Fantasiereisen, die in der Gruppe durchgeführt wurden, waren für mich eine einzige Katastrophe. Da lag ich also zwischen zehn bis fünfzehn anderen und sollte mich auf Knopfdruck entspannen. Weder konnte ich mich inmitten einer Gruppe von Menschen wohlfühlen oder lockern, noch bekam ich bei diesen erzwungenen halbherzigen Entspannungsversuchen tatsächlich den Kopf frei. Das Einzige, was durch diese Enge bei mir ausgelöst wurde, waren Erinnerungen an den sexuellen Missbrauch. Denn bei diesen Entspannungsübungen kamen mir wieder Menschen körperlich zu nahe und ich hatte wieder keine Möglichkeit, ihnen auszuweichen. Das Einzige, was hin und wieder »schwer« wurde, waren so meine Lider. Manchmal schlief ich ein. Ich war einfach zu müde, meine schlaflosen Nächte rächten sich. Und dass ich dann – weil mir diese Enge überhaupt nicht behagte – verstört wieder aus dem Schlaf hochschreckte, half weder mir noch den anderen im Raum weiter.

Was ich ebenfalls als wenig förderlich empfand, war der Zwang, an verschiedenen Sporttherapien teilnehmen zu müssen. Mein schwieriges Verhältnis zu meinem Körper war Anlass genug, um Sport zu verabscheuen. Und im Gegensatz zu den anderen Jugendlichen in meiner Gruppe, die zum Abnehmen in der Klinik waren, hatte ich Bewegung nicht einmal sonderlich nötig. Natürlich: Sport ist gesund. Aber er hat immer auch etwas mit Körperwahrnehmung zu tun, und dadurch wurde er für mich äußerst unangenehm: Denn beim Sport musste ich meinen Körper, den ich so sehr hasste, spüren und bewusst wahrnehmen. Und das wollte ich nicht. Dabei wurde ich nur noch stärker an die Misshandlungen erinnert, die mein Körper hatte erleben müssen. Vor allem, wenn der Sport erzwungen wurde. Auch wenn ich während der sexuellen Übergriffe immer versucht hatte, geistig zu verschwinden, so waren doch danach immer physische Spuren sichtbar und meistens auch spürbar gewesen. Und diese hatte ich nicht ignorieren können, weil sie einfach so unbeschreiblich wehgetan hatten. Der Sport selbst tat mir zwar nicht weh. Aber die intensive Körperwahrnehmung dabei erinnerte mich an die Verletzungen, die mein Körper erlitten hatte, daran, dass er sich nie gegen sie gewehrt hatte. Und somit unumgänglich an den Missbrauch.

Auch die Erinnerungen an die Zeit, als ich selbst noch Leistungssport betrieben hatte, kehrten während des Sportes auf Kur zurück. Zusammen mit dem Wissen, warum ich damit hatte aufhören müssen. Und mit den Bildern davon, was mein Onkel mit mir angestellt hatte, damit ich keine sportlichen Erfolge mehr erleben konnte.

Dass mein Dilemma wieder einmal niemand verstand oder verstehen wollte, enttäuschte mich sehr. Grundsätzlich wollte ich natürlich schon Sport treiben. Aber ich hätte ganz dringend eine individuelle Betreuung gebraucht. Und vielleicht auch eine andere Motivation als primär nur Fitness oder ein fortwährender Zwang zum Gemeinschaftssport. Aber da ich damals diese Chance nicht bekommen hatte, habe ich immer noch ein gestörtes Verhältnis zu Sport. Er ist und bleibt für mich wohl eine zwingende Notwendigkeit und wird vermutlich nie wieder zu einer spaßbringenden Freizeitmaßnahme werden.

Der Zwang zu gemeinschaftlichen Aktivitäten ging mir auch in anderen Bereichen gehörig auf die Nerven. Denn quasi jeden Tag stand irgendeine gemeinschaftliche Beschäftigung auf dem Programm, mal nur »Brettspiele«, mal Ausflüge ins Kino, mal Museumsbesuche. Nun ja. Das mochte für die Abnehmkandidaten durchaus sinnvoll gewesen sein – so wurden sie abgelenkt, beschäftigt und ihr Gemeinschaftsgefühl gestärkt. Ich empfand es allerdings als eine reine Zeitverschwendung. Es nervte mich unglaublich, dass ich immer dann, wenn meine Betreuer meinten, das sei gut, auf irgendetwas Lust haben *musste*. Ich wurde quasi zu irgendwelchen Freizeitbeschäftigungen gedrängt, die mich überhaupt nicht interessierten.

Ich hatte wieder das Gefühl, immerzu vor vollendete Tatsachen gestellt zu werden. Ich wurde nicht nach meiner Meinung gefragt und wurde gezwungen, Dinge zu tun, die ich eigentlich nicht tun wollte. Irgendwie konnte ich natürlich verstehen, dass die Betreuer versuchten, mich und ihre anderen Schützlinge zu Aktivitäten zu »motivieren« (um es an dieser Stelle nicht »zwingen« zu nennen). Das hatte sicher einen pädagogischen Hintergrund und sollte verhindern, dass sich jemand isolierte. Doch war es wirklich der richtige Weg, einem körperlich und seelisch misshandelten Mädchen Maßnahmen (welcher Art auch immer) aufzuzwingen?

Ich rede hier nicht davon, dass es nicht notwendig wäre, Grenzen aufzuzeigen. Normen und Regeln waren und sind immer wichtig, um Stabilität in einer Gruppe zu schaffen und langfristig zu gewährleisten. Dennoch war und bin ich der Meinung, dass auch Grenzen Grenzen haben müssen. Nicht jeder Patient einer Klinik und nicht jeder Jugendliche in einer Gruppe hat die gleichen Voraussetzungen, um in einen vorbestimmten Rahmen passen zu können.

Das gilt vor allem für Opfer von Gewalttaten. Und ganz besonders für die, die wie ich über einen längeren Zeitraum Gewalt hatten erfahren müssen. Denn ich hatte im Laufe der Zeit spezielle Denk- und Verhaltensmuster ausgebildet, die sich schlicht und einfach nicht in »Rahmen« pressen ließen. Und jeder Zwang machte das Dilemma, in dem ich mich ohnehin schon befand, nur noch schlimmer und auswegloser.

Es geht definitiv nicht darum, Missbrauchsopfer mit Samthandschuhen anzufassen. Aber es ist mir wichtig, dass begriffen und akzeptiert wird, dass sexuell missbrauchte Menschen oftmals eine intensivere Betreuung oder »Behandlung« – und damit meine ich vor allem in ebensolchen Rehakliniken – benötigen als andere Patienten.

Auch wenn die Kurklinik, in der ich mich befand, nicht auf Missbrauchsfälle spezialisiert war, so hätte man dennoch über den Tellerrand schauen können, um zu verstehen, wie folgenschwer eine solche falsche »Behandlung« für mich als Missbrauchsopfer sein könnte. Hier war es falsch, alle über einen Kamm zu scheren. Das heilte mich nicht, sondern machte meinen Schmerz und meinen Selbsthass nur noch größer. Denn dadurch spürte ich nur *noch* intensiver, dass ich gewissermaßen anders war.

29. erkannt.

»Der Mensch ist leider nicht naiv.
Der Mensch ist leider primitiv«

Marius Müller-Westernhagen, »Freiheit«

Jedenfalls verbesserte sich mein Gesundheitszustand lange Zeit überhaupt nicht. Die Gewichtszunahme verlief äußerst schleppend, obwohl ich fast als Einzige in der Gruppe Aufbaunahrung bekam, während sich die Abnehmkandidaten mit Vollkost und Salat herumquälten. Neben den regulären Mahlzeiten wurden mir täglich Trinkjoghurt oder Quark als Zwischenmahlzeit mit auf das Zimmer gegeben. Gut, dass ich nun ein Einzelzimmer hatte. Für die armen auf Diät gesetzten Leidensgenossen wäre es sicherlich nicht besonders schön gewesen, wenn sie hätten mit ansehen müssen, wie ich zusätzliche Mahlzeiten zu mir nahm. Tatsächlich bekam ich fast ein schlechtes Gewissen, wenn ich mir nach dem Frühstück, unter den verstohlenen Blicken der Abnehmkandidaten, meine Extraportionen abholte. Ich versuchte diese dann möglichst unbemerkt auf mein Zimmer zu schmuggeln wie etwas Verbotenes ...

Meine Zusatzkost aß ich auch tatsächlich brav auf. Allerdings machte ich dann bei den regulären Mahlzeiten Abstriche. Denn dort nahm ich ganz bewusst nur noch die Hälfte der üblichen Portion zu mir. Das wöchentliche Wiegen gefiel mir dennoch gar nicht: Obwohl ich nie magersüchtig gewesen war, hatte ich das Gefühl, mit jedem Gramm mehr zu viel zu wiegen. Als ich unerwarteterweise irgendwann tatsächlich die Fünfzig-Kilo-Marke gesprengt hatte, verzichtete ich so lange auf das Essen, bis die

»Gefahr« wieder gebannt war. Ich war keinesfalls gewillt, meinem Körper auch nur ein bisschen entgegenzukommen. Er hatte es verdient, dass er litt. Und sei es durch Hunger.

Meiner Haut – der offizielle Grund für meinen Klinikaufenthalt – ging es einigermaßen gut. Anders sah es jedoch bei den Depressionen aus: Die Gespräche mit dem Psychologen halfen zwar ein bisschen, waren jedoch zu selten und zu oberflächlich. Wie bereits erwähnt, wollte er in den Sitzungen nicht zu tief graben, weil er befürchtete, dass seelische Wunden aufreißen könnten, die man in der Kürze der Zeit nicht würde versorgen können. In den Therapiestunden ging es hauptsächlich um meine Familie, meine Freunde, meine immer wiederkehrenden Träume oder um meinen allgemeinen Gesundheitszustand. Ich wusste, dass der Psychologe es nur gut mit mir meinte. In gewisser Weise konnte ich seine Befürchtungen sogar nachvollziehen. Allerdings war die Folge davon, dass ich mit den erlebten Misshandlungen wieder allein gelassen wurde und sie nicht aufarbeiten konnte.

Die Tage in der Klinik vergingen schnell. Zu schnell. Und mit jedem Tag fürchtete ich mich mehr vor der Rückkehr nach Hause. Ich hatte unbeschreibliche Angst davor, dass ich bald wieder mit meinen Gedanken und den immer wiederkehrenden Erinnerungen an den Missbrauch allein sein würde. Es gab für mich ja keine Aussicht darauf, dass mir dort jemand bei einer Verarbeitung der Taten helfen würde. Ich wusste nicht, wie ich zu Hause dem Druck meiner Verzweiflung standhalten sollte. Auch wenn ich mir selbst keine Schwäche gestattete, so fürchtete ich doch, dass ich allmählich keine Kraft mehr hätte.

Da die Sitzungen bei dem Psychologen sowieso schon meine gesamte Energie beanspruchten, wollte ich bei ihm aber auch nicht um eine Intensivierung des Themas bitten. Vor allem dann nicht, wenn sein Terminplan so vollgestopft war, dass ich danach eine ganze lange Woche mit mir und meinen Erinnerungen allein sein würde.

Auch wenn ich mich sonst gut mit dem Psychologen verstand, so erschütterte eines mein Vertrauen in ihn dennoch. Denn auch er sah – genau wie die Ärzte – meine Angst vor meinem Onkel als unbegründet an. Das verstörte mich sehr. Was sollte ich denn noch alles tun, um gehört zu werden? Warum wollte niemand meine Hilferufe hören?

Abgesehen davon ging es auch meiner Lunge zunehmend schlechter. Tatsächlich wurden meine Lungenprobleme bald so heftig, dass ich nur noch schwer atmen konnte und einen unstillbaren Husten bekam. Zunächst wurde dies auf ein nicht erkanntes Asthma und den Klimawechsel, später dann auf eine Bronchitis geschoben. Als nach einigen Wochen keinerlei Besserung eingetreten war, wurde ich zum Lungenröntgen geschickt. Und dabei stellte sich heraus, dass ich eine verschleppte Lungenentzündung hatte. Wie lange schon, konnte niemand sagen. Denn die Krankheit war untypischerweise vollkommen unfiebrig verlaufen. Nun jedoch hatte sich die Entzündung, die ich vermutlich schon einige Wochen mit mir herumschleppte, unter anderem durch den erzwungenen Sport arg verschlechtert.

Nach dieser Diagnose bekam ich sofort eine Kortisoninfusion und Antibiotika. Allerdings wurde diese Infusion für mich zu einem wirklichen Problem: Seit ich mich mit einer Nadel selbst verletzt hatte, hatte ich eine Art Nadelphobie und bekam Panik, wenn sich mir jemand mit einer Nadel in der Hand näherte ... Was genau in meinem Hirn diese Angst so plötzlich ausgelöst hatte, kann ich nicht sagen. Jedenfalls bekam ich vor jeder Blutabnahme, Spritze oder Infusion panische Angst. Die Ärzte sagten mir immer wieder, dass ich mich nicht so anstellen solle. Sie hatten natürlich keine Ahnung von meiner Selbstzerstörungswut. Und die Tatsache, dass der Arzt, der mir die Kortisoninfusion gab, erst beim dritten Stich meine Vene traf, beruhigte mich auch nicht gerade.

Die Infusion kam jedoch zu spät: Seit dieser verschleppten Lungenentzündung leide ich nun tatsächlich an einem chronischem Asthma. Aber meine Ärzte schienen es unglaublich praktisch zu finden, dass dieses Asthma gerade jetzt diagnostiziert werden konnte. Denn nun, da ich einmal zur Kur war, konnte ich ja gleich zu den in der Klinik stattfindenden Asthmaschulungen gehen. Damit war auch dieses Problem für sie gelöst …

Für mich jedoch nicht. Die Ärzte hatten (wieder einmal) versagt und mich enttäuscht. Aber noch wollte ich mich nicht damit abfinden. Noch einmal sprach ich die von meinem Onkel ausgehende Gefahr an. Wieder blockten sie mich ab und sagten mir, dass Täter sich ja *meistens* von ihren Opfern fernhalten würden. Es schockierte mich, mit was für einer Leichtfertigkeit mir die Ärzte das sagten. Sicherlich teilten sie mir nicht jedes Detail ihres Planes – sofern sie denn einen hatten – auch mit. Aber die Ignoranz, die sie mir vermittelten, war ein Stoß vor den Kopf. So versicherten mir die Ärzte zwar, dass sie mit meinen Eltern reden würden, aber ansonsten ließen sie mich mit meinen Ängsten allein.

Ich fand es schier unfassbar, dass die Ärzte mit ihrer Untätigkeit letzten Endes eine eventuelle Fortsetzung des sexuellen Missbrauchs oder weitere Vergewaltigungen duldeten. Das Einzige, was sie taten, war, mir die Pille zu verschreiben. Gut, das war auch mein Wunsch gewesen, eine ungewollte Schwangerschaft konnte damit ausgeschlossen werden. Aber akzeptierten die Ärzte nicht trotzdem den Missbrauch? Letztendlich schauten sie auch weg. Und ihr Gewissen besänftigten sie damit, dass sie mir versicherten, der Täter würde ja – jetzt, wo er angezeigt worden war – nicht mehr auf mich losgehen. Woher wollten sie das wissen? *Sie* kannten ihn nicht. Für die Ärzte war es die einfachste und bequemste Lösung: Solange ich in der Klinik und in ihrer Obhut war, war ich sicher. Und sobald ich die Klinik verließ, waren sie nicht mehr für mich verantwortlich. Dann konnte es ihnen egal sein, was mit mir geschah. Sie würden es ja noch nicht einmal erfahren, wenn mein Onkel tatsächlich Rache an mir nehmen würde. Somit wären sie sich natürlich nie einer Schuld bewusst.

Doch zunächst behielten mich die Ärzte – ob nun wegen meines schlechtes Gesundheitszustandes oder doch aufgrund der Bedrohung, die von meinem Onkel ausging – länger als geplant in der Klinik. Aus sechs Wochen wurden acht. Aus acht neun, aus neun schließlich zehn Wochen. Letztendlich feierte ich meinen fünfzehnten Geburtstag in der Kurklinik.

30. herausgefordert.

»I can feel myself fading away«

Bruce Springsteen, »Streets Of Philadelphia«

Das einzig Gute an der Lungenentzündung war, dass ich nun (mehr oder weniger) das hatte, was ich wollte: meine Ruhe. Denn nun musste ich immerhin keinen Sport mehr treiben und konnte mich, zumindest für eine Zeit lang, dem straffen Freizeitprogramm der Betreuer entziehen.

Ich genoss meine freie Zeit in vollen Zügen. Meistens zog ich mich in mein Zimmer zurück und setzte mich dort auf die Fensterbank über dem Heizkörper. Und dort las ich. Stundenlang. Nur unterbrochen von den Heilmaßnahmen, einigen Stunden Schlaf oder den gemeinsamen Mahlzeiten.

Ich las alles, was mir in die Finger kam. Angefangen von Tolkiens »Der Herr der Ringe«-Trilogie über »Das Tagebuch der Anne Frank« bis hin zu Heyerdahls »Kon-Tiki«. Ich verschlang alle Bücher, die ich mitgebracht hatte, und darüber hinaus sprach sich mein Literaturhunger so weit herum, dass mir Betreuer, Ärzte und auch mein Psychologe ihre Lieblingsbücher ausliehen. Kein Werk war vor mir sicher. Da mich meine Mitmenschen sowieso nervten, begann ich die Bücher zu meinen Therapien mitzunehmen. Ich las allein im Zimmer, wenn ich auf Heilmaßnahmen wartete oder – als ich später wieder daran teilnehmen musste – auf sämtlichen Ausflügen mit meiner Gruppe. Ich fand in der Literatur – ähnlich wie zuvor schon in der Musik – einen zuverlässigen Partner, der mir half, meine eigene surreale und schmerzverzerrte Welt hinter mir zu lassen. Bücher fesselten mich auf eine Art und Weise, die ich zuvor nicht gekannt hatte. Sie führten mir vor Augen, wie das Leben sein konnte. Sie verdeutlichten mir, dass es immer verschiedene Sichtweisen auf die Dinge gab. Und sie zeigten mir, dass mein Leben durch die Flucht in literarische Welten einfacher zu ertragen war.

Zu dieser Zeit fasste ich auch einen Entschluss: Irgendwann in meinem Leben würde auch ich ein Buch schreiben. Dieses Ziel habe ich heute nun gewissermaßen erreicht. Allerdings hatte ich damals an ein schöneres Thema gedacht. Dass mich die erlebten Misshandlungen auch noch so viele Jahre später nicht loslassen würden, ahnte ich damals selbstverständlich nicht.

Jedenfalls war das Lesen zu dieser Zeit Balsam für meine geschundene Seele. Es war die Tür zur Realitätsflucht. Einer Flucht vor der Wahrheit. Einer Flucht vor mir selbst. Einer Flucht vor meinem Körper. Und der litt weiter. Aber es war mir egal. Ich genoss die Zeit mit meinen Büchern und die Ruhe vor meiner Heimkehr. Vor allem, als allmählich der Herbst anbrach und Dauerregen und Windböen gegen die Fenster preschten.

Auch wenn quasi jederzeit jemand in mein Zimmer kommen konnte, so wusste ich doch, dass es weder mein Onkel noch der Vater meiner Freundin sein würden. Und diese Gewissheit ließ mich beim Lesen zur Ruhe kommen und ermöglichte es mir, mich voll und ganz auf die Literatur einzulassen. Es tat unglaublich gut. Und solange ich meine Umwelt und meinen Körper ausblenden konnte, fühlte ich mich etwas besser.

Und diese trügerische Ruhe nutzte ich schließlich aus. Schon seit einiger Zeit wusste ich, dass es in einer anderen Gruppe in der Klinik einen Jungen gab, der sich für mich interessierte. Er hatte schon mehrere Annäherungsversuche gestartet, über die ich bislang aber einfach hinweggesehen hatte. Als sie nach einiger Zeit intensiver wurden, blockte ich ihn zunächst ab. Körperliche Nähe kam für mich nicht infrage.

Doch angetrieben vom Erfolg meiner literarischen Realitätsflucht wollte ich zumindest einmal versuchen, »normal« zu sein. So ging ich schließlich auf sein Werben ein. Ich glaube nicht, dass ich jemals wirklich in ihn verliebt war, aber ich spielte mit. Ich wollte ihm eine Chance geben. Oder besser gesagt: mir eine Chance geben. In der Tat war ich von seiner Beharrlichkeit auch beeindruckt und gewissermaßen geschmeichelt ... Und wo wir dann einmal so weit waren, wollte ich unbedingt, dass wir miteinander schliefen. Man kann sagen, dass ich es regelrecht provozierte. Mein Verhalten ihm gegenüber konnte man durchaus als »unfair« bezeichnen. Letztendlich habe ich ihn wahrscheinlich mit meinem verzweifelten Versuch, den Missbrauch zu verdrängen, sogar ausgenutzt. Aber ich wollte – genau wie er – den Sex. Ich brauchte unbedingt Erfahrungen, die meine Erinnerungen überdeckten. Ich erhoffte mir dadurch, dass ich so »normaler« werden könnte und mein Martyrium in den Hintergrund treten würde. Aber natürlich ging dieser Plan völlig nach hinten los.

Eines Abends schlich sich dieser Junge also in mein Zimmer. Und in der Tat kam er meinen Bemühungen sofort bereitwillig entgegen. Ich war sehr froh, dass es stockdunkel im Raum war. Sonst hätte er vermutlich meinen gequälten Gesichtsausdruck gesehen. Ich musste mich zwingen, es geschehen zu lassen. Auch wenn ich es so wollte, so sträubte sich doch *alles* in mir gegen diesen Sex. Die Erinnerungen an den Missbrauch kehrten zurück. Auch wenn dies sicherlich nicht die Absicht des Jungen gewesen war, so fühlte ich mich dennoch bedrängt und ausgeliefert. Aber ich wollte so sehr, dass ich einmal positive Erfahrungen machte, dass ich mich ihm nicht widersetzte. Ich glaubte oder *hoffte*, dass es doch noch besser werden würde.

Doch es war eine einzige Katastrophe. Ich lag da und wartete, dass es aufhörte. Ich spürte nichts. Mein »erstes Mal« langweilte mich zutiefst. Aber immerhin tat es nicht weh. Für mich war das schon ein Erfolg.

Ihm allerdings schien es ganz offensichtlich sehr mit mir gefallen zu haben. Das milderte mein schlechtes Gewissen ihm gegenüber zugegebenermaßen doch ein wenig.

Unsere kurze »Beziehung« nahm ein relativ schnelles Ende. Noch bevor wir beide aus der Klinik entlassen wurden, trennten wir uns. So war es wahrscheinlich am besten.

Auch wenn dieser Sex freiwillig gewesen war, so trieb mich doch letztendlich mein eigener Zwang, es versuchen zu *müssen*, an. Eigentlich hätte ich wissen müssen, dass erzwungener Sex *niemals* gut sein konnte. Für mich war es ein verzweifelter und selbstquälerischer Versuch, ein bisschen Normalität zu erlangen. Eine Normalität, die es für mich nicht gab. So langsam musste ich mir das wohl eingestehen.

31. entlassen.

»I don't know where I'm going«

Bon Jovi, »Blaze Of Glory«

Nach nunmehr fast zehn Wochen Kuraufenthalt fürchtete ich mich vor dem Abgrund, der sich erneut vor mir auftun würde, sobald ich wieder zu Hause wäre. Denn auch wenn mich der Klinikalltag so manches Mal nervte, so war ich dort zumindest vor meinem Onkel sicher. Ich wusste, dass meine Familie weiterhin keine Worte für mein Martyrium finden, meine Klassenkameraden mich nicht sonderlich erfreut empfangen und ich wieder mit meinen Ängsten und Träumen allein sein würde. Auch wenn mein Psychologe versuchte, mich auf meine Heimkehr vorzubereiten, so gab es doch nichts, was mich wirklich zuversichtlich stimmen konnte.

Wobei es durchaus einige Dinge gab, die ich während dieser zehn Wochen gelernt hatte. Ich hatte beispielsweise erfahren, dass Menschen es anscheinend dulden konnten, dass anderen Menschen Gewalt angetan wurde. Zumindest solange die Verbrechen weit weg von ihnen stattfanden und sie nicht mit einer unmittelbaren Schuld konfrontiert werden konnten, etwa weil sie nichts davon erfahren würden. Das schockierte mich nach wie vor.

Der provozierte Sex mit dem Jungen hatte mich nur eines gelehrt: nämlich, dass er mir nichts brachte. Es war für mich weder etwas Positives noch etwas Angenehmes. Und letztendlich half mir der Sex nicht über meine schmerzhaften Erlebnisse hinweg, die Erinnerungen an den Missbrauch blieben bestehen. Tatsächlich zeigte mir mein gescheitertes »erstes Mal« nur noch drastischer, welche Spuren die Misshandlungen hinterlassen hatten. Dass ich schlicht und ergreifend nicht in der Lage war, Zärtlichkeiten oder Sex zu genießen. Es war ernüchternd.

Mein sonstiger Gesundheitszustand war nicht gut, aber zumindest besser als bei meiner Aufnahme in der Klinik. Meine Lungenentzündung hatte ich auskuriert, auch wenn chronische Schäden zurückgeblieben waren. Ich hatte ein wenig zugenommen (für mich war die Schmerzgrenze erreicht, meine Ärzte dagegen waren mit meinem Untergewicht noch immer unzufrieden) und der Zustand meiner Haut war akzeptabel.

Ob auch meine Psyche stabiler war, kann ich selbst kaum beurteilen. Vielleicht kurzzeitig. Das Lesen und der Abstand zu meinem Umfeld hatten mir gutgetan. Mit dem Heranrücken meiner Heimkehr wurde aber auch meine Angst wieder stärker und schließlich kehrten auch die Depressionen allmählich zurück.

Meine Eltern, die mich während meiner Kur nur einmal, zu meinem fünfzehnten Geburtstag, besucht hatten, holten mich schließlich nach zehn Wochen Klinikaufenthalt ab. Bevor ich offiziell entlassen wurde, fanden die bereits angekündigten Elterngespräche statt. Ich wusste, dass sowohl der Arzt als auch der Psychologe meinen Eltern gegenüber meine Befürchtungen, dass mein Onkel sich an mir rächen könnte, ansprachen. Und meine Eltern versicherten beiden erwartungsgemäß, dass mein Onkel selbstverständlich keine Möglichkeit mehr hätte, an mich heranzukommen. Was hätten sie auch sagen sollen? Und wie ich es ebenfalls vorausgesehen hatte, war mit diesem Elterngespräch für meine Kurärzte die Pflicht getan und sie konnten mich ruhigen Gewissens entlassen. Ohne Schutz. Und mit dem Wissen, dass ich zu Hause nicht hundertprozentig sicher war.

So wurde mir bereits auf dem langen Weg nach Hause klar, dass sich tatsächlich nichts geändert hatte. Und mir graute vor dem, was mich noch erwarten würde.

Teil V
Ein Lichtblick und ein Schatten.

»Warum ausgerechnet ich?
Zähl die Stunden, die Sekunden,
Doch die Zeit scheint stillzusteh'n.
Hab mich geschunden, gewunden,
Lass mich geh'n«

Falco, »Out Of The Dark«

32. angekommen.

»I ain't keen on living either«

Robbie Williams, »Feel«

Als ich nach meinem zehnwöchigen Kuraufenthalt nach Hause zurückkehrte, war mittlerweile ein Jahr seit den beiden Anzeigen vergangen. Und noch immer gab es keinerlei Neuigkeiten über den Stand der Ermittlungen. Die Mühlen der deutschen Justiz mahlten quälend langsam, das musste ich schmerzlich erkennen.

Es war unglaublich schwierig für mich, nach einer solch langen Zeit wieder in mein »wirkliches« Leben zurückkehren zu müssen. Plötzlich war ich wieder allein. Auch wenn mich die Ärzte und mein Psychologe während meines Klinikaufenthalts regelmäßig enttäuscht hatten, so hatte ich dennoch mit ihnen über meine Ängste reden können. Ich wusste, dass ich beispielsweise nach einem Albtraum mit meinem Therapeuten hatte sprechen können. Doch nun war ich mit meinen Erinnerungen und Träumen wieder allein.

Meine Familie war natürlich sehr froh darüber, dass ich wieder zu Hause war. Mein Martyrium wurde jedoch weiterhin nicht thematisiert. Das Elterngespräch mit den Ärzten und dem Psychologen in der Klinik schien nie stattgefunden zu haben, jedenfalls wurde es in meiner Gegenwart nicht mehr angesprochen. Damit war das Thema für meine Familie erledigt. Ich war wieder da und alles war gut. Die Familie war beisammen und damit, zumindest nach außen hin, wieder intakt.

Tatsächlich kam auch meine Tante wieder regelmäßig zu Besuch. Die Blicke, die sie mir zuwarf, wenn sie dachte, dass sonst niemand hinsah, wurden ignoriert. Auch wurde darüber hinweggesehen, dass sie bei Familienfeiern einfach so tat, als würde ich nicht existieren, oder so, als wäre nie etwas vorgefallen. Ich fand es furchtbar, dass vor allem meine Großeltern überhaupt noch zu meiner Tante, die natürlich noch immer mit meinem Onkel liiert war, hielten. Doch noch viel schlimmer fand ich, dass sie allen Ernstes von mir verlangten, dass ich »normal« und freundlich mit meiner Tante umging.

Eines Tages schickte mich meine Oma beispielsweise los, um für meine Tante Einkäufe zu erledigen. Ich weigerte mich, fragte sie, warum ich das tun sollte, und machte ihr deutlich, dass ich nicht gewillt war, meiner Tante nach allem, was geschehen war, überhaupt noch irgendeinen Gefallen zu tun.

Daraufhin brach ein beispielloser Familienkrach los. Meine Mutter mischte sich ein und ermahnte mich, meiner Oma zuliebe nicht so »gemein« zu meiner Tante zu sein. Ich solle mich zusammenreißen und wegen einer solchen Lappalie nicht so einen Aufstand machen. Letztendlich ging ich also doch einkaufen. Ich konnte die Vorwürfe und Streitereien einfach nicht mehr ertragen. Da waren mir die unausgesprochenen Anschuldigungen fast lieber. Denn es verletzte mich immer wieder aufs Neue, wenn mir meine Großeltern ins Gesicht sagten, dass ich doch nett zu meiner Tante – die mir nicht glaubte – sein sollte. Diese Ungerechtigkeit war nicht nur schmerzhaft, sondern auch so grotesk, dass ich nicht mehr wusste, wie ich mich überhaupt noch verhalten sollte oder besser: wie ich mich verhalten durfte.

Meine Großeltern verstanden nicht – oder wollten es nicht verstehen –, dass ich weder den sexuellen Missbrauch des Vaters meiner Freundin noch die körperlichen und seelischen Misshandlungen durch meinen Onkel vergessen oder verzeihen konnte. Genauso wenig wie das Verhalten meiner Tante.

Für mich gab es wieder einmal keinen Ausweg: Was sollte ich tun? Ich dachte darüber nach, einfach davonzulaufen. Aber wohin? Es gab in meinem Heimatort keine Anlaufstelle, die ich hätte aufsuchen können. Nicht einmal eine Polizeidienststelle gab es. Und selbst wenn: Was hätten die Polizisten mit einer entlaufenen Fünfzehnjährigen gemacht? Sie hätten mich zurückgebracht. Denn solange mein Onkel »nur« eine Bedrohung war und es keine Verletzungen gab, die ich ihnen zeigen konnte, waren sie machtlos.

Ich hatte also keine andere Wahl, als das Verhalten meiner Großeltern zu ertragen und zu versuchen, ihre Sticheleien und Forderungen bezüglich meiner Tante möglichst gering zu halten. Gut, dass ich viele Jahre Übung darin hatte, Dinge einfach schweigend hinzunehmen, egal, wie sehr sie auch schmerzen mochten.

Wie schlimm das Verhalten meiner Großeltern für mich war, kann ich kaum beschreiben. Mir war zwar durchaus klar, dass sie mein Martyrium nicht verstehen konnten, aber ich hätte niemals gedacht, dass sie mir so offensichtlich den Rücken kehren würden.

Dass meine Tante noch zu Besuch kam, konnte ich weder gutheißen noch akzeptieren. Aber als ich mitbekam, dass auch mein Onkel wieder willkommen war, war ich vor Entsetzen und Angst völlig gelähmt.

33. entflohen.

»Sag mir, dass dieser Ort hier sicher ist«

Silbermond, »Irgendwas bleibt«

Ja. Mein Onkel kam *wirklich* wieder zu Besuch.

Als ich eines Nachmittags von einem Arzttermin nach Hause kam, stand sein Auto vor unserem Haus. Bis ich von Weitem realisiert hatte, was ich da vor mir sah, dauerte es jedoch einige Minuten. Mein Hirn weigerte sich, diese Information aufzunehmen und zu verarbeiten. Es war so grotesk, dass mir einfach nichts mehr dazu einfiel. Ich war gelähmt. Geschockt. Sprachlos.

Unmittelbar nach meiner Anzeige wurde meinem Onkel von der Polizei auferlegt, dass er sich mir – und dem Haus meiner Eltern und Großeltern – nur noch bis auf einige Meter nähern durfte. Auch wenn es meine Ärzte oder der Psychologe mir nicht geglaubt hatten, so missachtete mein Onkel diese Auflage tatsächlich. Und was ich noch viel erschreckender fand: Meine Großeltern, die ebenfalls von dieser polizeilichen Anordnung wussten, akzeptierten es. Meine Eltern hatten mit ihnen gesprochen, aber anscheinend hatte dieses Gespräch nicht gefruchtet.

Ich traute meinen Augen nicht. Kurz dachte ich, dass ich mich wohl verguckt haben *musste*. Doch das Autokennzeichen ließ keine Zweifel zu. Und löste eine nackte Panik in mir aus. Kurzerhand drehte ich mich auf dem Absatz um und ging *irgendwohin*. Ich lief ziellos durch den Ort, wobei ich immer einen großen

Bogen um mein Elternhaus machte. Erst nach einigen Stunden wagte ich einen neuen Versuch und näherte mich unserem Haus. Das Auto war weg.

Zu Hause traf ich auf meine Oma. Ich fragte natürlich, ob mein Onkel hier gewesen wäre. Sie verneinte es. Auch meine Vermutung, dass meine Tante vielleicht mit dem Auto meines Onkels da gewesen wäre, bestritt sie. Und nahm meine Ausrede, dass ich Freunde in der Stadt getroffen hätte und deshalb so lange weg gewesen wäre, kommentarlos hin.

So langsam wusste ich nicht mehr, ob ich mir selbst noch glauben konnte. Ich war mir *absolut* sicher, dass das Auto meines Onkels vor der Tür gestanden hatte. Mir war zwar klar, dass meine Oma – die immer eine enge Bindung zu Tante und Onkel gehabt hatte – dies vielleicht nicht ohne Weiteres zugeben würde, doch so langsam begann ich an mir selbst zu zweifeln. Alle erklärten mir, dass ich vor meinem Onkel sicher wäre und dass er natürlich keine Möglichkeit mehr hätte, an mich heranzukommen. Ich glaubte ihnen nicht. Ich konnte es nicht. Und allmählich fragte ich mich, ob ich mittlerweile so weit war, dass ich Halluzinationen hatte und deshalb meinen Onkel nun einfach überall sah. Denn es konnte doch nicht wahr sein, dass meine Großeltern ihn immer noch empfingen. Es konnte einfach nicht sein.

Doch bereits wenige Tage später wusste ich, dass sowohl meine Augen als auch mein Gehirn einwandfrei funktionierten und dass ich mich an dem besagten Tag nicht getäuscht hatte.

Als ich nämlich an einem Nachmittag nach der Schule zufällig aus dem Fenster schaute, sah ich dort wieder das Auto meines Onkels in der Einfahrt stehen! Um herauszufinden, ob mir meine Einbildungskraft nicht möglicherweise (wieder) einen Streich spielte, stellte ich mich an die Treppe zum Erdgeschoss, wo meine Großeltern lebten. Ich brauchte gar nicht lange zu warten, dann drangen die Stimmen von Oma, Tante und Onkel zu mir herauf.

Einige Zeit stand ich dort vollkommen bewegungsunfähig in einer Art Schockstarre. Ich hörte sie unten reden und lachen. So, als wäre nie irgendwas gewesen. Und als würde von meinem Onkel keinerlei Gefahr für mich ausgehen. Plötzlich hörte ich, wie meine Oma meiner Tante etwas von neuen, winterfesten Blumen erzählte und sich ihre Stimmen in Richtung Garten entfernten.

Ohne dass ich es geplant hätte, trugen mich meine Beine ins Badezimmer. Ich versperrte die Tür und ließ mich zitternd auf den Boden sinken. Aus der Ferne konnte ich hören, wie nur kurz darauf jemand die Treppe hochkam und meine Zimmertür geöffnet wurde. Mir war klar, dass mein Onkel diese einmalige Situation, sich unbemerkt auf mein Zimmer zu schleichen und an mir Rache zu nehmen, ausnutzen wollte. Ich betete, dass er, wenn er das Zimmer leer auffand, glauben würde, ich wäre nicht zu Hause.

Während ich auf den kalten Fliesen im Bad saß, traute ich mich kaum zu atmen. Ich hatte furchtbare Angst vor dem, was mir mein Onkel – sollte er mich doch in die Finger kriegen – antun würde. Ich konnte die Schmerzen, die er mir dann zufügen würde, förmlich spüren. Ich überlegte schon, welche Ausreden ich erfinden müsste, um diese Verletzungen – Knochenbrüche? – später erklären zu können, als ich hörte, wie die Zimmertür wieder zugemacht wurde und jemand die Treppe hinabging.

Dennoch blieb ich wie versteinert sitzen, wo ich war. Selbst wenn ich es gewollt hätte, hätte ich mich nicht bewegen können. Ich saß einfach dort, zitterte unkontrolliert und hoffte, dass mein Onkel *wirklich* für heute aufgegeben hatte und nicht doch noch einmal zurückkehren würde, um nach mir zu suchen.

Ich habe heute keine Ahnung mehr, wie lange ich auf dem kalten Fußboden im Bad saß. Ich traute mich einfach nicht, zu überprüfen, ob Tante und Onkel wirklich weg waren. Meine Angst, dass mein Onkel doch noch in meinem Zimmer auf mich lauern könnte, war zu groß. Also blieb ich so lange im Badezimmer, bis am Abend meine Eltern nach Hause kamen. Ich hoffte, dass mein Onkel spätestens jetzt aufgeben würde ...

Das Abendessen ließ ich mit der Begründung, dass mir übel wäre, ausfallen. Und es stimmte: Mir war so schlecht, dass ich mich beim ersten Bissen mit Sicherheit hätte übergeben müssen.

Ich stellte meine Oma zur Rede. Sie war sich keiner Schuld bewusst. Denn es stand ihr ja frei, meine Tante – die ja nichts getan hatte – weiter bei sich zu begrüßen. Und mein Onkel wäre ja nur ganz, ganz kurz da gewesen, um ihr schwere Einkäufe vorbeizubringen. Ich versuchte ihr zu verdeutlichen, dass *jeder* Besuch meines Onkels – wie kurz oder lang der auch sein mochte – für mich eine potenzielle Gefahr darstellte. Und dass ich *Angst* vor ihm hatte. Sie tat dies als Übertreibung ab. Denn solange sie ihn im »Auge behielt«, konnte er ja nichts tun.

Es machte mich wahnsinnig, dass ich jetzt, wo bekannt war, dass ich acht Jahre lang missbraucht worden war, immer noch nicht den Schutz erhielt, den ich so sehr brauchte. Ich wusste, dass es nichts bringen würde, mit meiner Oma oder den anderen darüber zu diskutieren. Denn es behaupteten zwar alle, dass sie mich schützen wollten, niemand erkannte jedoch, zu was mein Onkel fähig war. Und niemand wollte mir glauben, dass er – sollte er die Gelegenheit dazu bekommen – wieder auf mich losgehen würde. Ich fühlte mich verraten. Und schutzlos ausgeliefert. So langsam ertrug ich es nicht mehr, dass die Familie anscheinend wichtiger war als meine Unversehrtheit. Als mein Leben. Oder meine Seele.

Letztendlich verschanzte ich mich von nun an öfter im Bad, wenn ich hörte, dass meine Tante zu Besuch gekommen war, denn ich fürchtete immer, dass mein Onkel auch dabei sein könnte. Immerhin waren die Besuche deutlich seltener geworden. Ich sagte nie wieder etwas zu meinen Großeltern. Denn ich wusste, dass sie mich nicht ernst nehmen würden.

Zu Hause glaubte man mir nicht und an die Polizei wendete ich mich auch nicht. Denn dort hatte man mir ja auch gesagt, dass man nicht einschreiten konnte, solange ich keine Verwundungen vorzeigen konnte. Und da ich panische Angst davor hatte, was mein Onkel mit mir anstellen könnte, wollte ich es eigentlich nicht unbedingt auf solche vorzeigbaren Verletzungen ankommen lassen.

34. verfolgt.

»And once again I cannot sleep«

James Blunt, »Same Mistake«

Ich befand mich in meinem Zimmer und machte wie üblich meine Hausaufgaben. Meine Eltern und Geschwister waren nicht zu Hause. Plötzlich ging meine Zimmertür auf. Ich blickte auf und schaute in das Gesicht meines Onkels, der herablassend lächelte. Meine Großeltern, die ich nun mit meiner Tante reden hörte, mussten die Tür geöffnet haben. Ich stand unter Schock, konnte mich nicht bewegen. Mein Onkel kam schnellen Schrittes auf mich zu. Ich stand langsam auf. Meine Beine zitterten. Ich wollte zurückzuweichen, doch meine Angst lähmte mich. Er packte mich brutal an der Hüfte und drückte mich in Richtung meines Bettes. Er warf mich mit solcher Wucht darauf, dass mein Kopf hart gegen die Wand am Kopfende knallte. Ich sah Sterne. Kurz hoffte ich, ohnmächtig zu werden, aber leider blieb ich bei Bewusstsein. Ich schloss die Augen, versuchte zu »verschwinden« und zumindest meine Seele vor dem zu schützen, was nun kam. Mein Onkel, der meine Teilnahmslosigkeit kannte, sagte mir, dass ich ihn ansehen solle. Ich ignorierte ihn. Die Ohrfeige, die er mir verpasste, hallte in meinem Kopf wider. Meine Unterlippe blutete. Wieder zischte er, dass ich ihn anschauen solle. Ich kniff die Augen noch fester zu. Sein nächster Schlag traf mich in den Magen. Mir blieb die Luft weg. Vor Entsetzen riss ich reflexartig die Augen auf. Er wirkte zufrieden. Als ich sah, wie er sich an meiner Jeans zu schaffen machte, starrte ich schnell nach oben an die Decke. Ich versuchte mich auf die Musterung der Deckenplatten zu konzentrieren. Aber er ließ nicht locker. Er fragte mich, ob ich ihn schon vermisst hätte und ob mir das, was er mit mir tat, nicht gefallen würde. Ich antwortete nicht. Er riss meine Beine auseinander. Wohl darauf bedacht, meine Muskeln dabei so zu überdehnen, dass ich vor Schmerzen aufkeuchte. Er lachte. Wieder fragte er mich, ob ich für heute schon genug hätte. Ich antwortete nicht. Ohne Vorwarnung drangen seine Finger in mich ein. Der Schmerz war so barbarisch, dass mir mein Schrei förmlich im Halse stecken blieb. Ich wartete darauf, dass mein Körper resignieren würde. Der Schmerz war zu heftig, um ihn ertragen zu können. Ich sehnte die Ohnmacht, die nicht kommen wollte, herbei. Ich wollte so sehr, dass es aufhörte. Erneut fragte er mich, ob ich genug hätte. Oder ob er weitermachen solle … Als ich nicht reagierte, sagte er mir, dass ich es ja nicht anders gewollt hätte. Er hätte mich vor die Wahl gestellt und ich hätte mich, indem ich ihm nicht geantwortet hätte, »entschieden«. Die nachfolgende Qual ließ mich aufstöhnen. Mir stiegen vor Schmerz die Tränen in die Augen. Der Schmerz übertraf jede Vorstellungskraft. Ich konnte nicht mehr. Wieder fragte er, ob ich genug hätte. Ich brachte nicht mehr als ein »Ja« hervor. Es reichte ihm nicht. Er sagte mir, ich solle ihm in die Augen sehen und ihn darum bitten, dass er aufhörte. Gleichzeitig packte er meinen Kopf und drehte ihn gewaltsam zu sich. Ich starrte ihn an, ohne ihn wirklich zu sehen. Schließlich flehte ich ihn an aufzuhören. Er ließ endlich von mir ab. An seiner Hand sah ich, dass ich stark bluten musste. Es überraschte mich nicht. Er sagte mir, dass dies heute nur der Vorgeschmack gewesen wäre. Dass ich das nächste Mal nicht so glimpflich davonkommen würde. Er freue sich auf den Sex mit mir. Und dass er beim nächsten Mal von Anfang an mehr Aktivität von mir erwarte. Bevor er ging, wollte er mich noch mal leiden sehen. Noch einmal schlug er mich, dieses Mal in den Unterleib …

Als mich dieser Schlag traf, erwachte ich. Ich lag zitternd in meinem Bett, meine Lippe blutete, weil ich mich wie so oft gebissen hatte. Alle Muskeln schmerzten vor Anspannung. Ich war völlig verstört. Ich schaffte es nicht einmal, das Licht einzuschalten. Ich konnte mich nicht bewegen, war vor Angst gelähmt. Es dauerte einige Zeit, bis ich realisiert hatte, dass dies ein Traum gewesen war. Allerdings kein »normaler« Traum, sondern das Nachträumen des schon einmal Erlebten.

Auch wenn mir mein Onkel schon Schlimmeres zugefügt hatte, so konnte ich mich noch *sehr* genau an die Verletzungen und Schmerzen jenes Mals erinnern. Es hatte damals Stunden gedauert, bis die Blutung aufhörte ...

Diese Träume, in denen ich Situationen »wiedererlebte«, waren viel schlimmer als Träume von ähnlichen Misshandlungen, die aber nie in dieser Form stattgefunden hatten. Waren die Träume nämlich »neu« oder abgewandelt, konnte ich sie besser einordnen und später auch wieder verdrängen – wenn auch sicherlich nicht ganz vergessen.

Doch das Wiedererleben von bestimmten Misshandlungen verängstigte mich völlig. Denn die Erinnerungen an die Szenen waren dann so präsent, wie sie es damals gewesen waren. So konnte ich die zugefügten Schmerzen erneut spüren und der Schock traf mich genauso heftig, wie es damals in der Realität der Fall gewesen war.

Es war für mich schlimm genug, dass die Erinnerungen an den Missbrauch in all seinen Details irgendwo in meinem Gedächtnis vergraben waren. Doch noch schrecklicher war es, dass sie mein Gedächtnis immer wieder überwältigen und in dieser Härte zum Vorschein kommen konnten.

Ich konnte mir gut vorstellen, warum in dieser Nacht das Erlebte wieder hochkam. Denn die erneute Konfrontation mit meinem Onkel hatte meine seelischen Narben wieder aufreißen lassen. Auch wenn ich ihm in den letzten Tagen hatte entkommen können, so wusste ich nicht, ob ich das auch zukünftig immer würde tun können. Ich hatte eine Angst verspürt, die alles Denken und Handeln überschattete, die ich nicht mehr verdrängen konnte und die mich natürlich auch in meinen Träumen nicht losließ.

Die gerade wiedererlebten Erinnerungen an meinen Onkel verliehen der Bedrohung, die von ihm ausging – und der ich in den Tagen zuvor nur knapp entkommen war –, großen Nachdruck. Meine Angst schwappte förmlich über. Ich geriet in eine Panik, die ich zuvor in diesem Ausmaß noch nie erlebt hatte. Das Gefühl von absoluter Lebensgefahr breitete sich in mir aus. Ich hatte kein Ventil, über das ich die Angst irgendwie »ablassen« konnte. Ich griff zu der Nadel, die sich noch immer in meinem Nachtschränkchen befand. Ich sah keinen Ausweg, als mich selbst zu verletzen. Die Angst war so mächtig, dass ich das Gefühl hatte, nicht mehr ich selbst zu sein.

Erst als ich mein eigenes Blut fließen sah, flaute dieses Angstgefühl allmählich ab. Die gerade durchlebte Panikattacke ging genauso schnell vorbei, wie sie gekommen war. Und selbst wenige Minuten danach konnte ich das, was ich gerade verspürt oder erlebt hatte, weder nachvollziehen noch ausreichend beschreiben. Ich hoffte nur, dass ich eine solche Attacke nicht noch einmal durchleben musste. Denn sie setzte alle Ängste, die ich jemals verspürt hatte, auf einmal frei. Sie versetzte mich in einen Zustand, in dem ich vollkommen unzurechnungsfähig war.

Ich wusste, dass ich im Zuge einer solchen Panikattacke vermutlich zu allem fähig wäre. Deshalb bewahrte ich die Nadel nun an einem anderen Platz außerhalb der Reichweite meines Bettes auf. Doch genauso wusste ich auch, dass mich eine derartige Panik im schlimmsten Fall auch in die Küche gehen und ein Messer holen lassen würde. Denn mit dem Einsetzen der Panik vergaß ich alles, was mich normalerweise am Leben festhalten ließ.

Die Erkenntnis, dass mein Onkel – auch wenn ich ihm bislang ausweichen konnte – noch immer dazu in der Lage war, mich förmlich durchdrehen zu lassen, schockierte mich. Meine Angst vor ihm wuchs mit diesem Tag beständig an, bis sie genauso unberechenbar, brutal und zerstörerisch wurde wie mein Peiniger selbst.

35. vorgeladen.

»Would it be the same, if I saw you in heaven?«

Eric Clapton, »Tears In Heaven«

Trotz allem musste ich irgendwie mit meinem Alltag weitermachen. Ich ging zur Schule und versuchte nicht auf meine lästernden Mitschüler zu achten. Durch meine lange Abwesenheit hatten meine Klassenkameraden zwar zwangsläufig erkannt, dass ich wohl wirklich krank war und Probleme hatte, aber ich fühlte mich nach meiner Rückkehr genauso fehl am Platz wie zuvor. Die Hänseleien wurden weniger. Aber die Tatsache, dass ich anders war und mich fremd fühlte, blieb bestehen.

Es galt nun, den durch die Kur versäumten Unterricht aufzuarbeiten, Klausuren nachzuschreiben und den Vorsprung meiner Mitschüler aufzuholen. Ich arbeitete hart und diszipliniert. Für mich war es die einzige Möglichkeit, meine Ängste zu unterdrücken. Und es funktionierte. Solange ich mich auf den Unterrichtsstoff konzentrierte, konnte ich den Scherbenhaufen, den ich mein »Leben« nannte, zumindest kurzzeitig vergessen. Und auch die Leere, die ich schon so oft verspürt hatte, kam zurück. Auch sie half mir, mich von meinen Erlebnissen und meinem verhassten Körper zu distanzieren.

Die Nachmittage verbrachte ich mit Lernen auf der Couch in meinem Zimmer oder mit Zittern vor meinem Onkel auf dem Badezimmerboden.

Gesundheitlich ging es mir wieder schlechter. Aber auch das gehörte für mich mittlerweile zum Alltag. Denn meine Nächte waren immer noch so grausam und schlaflos wie in den letzten Jahren. Es wurde zur Normalität. Ich war schon froh, wenn meine Ängste mich nicht wieder wie bei der Panikattacke überrannten. So waren sie zwar immer präsent, aber ich hatte sie zumindest mehr oder weniger unter Kontrolle und konnte sie oft mit Musik, Literatur oder Lehrstoff überdecken.

Ich versuchte mein Leben so weiterzuleben, als wäre nichts gewesen. Die Strategie des Selbstbelügens, mit der ich mich während des acht Jahre andauernden Missbrauchs am Leben gehalten hatte, begann wieder zu funktionieren. Niemand sprach aus, dass das scheinbare Familienidyll immer nur so lange währte, bis mir meine Anwältin wieder einmal einen Brief schickte. Ansonsten wurde mein Missbrauch nicht thematisiert. Meine Tante und mein Onkel kamen wieder zu Besuch und alles war beim Alten.

Also zog ich mich mit meinen Gefühlen und Ängsten auch genauso zurück, wie ich es während der acht Jahre getan hatte. Ich sah keine andere Möglichkeit, als mich selbst zu belügen. Denn *nur* wenn ich das tat, konnte ich meine seelischen Verwundungen, die niemand sonst wahrnehmen wollte, überhaupt ertragen. Und auch wenn ich mich durch das Leben quälte, so lebte ich doch weiter. Stunden. Tage. Nächte. Wochen.

Eines Nachmittags in der Vorweihnachtszeit kam per Kurier ein Brief von der Anwältin, der erste seit Langem. Ich hoffte so sehr, dass ich darin gute Nachrichten finden würde. Ich öffnete den Brief, wie ich es meistens tat, allein in meinem Zimmer. Er enthielt eine Vorladung zu einem Rechtspsychologen. Ich sollte hinsichtlich meiner Glaubwürdigkeit begutachtet werden. Der Termin war für den letzten Schultag vor den Winterferien etwa acht Wochen später angesetzt.

Ich wusste nicht, was ich von dieser Vorladung halten sollte. Irgendwie war ich froh, dass endlich *überhaupt* einmal etwas in den beiden Verfahren passierte. Das ganze letzte Jahr seit meiner Anzeige hatte ich von meiner Rechtsanwältin fast ausschließlich

Briefe, in denen es um Organisatorisches ging, bekommen. Ich hatte die ganze Zeit über das Gefühl gehabt, dass rein gar nichts voranging. Und nun – endlich – tat sich wenigstens etwas. Im ersten Moment freute ich mich darüber.

Je länger ich jedoch über diese Vorladung nachdachte, desto mehr entsetzte sie mich. Meine Anwältin hatte mich zwar schon zuvor darüber informiert, dass die psychologische Begutachtung eines Opfers im Vorfeld einer Gerichtsverhandlung nichts Außergewöhnliches wäre, aber dennoch machte mir diese Vorladung jetzt, wo ich sie in der Hand hielt, unbeschreibliche Angst.

Die schrecklichen Erinnerungen an meine Aussage auf dem Polizeirevier hatte ich nicht vergessen. Und auch wenn ich wusste, dass ich früher oder später wieder vor Gericht würde aussagen müssen, so hatte ich nie über eine zusätzliche, also eine *dritte* Aussage, nachgedacht. Um nicht in eine alles mit sich reißende Panik zu geraten, beruhigte ich mich selbst damit, dass es sich hier ja um einen *Psychologen* handeln würde. Ich hoffte darauf, dass dieser besser ausgebildet und somit sensibler wäre, als es der Polizist gewesen war. Dass ich dieses Gespräch jedoch erneut mit einem *Mann* führen müsste, konnte ich weder verstehen noch gutheißen. Ich fürchtete mich vor dem verhassten Gefühl, in die Ecke gedrängt zu werden.

Am Abend erzählte ich meinen Eltern von dem Brief und dem anstehenden Gespräch mit dem Gutachter. Sie zeigten wenig Reaktion. Meine Angst vor diesem Gespräch behielt ich lieber für mich. Denn ich fürchtete, dass sie mit dem Darübersprechen nur noch anwachsen könnte. Deshalb schluckte ich sie einfach herunter und beteiligte mich wieder an dem Gespräch über die Neuigkeiten bei den Nachbarn. Manchmal half Verdrängung tatsächlich weiter.

36. verronnen.

»Dreams are like angels«

Frankie Goes To Hollywood, »The Power Of Love«

Auch wenn es mir alles andere als leichtfiel, so versuchte ich doch, *irgendwie* durchzuhalten. Mein Leben nahm eine Routine an, mit der ich versuchte, meine Emotionen und Erinnerungen auf ein Minimum zu reduzieren. Solange alles »nach Plan« lief, funktionierte ich.

In der Schule schrieb ich weiterhin mehr oder weniger überdurchschnittlich gute Noten. Und außer mit Marcus sprach ich mit niemandem mehr über den Missbrauch oder die Ängste vor meinem Onkel. Ich spielte meiner Familie wieder die vorbildliche Tochter, Schwester und Enkelin vor. Denn nur indem ich so tat, als wäre nichts gewesen, konnte ich Schuldzuweisungen zuvorkommen und musste keine ausufernden Streitereien mit meinen Großeltern fürchten.

Und immer dann, wenn ich meinen Selbsthass nicht mehr ertragen konnte, ritzte ich mich. Wenigstens geschah dies nun nicht mehr in der Regelmäßigkeit wie vor dem Kuraufenthalt, sondern nur dann, wenn ich keinen Ausweg mehr sah. Und den suchte ich leider zu oft vergebens.

Die Zeit wurde für mich zu etwas völlig Surrealem. Auf der einen Seite hatte ich das Gefühl, dass sie nicht verrinnen wollte. Vor allem nachts oder in der Schule – also während der Zeiten, in denen meine Erinnerungen mich oft überrannten – fühlte es sich für mich so an, als würde die Zeit stillstehen. Als würden die Momente des Erinnerns und des Quälens niemals vergehen. Auch wenn ich versuchte, mich abzulenken, waren diese Augenblicke unendlich. Und unsagbar schmerzhaft.

Auf der anderen Seite hatte ich das Gefühl, die Zeit würde mir geradezu entgleiten. Jeden Sonntag oder am Ende jedes Monats fragte ich mich, wie ich die vergangenen Tage oder Wochen überstanden hatte. Ich war so abgestumpft und emotionslos in meiner Alltagsroutine gefangen, dass einzelne Tage für mich nicht greifbar waren. Die Zeit verging. Und ich hoffte so sehr, dass sie mich weiterhin auf diesem niedrigen Gefühlsniveau durch meinen Albtraum namens »Leben« tragen würde.

Selbst heute kann ich mich nur noch vage an diese Zeit erinnern, in der ich allein und ausgeschlossen war. Für mich war es einfach ein »Zeitraum«, in dem einzelne Tage oder Stunden keinen Platz fanden. So sind heute nur noch meine Abgestumpftheit, die Tagesroutine und die Durchhalteparolen, die Marcus mir immer wieder mitgab, in meinem Gedächtnis präsent. An einzelne Tage oder Begebenheiten erinnere ich mich kaum. Vielleicht ist dies auch eine ausgeklügelte Maßnahme meines Erinnerungsvermögens, um das aussichtslose Dilemma, in welchem ich mich damals befand, *irgendwie* bewältigen und verarbeiten zu können.

Jedenfalls stand, für mich ganz plötzlich, wieder Weihnachten vor der Tür. Das zweite Weihnachtsfest nach meiner Anzeige. Erneut fürchtete ich mich vor dem strapazierten Familienfrieden und konnte doch nichts unternehmen. Das Einzige, was ich tun konnte, war beten, dass mein Onkel es nicht wagen würde, zum Weihnachtsfest in meinem Elternhaus zu erscheinen.

Wie es die Tradition vorschrieb, bereitete meine Mutter wie jedes Jahr mit einer Engelsgeduld den Gänsebraten vor. Mein Vater und mein Großvater fuhren los, um den Christbaum zu besorgen. Und meine Oma backte unzählige Kuchen. Und alle warteten ungeduldig auf die Ankunft meiner Geschwister.

Währenddessen saß ich in meinem Zimmer und versuchte die Schuldgefühle zu unterdrücken, die ich immer in solchen Situationen verspürte, weil ich das intakte Familienleben zerstört hatte. Sicherlich freute auch ich mich auf das Wiedersehen mit meinen Geschwistern. Aber die Angst davor, dass die Situation wieder wie im Vorjahr eskalieren könnte, war groß.

Letztendlich verlief das Weihnachtsfest aber weniger schlimm als befürchtet. Solange ich meine Angst, meinen Selbsthass und meine Verzweiflung herunterschluckte, war es erträglich. Mir war mittlerweile bewusst, dass ich mit Reden über den Missbrauch sowieso nichts bezwecken konnte. Also ließ ich es einfach bleiben. Und wenn ich mir dann nur lange und intensiv genug einredete, dass alles bestens wäre, konnte ich es sogar fast glauben. Fast.

Ich spürte, wie meine Gefühle in meinem Unterbewusstsein brodelten. Und ich durfte es nicht zulassen, dass sie an die Oberfläche kamen. Denn sobald dies geschah, würde meine Situation *noch* auswegloser werden. Sofern das denn überhaupt noch möglich war ... Nichtsdestotrotz tat es weh. Sehr weh. Aber ich sah einfach keine andere Möglichkeit, um den Bitten von Marcus – einfach durchzuhalten – nachkommen zu können. Ich musste stillhalten. Den Mund halten. Es ertragen. *Wieder einmal.*

Ich begann – wie schon in meiner Kindheit – zwei Leben zu leben: Tagsüber spielte ich die Jugendliche, die man in mir sehen wollte. Abends telefonierte ich mit Marcus, bei dem ich endlich ich selbst sein konnte. In der Nacht hatte ich dann Angst, dass mich der Druck zerreißen und irgendwann doch noch umbringen würde. Man könnte es auch so ausdrücken: Ich machte gute Miene zum bösen Spiel. Denn ich musste mindestens noch bis zu meiner Volljährigkeit in der Familie verharren. Und mir war klar, dass es die reinste Kräfteverschwendung wäre, bis dahin gegen die Ignoranz meiner Großeltern anzukämpfen.

Solange ich über das, was ich tat, nicht bewusst nachdenken musste, war es nicht gerade gut, aber besser. Ich konnte irgendwie in und mit meiner Familie leben. Wie gesagt: zumindest solange ich über das, was in dieser Familie totgeschwiegen wurde, nicht nachdachte.

Trotz allem wies mir meine Familie – unbeabsichtigt – noch an diesem Weihnachtsfest den Weg zu einer neuen Kraftquelle. Denn ein Geschenk bekam ich, das mir wirklich Hoffnung gab. Und dabei war es nicht mal ein richtiges Weihnachtsgeschenk, sondern die beiläufige Bemerkung meiner Schwester, dass ich sie doch in den Winterferien, die bald anstanden, besuchen kommen könnte. Mein Gehirn arbeitete plötzlich unglaublich schnell: Meine Schwester wohnte in der Nähe von München – der Stadt, in der Marcus lebte.

Das bedeutete: *Ich würde – vielleicht – Marcus treffen können?!* Auch wenn ich diesen Satz recht schnell in meinem Kopf bilden konnte, so brauchte ich doch eine ganze Weile, bis ich ihn auch erfasste ... Für mich war dies die beste Nachricht, die man mir überhaupt hätte überbringen können. Bislang war mir Marcus – abgesehen von Internet- oder Handykontakten – immer unerreichbar erschienen. Sollte nun mein größter Wunsch, mein Traum, ihn einmal zu treffen, in Erfüllung gehen können? Nun musste ich meine Schwester nur noch von diesem Treffen überzeugen ... Aber das schien mir, in Anbetracht der Überwindung der räumlichen Distanz, als ein minimales Problem.

Die Aussicht auf dieses bevorstehende Treffen gab mir wieder Zuversicht. Einen Überlebenssinn. Es war für mich der *einzige* Funken Hoffnung in einem dunklen Tunnel voller Schmerzen und Ignoranz.

37. dominiert.

»Kann kaum noch glauben,
Gefühle haben sich gedreht«

Herbert Grönemeyer, »Der Weg«

Wie schon vor dem Polizeiverhör sehnte ich den Tag der Begutachtung bei dem Psychologen gleichermaßen herbei, wie ich mich vor ihm fürchtete. Doch immerhin war der Besuch bei meiner Schwester in den Winterferien nun endgültig besiegelt: Mein Zug nach München war für den Nachmittag nach dem Termin beim Gutachter gebucht. Außerdem hatte mir meine Schwester eröffnet, dass sie mich – da sie leider keinen Urlaub bekam – morgens immer mit in die Stadt nehmen würde, wo ich dann den Tag selbst gestalten konnte. Auch wenn ich es sicherlich schade fand, dass sich so die Unternehmungen mit meiner Schwester auf ein Minimum reduzieren würden, so war eine selbstständige Tagesgestaltung doch genau das, was ich brauchte, um mich mit Marcus treffen zu können.

Dass jedoch die beiden Ereignisse – der Termin bei dem Gutachter und das Treffen mit Marcus – zeitlich so nah beieinanderliegen würden, ließ mich aus meiner Gefühllosigkeit erwachen und stürzte mich in ein emotionales Chaos. Ich wollte, dass die Zeit stillstand, weil ich mich vor der Aussage bei dem Rechtspsychologen fürchtete. Gleichzeitig konnte ich es kaum erwarten, dass die Wochen vergingen: Ich sehnte mich so sehr danach, Marcus endlich persönlich kennenlernen zu dürfen.

Ich redete mir ein, dass meine Befragung dieses Mal mit Sicherheit sensibler vonstatten gehen würde. Immerhin handelte es sich hier um einen Psychologen! Gedanklich wiederholte ich diese Phrase immer und immer wieder. So lange, bis ich es mehr oder weniger glauben konnte. Mit dieser Hoffnung versuchte ich die Zeit bis zur Begutachtung zu überbrücken. Und in den Phasen, in denen die rationale Nüchternheit überwog, dachte ich an das bevorstehende erste Treffen mit Marcus.

Fast kam es mir so vor, als wäre die rechtspsychologische Begutachtung der Tribut, den ich zahlen musste, um Marcus treffen zu dürfen. Das Leben hatte mich bereits gelehrt, dass es unfair war und dass man immer wieder enttäuscht wurde. Und so empfand ich die Qualen des Erinnerns, welche mir bei dem Gutachter mit Sicherheit bevorstanden, als den Preis, den ich dafür zahlen musste, einmal etwas Positives erleben zu dürfen. Ich glaubte wirklich daran, dass ich ohne einen solchen »Zoll« die Grenze zur Normalität und zum Glücklichsein nicht überschreiten durfte.

Ich wusste, dass man im Leben niemals etwas geschenkt bekam. Doch so langsam fragte ich mich, wann ich meine »Strafe« – für was auch immer – endlich abgesessen hätte. Es waren auch keine »Geschenke«, die ich wollte. Es waren Dinge wie Sicherheit, Geborgenheit und uneingeschränktes Vertrauen, nach denen ich mich sehnte. Wahrscheinlich würden viele Menschen diese als »alltäglich« oder zumindest »normal« ansehen. Doch für mich waren diese Dinge in unerreichbare Ferne gerückt. Und Marcus war der einzige Mensch, bei dem sie mir noch irgendwie greifbar schienen.

Das Warten zehrte an meinen Nerven. Der Balanceakt zwischen Manie und Depression war nicht nur kräfteraubend, sondern auch unbeschreiblich verwirrend. Freute ich mich auf Marcus, kam mir der Rechtspsychologe in den Sinn. Und meine Stimmung verwandelte sich schlagartig in nackte Panik. Überrannten mich meine Ängste wegen des bevorstehenden Gutachtens, schoss es mir in den Sinn, dass ich Marcus treffen würde ... Und das war toll!

Diese Stimmungsschwankungen hatten zur Folge, dass sich meine Konzentrationsfähigkeit in der Schule wieder einmal auf ein Minimum reduzierte. Und meine Nächte wurden noch kürzer, da der unberechenbare Wechsel zwischen Euphorie und Angst meinen Körper nicht zur Ruhe kommen ließ.

Wie auch schon vor meinem Kuraufenthalt spürte ich sofort, wie es mir auch körperlich wieder schlechter ging. Der Schlafentzug forderte seinen Tribut. Die Übelkeit und der Schwindel kehrten genauso zurück wie die stechenden Schmerzen in der linken Seite meines Brustkorbs, die kurzzeitig verschwunden waren. Der Sog meiner Traumata hatte mich wieder vollkommen gefangen genommen. Während ich die körperlichen Beschwerden und Schmerzen noch ignorieren konnte, fiel es mir jedoch zunehmend schwerer, mich an die positiven Empfindungen wie die, die ich mit dem bevorstehenden Treffen mit Marcus verband, zu klammern. Alles Gute trat in den Hintergrund und je schlechter es mir physisch ging, desto schwerer wurde es für mich, diese positiven Gefühle in meinem Emotionschaos wiederzufinden.

Meine Angst vor diesem schwarzen Loch wurde so einnehmend, dass ich wieder das Gefühl hatte, in einer absolut ausweglosen Situation zu sein. Auch wenn ich wusste, dass ich Marcus bald treffen würde, so hatte ich doch die Hoffnungen, die ich anfangs mit diesem Treffen verbunden hatte, schon wieder verloren. Die Gewissheit, dass ich danach wieder nach Hause zurückkehren müsste und sich nichts geändert hätte, überwog. Ich hatte wieder einmal meinen Glauben an das Glück verloren und befand mich erneut an der Grenze meines Überlebenswillens.

38. überschattet.

»Muss ich denn sterben, um zu leben?«

Falco, »Out Of The Dark«

In diesen Tagen des Wartens stellte meine Angst alles andere in meinem Leben in den Schatten. Mich in den schulischen Lehrstoff zu retten funktionierte nicht mehr. Vor allem, weil ich erneut das Auto meines Onkels vor der Tür stehen sah. Bei dem Geräusch einer zuschlagenden Autotür warf ich mittlerweile nämlich immer sofort einen Blick aus dem Fenster.

Ich verbarrikadierte mich wieder im Badezimmer. Und wartete darauf, dass meine Eltern nach Hause kämen. Während ich auf den kalten Fliesen im Bad saß, sann ich erneut darüber nach, mich doch umzubringen. Denn in diesem Augenblick wusste ich nicht, warum ich überhaupt so verbissen lernte, wenn mich doch wieder alles einholte. Ich vergaß mich selbst und sehnte nur noch das Ende meiner Ängste herbei, meinen Tod.

Meine Selbstzerstörungswut steigerte sich in dem Moment so rasend, dass ich plötzlich nicht mehr wusste, warum ich mich überhaupt noch vor meinem Onkel verstecken sollte. Ja. Ich hatte *Todes*angst. Doch gleichzeitig wünschte ich mir den Tod. Warum sollte ich mich ihm also nicht stellen? Warum sollte ich es nicht darauf ankommen lassen, dass er mich umbrachte?

Vielleicht würden dann meine Großeltern, meine Mitschüler und auch meine Ärzte, die mich nicht ernst genommen hatten, verstehen, dass ich mir meine Angst nicht nur eingebildet hatte. Vielleicht würden sie, wenn er mich tötete, erkennen, wie unberechenbar er war und wie sehr ich ihren Schutz gebraucht hätte.

Die Tage, an denen ich mich im Badezimmer verschanzte, waren jedes Mal völlig von meiner Angst ausgefüllt, ihr konnte ich danach für Stunden nicht mehr entgehen. Ich konnte nicht schlafen und fand auch den Weg zurück in meine Lern-Manie versperrt.

Wie zerstörerisch, nachhaltig und folgenschwer die Angst war, die bei diesen Versteckspielen ausgelöst wurde, zeigte sich an einem Beispiel besonders deutlich: Ich lernte einmal den ganzen Tag für eine Biologieklausur, die ich während meines Kuraufenthalts verpasst hatte und nun am folgenden Tag nachschreiben sollte. Am späten Nachmittag erblickte ich das Auto meines Onkels vor der Tür und versteckte mich sofort im Badezimmer. Und der gesamte Lernstoff war wie ausgelöscht. Den ganzen Abend und die ganze Nacht wiederholte ich den Stoff nochmals, um ihn mir einzuprägen. Es funktionierte nicht.

In der Klausur schrieb ich eine glatte Sechs, die einzige meiner Schullaufbahn. Und da das Schulhalbjahr schon so weit fortgeschritten war, hatte ich kaum noch eine Möglichkeit, diese Note wieder auszugleichen. So kam es, dass am Ende des Halbjahres auf dem Zeugnis die Endnote Fünf in Biologie und der Vermerk »Die Versetzung ist gefährdet« stand. Nun ja. Auch wenn meine Eltern dies mit Fassung trugen, so gefiel es ihnen und vor allem mir selbst natürlich nicht. Am Ende des Schuljahres wurde ich jedoch locker versetzt.

Meine Realitätsflucht funktionierte also immer nur nach einem bestimmten Muster. Veränderte sich diese »Routine«, zum Beispiel durch einen Besuch meines Onkels, konnte ich nicht mehr geistig flüchten. Ich brauchte dann immer wieder Stunden, bis ich den Weg zurück in den Schutz meiner Bücher fand. Und bis dahin war meine Angst so einnehmend, dass sie alle anderen Empfindungen überschattete.

Dies waren dann die Momente, in denen ich nicht mehr wusste, warum ich mich meinem Onkel nicht »ausliefern« sollte. Ich wusste, dass seine Rache schmerzhaft sein würde. Doch wusste ich auch, dass ich sie würde ertragen können, schließlich hatte ich acht Jahre Übung. Dieses eine *letzte* Mal würde ich sie auch noch aushalten können.

Wenn ich mir sicher gewesen wäre, dass meine Erlösung nach diesem letzten Übergriff auch wirklich gekommen wäre, hätte ich mich meiner Angst, meinem Onkel – und mir selbst – ergeben. Doch da ich mir eben nicht sicher sein konnte, dass seine Rache auch wirklich tödlich enden würde, war ich nicht bereit, noch mehr Schmerzen in Kauf zu nehmen und ihm die Möglichkeit zu geben, mich nochmals leiden zu sehen. Sterben: Ja. Am Leben bleiben und leiden: Nein.

Die Fahrt zum Gutachter erschien mir unter diesen Voraussetzungen immer sinnloser.

Teil VI
Eine Entscheidung und eine Erkenntnis.

»As my life flashes before my eyes
I'm wondering will I ever see another sunrise?
So many won't get the chance to say goodbye
But it's too late to think of the value of my life«

Rihanna, »Russian Roulette«

39. beurteilt.

»I wish I could say all the things that I should say«

Lighthouse Family, »(I Wish I Knew How It Would Feel To Be) Free/One«

Doch ich fuhr zum Gutachter. Und ich überlebte auch ihn. Am letzten Schultag vor den Winterferien sollte ich nur kurz in die Schule gehen. Quasi um mein einziges Zeugnis mit einem Versetzungsvermerk persönlich abzuholen. Meine Noten wiesen – abgesehen von Biologie und trotz meiner zehnwöchigen Abwesenheit – nahezu keine negativen Tendenzen auf. Ich gehörte zwar nicht zu den Klassenbesten, aber immerhin zum vorderen Drittel. Doch weder für mich noch für meine Familie war dies etwas Besonderes. Das Übliche eben. Punkt.

Weniger »üblich« war dagegen meine unglaubliche Nervosität, die bereits die ganzen letzten Tage und Wochen zum Vorschein gekommen war. Zeitweise glaubte ich, dass ich keinen klaren Gedanken mehr fassen konnte, so aufgeregt war ich. Die Mischung aus Angst und Vorfreude war kaum mehr auszuhalten. Meine Gefühle drehten förmlich durch. Und dieses hochexplosive Emotionschaos ließ mich wieder in Panik geraten: Ich wusste, dass es an diesem Tag bei dem Gutachter für mich um alles ging: um meine Vergangenheit, um meine Gegenwart und in gewissem Sinne auch um meine Zukunft. Und ich hatte furchtbare Angst, dass ich irgendwie etwas falsch machen und damit alles vermasseln könnte.

Nach der kurzen Stippvisite in der Schule eilte ich nach Hause, um meine Schultasche gegen Rucksack und Koffer auszutauschen, dann ging es los. Erst zum Rechtspsychologen und im Anschluss gleich weiter zum Bahnhof, von welchem der Zug, der mich zu meiner Schwester und zu Marcus bringen sollte, abfuhr.

Wieder war es mein Vater, der mich zu der ein bis zwei Autostunden von meinem Wohnort entfernten Praxis des mir zugewiesenen Gutachters brachte. Auf der Fahrt dorthin versuchten wir uns krampfhaft über die verschiedensten Dinge zu unterhalten, um das Thema »Missbrauch« möglichst lange zu umgehen. Doch immer dann, wenn Schweigen herrschte, wurde die Stille, die sonst nur vom Motorengeräusch des Autos gestört wurde, nahezu erdrückend.

Ich rechne es meinem Vater hoch an, dass er nie versuchte, mich in ebensolchen Situationen dazu zu drängen, über den Missbrauch zu sprechen. Er akzeptierte es, dass es mir unangenehm war, über die Details zu reden. Ich glaube auch nicht, dass er diese wirklich hören wollte. Ich bin mir aber sicher, dass er – hätte ich sie erzählen wollen – auch zugehört hätte. Meinen Vater kann man durchaus als loyal bezeichnen, aber das war er eben auch seiner Ehefrau, meiner Mutter, gegenüber. Und so waren die einzigen Situationen, in denen er Erklärungen von mir verlangte, die, in denen auch sie anwesend war. Jedenfalls empfand ich es in dieser Situation als durchaus angenehm, dass mich mein Vater, der Ruhepol unserer Familie, begleitete.

Bevor meine Begutachtung begann, fand bei dem Rechtspsychologen zunächst ein kurzes Gespräch – eine Art »Kennenlernen« – gemeinsam mit meinem Vater statt. Hier ging es nur um die allgemeinen Dinge, die wir aber bereits von meiner Anwältin erfahren hatten. Der Gutachter erklärte, warum wir beziehungsweise ich zu ihm vorgeladen worden waren: dass er dafür zuständig sei, mutmaßliche Täter vor falschen oder übertriebenen Anschuldigungen zu *schützen*.

Zugegebenermaßen war mir genau in dem Moment, als er diesen Satz aussprach, dieser Gutachter bereits unsympathisch. Ich verstand (und verstehe) zwar, worauf er hinauswollte, aber die Art und Weise, wie er mich von vornherein als eine potenzielle Lügnerin abstempelte, zerstörte für mich die Grundlage für ein vertrauensvolles Gespräch.

Und gleichzeitig verwirrte es mich ungemein: Ich hatte mich seit dem Erhalt der Ladung damit getröstet, dass das Gespräch dieses Mal besser verlaufen würde, da ich es hier mit einem ausgebildeten Psychologen zu tun hatte. Doch bereits nach den ersten Minuten – meine Begutachtung hatte wohlgemerkt noch gar nicht begonnen – war ich dermaßen von diesem Menschen enttäuscht, dass ich am liebsten aufgesprungen und davongelaufen wäre. Wieder einmal fragte ich mich, ob ich im falschen Film wäre. Ob sich nicht tatsächlich das ganze Universum gegen mich verschworen hätte. Es konnte einfach nicht sein. Doch. Konnte es. Und alles wurde noch viel schlimmer.

Nachdem mich der Gutachter dann (ohne meinen Vater) in sein Arbeitszimmer gerufen hatte, fing zunächst alles recht harmlos an. Er fragte mich, ob ich bereit wäre, vor Gericht auszusagen und inwieweit die auf dem Polizeirevier gemachten Aussagen der Wahrheit entsprächen. Die Frage verwirrte mich zwar, ich nahm sie jedoch so hin und antwortete.

Nach ein paar weiteren Minuten »oberflächlichen« Small Talks ging es an die Details. Und wie ausführlich nun über diese Details gesprochen werden sollte traf mich mit einer unsagbaren Wucht. Ich merkte schnell, dass meine Aussage auf dem Polizeirevier im Gegensatz zu dieser Begutachtung nahezu ein Kinderspiel gewesen war. Das hier war richtiggehend ein Kreuzverhör, und zwar das unbarmherzigste meines bisherigen Lebens. Und die Tatsache, dass ich es hier mit einem *Psychologen* zu tun hatte, stellte sich nun – im Gegensatz zu meinen Erwartungen – als absoluter Nachteil für mich heraus.

Denn ich hatte geglaubt, dass dieser Mann gut ausgebildet sein musste, um meine Befragung mit der nötigen Sensibilität durchzuführen. Doch wieder einmal hatte ich mich getäuscht. Dieser Gutachter kannte alle psychologischen Strategien und Tricks. Er nahm mich mit seinen Fragen so unter Beschuss, dass ich mir am Ende nicht einmal mehr sicher war, wie ich hieß.

In dieser Situation wünschte ich mir das erste Mal den armen, unwissenden Polizisten herbei, bei dem ich meine erste Aussage gemacht hatte. Der hatte sich zwar nicht wohl in seiner Haut gefühlt und war offensichtlich überfordert gewesen, aber das machte ihn im Nachhinein betrachtet sogar menschlich.

Der Gutachter hingegen, dem ich jetzt gegenübersaß, zog alle Register und quetschte mich aus, sodass ich wirklich nicht mehr wusste, wo oben und unten war. Und gleichzeitig wurde meine Furcht, irgendetwas Falsches zu sagen oder zu tun, immer größer. Denn ich hatte Angst, am Ende als »unglaubwürdig« abgestempelt zu werden. Und die schadenfrohen Gesichter meines Onkels und des Vaters meiner Freundin, wenn sie diese »frohe Botschaft« erhielten, wollte ich mir gar nicht vorstellen …

Ich kann heute kaum noch beschreiben, wie unwohl ich mich fühlte. Mehr denn je hatte ich das Gefühl, dass man als Opfer von sexueller Gewalt überhaupt nicht angehört wurde. Dass es niemanden gab, der einem wirklich bedingungslos helfen wollte. Und dass man anscheinend gar keine Chance hatte, gegen die Richtlinien der deutschen Justiz anzukommen.

Der Gutachter fragte mich über mein ganzes Leben aus: über meine Familie, die familiären Entwicklungen, alle Freunde, die ich je gehabt hatte, über die Schule, meine Hobbys und so weiter. Doch wirklich irritiert war ich, als er mich fragte, ob mir nicht Freunde oder meine Familie gesagt hätten, ich solle die Geschichten über die beiden Männer verbreiten. Er fragte mich, *warum* ich Anzeige erstattet hätte. Und ob ich mich nicht damit nur bei meinen Bekannten und Verwandten »wichtig machen« wollte. Ich versuchte ihm zu erklären, dass es wohl im Leben genug Dinge gäbe, die »geeigneter« zum »Wichtigmachen« wären als der über acht Jahre hinweg erlebte sexuelle Missbrauch durch zwei Männer, die nichts miteinander zu tun hatten.

Dann fragte der Gutachter mich allen Ernstes, ob ich die Handlungen meines Onkels und früher die des Vaters meiner Freundin nicht provoziert hätte. Ob ich es nicht »genossen« hätte, von den beiden Männern »bevorzugt« und wie eine erwachsene Frau behandelt zu werden. Ob ich es nicht »schön« gefunden hätte, für die beiden Männer etwas »Besonderes« gewesen zu sein.

Tatsächlich dachte ich im ersten Moment, dass ich mich verhört haben musste. Der Gutachter konnte doch nicht wirklich gerade danach gefragt haben, ob ich es gut fand, im Alter von sechs Jahren vergewaltigt zu werden? ... *Nein. Das konnte er nicht!* ... Und doch. Der Gutachter fragte wieder nach und wies mich darauf hin, dass er eine Antwort erwartete. Ich brachte zunächst gar nichts heraus, so erschrocken und schockiert war ich. Völlig empört beobachtete ich, wie er – aufgrund meiner ausbleibenden Antwort – wild auf seinem Notizblock herumkritzelte. In seinem Gesicht nahm ich eine Genugtuung wahr, als würde er mir zurufen: »So! Erwischt!«.

Schnell versuchte ich, meine Fassung wiederzugewinnen, und antworte schließlich »Nein«. Mehr brachte ich nicht heraus. Das Entsetzen über diese Fragen saß definitiv zu tief.

Doch dem war nicht genug. Nun fragte mich der Gutachter über mein Sexualleben aus. Er wollte wissen, wann ich von wem auf welche Art und Weise aufgeklärt wurde, ob und mit wem ich wann und wie oft Sex gehabt hatte und welche sexuellen Vorlieben ich hatte. Wohlgemerkt war ich zu diesem Zeitpunkt erst fünfzehn.

Ich antwortete ihm und erzählte ihm von meiner »Romanze« während meines Kuraufenthalts. Er bohrte weiter nach und wollte wissen, ob ich dabei Spaß gehabt hätte, ob ich mich ansonsten selbst befriedigen würde und ob ich irgendwelche Sexspielzeuge daheim hätte ...

Ich traute meinen Ohren nicht. Das konnte doch einfach nicht wahr sein ... Warum um alles in der Welt sollte ich einem Gutachter meine sexuellen Vorlieben schildern?! ... Wahrscheinlich lag ich noch in meinem Bett und würde gleich aufwachen und über diesen abstrusen Traum lachen. Doch ich erwachte nicht.

Ich fühlte mich von diesem Psychologen so dermaßen in die Ecke gedrängt und bedroht, dass ich wieder einmal unvermittelt an den Vater meiner Freundin und meinen Onkel erinnert wurde. Es war für mich einfach furchtbar, dass sich mir dieser Gutachter so taktlos aufdrängte und meine Grenzen missachtete. Das tat er zwar nicht physisch, sondern psychisch. Doch für mich war es letztendlich das Gleiche. Mein Traumagedächtnis unterschied nicht hinsichtlich solcher Kleinigkeiten. Eigentlich hätte ich erwartet, dass ein Psychologe dies wissen musste.

Am Ende des Gesprächs legte er mir zur Krönung noch einige Tintenklecksbilder vor und fragte mich, was ich darauf erkennen konnte. Nachdem ich ihm einige Darstellungen erläutert hatte, fragte er bei der letzten genauer nach. Er wollte wissen, ob sich anstatt des Schmetterlings – der meiner Meinung nach ganz offensichtlich zu sehen war – nicht vielleicht eine Ente auf dem Bild befand. Ich diskutierte eine Weile mit ihm, blieb aber bei meinem Schmetterling. Zum Glück. Denn er wollte anscheinend überprüfen, ob ich mir etwas einreden ließ.

Nachdem die Begutachtung nach etwa drei Stunden endlich ihr Ende fand, war ich nicht nur vollkommen ausgesogen, sondern auch komplett verwirrt. Ich konnte danach nicht einschätzen, was der Gutachter nun von mir hielt. Auch war ich mir nicht mehr sicher, ob ich ihm all das, was ich hatte sagen wollen, auch gesagt hatte.

Ich war einfach nur vollkommen entkräftet, empört und durcheinander. Und traurig. Weil ich wieder mal das Gefühl hatte, dass es nicht darum ging, mich zu schützen, sondern die Täter.

40. hinterfragt.

»They just don't trust, what they can't explain«

Phil Collins, »You'll Be In My Heart«

Tatsächlich machen mich dieser Rechtspsychologe und die Begutachtung noch heute sprachlos. Sicher verstand und verstehe ich die Aufgaben eines solchen Rechtspsychologen und den Sinn der Begutachtung von Opfern.

Aber ich frage mich, wie weit man hier gehen darf. Ist es wirklich legitim, dass man die Betroffenen so dermaßen in die Ecke drängt, dass sie nicht mehr *wagen*, die Wahrheit zu sagen? Aus Angst, dass der Wahnsinn der von den Tätern begangenen Taten sowieso nicht geglaubt wird? Ist es legitim, dass man in den Gesprächen geistig so verwirrt wird, dass man die Wahrheit, die man kennt und auch erzählen will, nicht mehr erzählen kann? Weil der Gutachter einen mit seinen knallharten Fragen so durcheinandergebracht hat, dass man kaum in der Lage ist, auch nur einen einzigen zusammenhängenden Satz zu bilden?

In dieser Situation fragte ich mich zum ersten Mal ernsthaft, ob es die richtige Entscheidung gewesen war, die Täter anzuzeigen beziehungsweise gegen sie auszusagen. Dass meine Großeltern sich gegen das Anzeigen meines Onkels aussprachen, war das eine. Doch ich wollte Gerechtigkeit und Sicherheit und war bereit, dafür zu kämpfen.

Nach dem polizeilichen Verhör war ich entrüstet gewesen, weil man mich mit mir selbst und einem überforderten Polizeibeamten allein gelassen hatte. Doch jetzt war ich an einem Punkt angelangt, an dem ich mich fragte, ob dieser Staat überhaupt wirklich wollte, dass Sexualstraftäter verurteilt wurden. Denn bei dem Gutachter wurde ich nicht nur allein gelassen, sondern mir wurde meine Aussage auch grundsätzlich und vorsätzlich erschwert. Mein Streben nach Gerechtigkeit erschien mir nahezu aussichtslos.

Ich kannte die Wahrheit und war auch bereit, sie zu erzählen, doch die Tatsache, dass man mir, anstatt mir zu helfen, nur Steine in den Weg legte, schockierte mich. Mein Kampf war ohnehin schon schwer und kräftezehrend. Warum musste mir dann auch noch die deutsche Justiz das Gefühl vermitteln, dass sie letztendlich alles nur Erdenkliche *dagegen* tat, dass die Täter belangt werden konnten?

Und hier zweifle ich nicht grundsätzlich den Einsatz solcher Gutachter an. Denn auch wenn ich mir aus meiner Situation heraus nicht vorstellen kann, warum so etwas getan wird, so weiß ich doch, dass es durchaus Fälle von unwahren Anschuldigungen gibt. Würde die Justiz nicht jeden Fall – und sei es eben mithilfe von Gutachtern – genau auf Widersprüche oder falsche Belastungen überprüfen, so könnte jeder jemand anderen beschuldigen, den er oder sie »aus dem Weg« haben wollte. Deshalb: Gutachter und psychologische Gutachten sind berechtigt und auch notwendig.

Doch darf es wirklich sein, dass man als Opfer von vornherein als Lügnerin abgestempelt wird? Muss man – wie ein Täter – seine Unschuld beweisen, weil man immer grundsätzlich als »schuldig« betrachtet wird, einem unterstellt wird, man würde lügen? Warum gilt nicht auch hier die Unschuldsvermutung? Beweise sind wichtig. Doch hat man das Recht, die Opfer von Gewalttaten wie Täter zu behandeln? Und sie bei solchen Begutachtungen so mürbe zu machen, dass sie gar keine Chance mehr haben, gegen einen Psychologen anzukommen, der darauf aus ist, Lügen nachzuweisen, und dabei alle psychologischen Tricks anwendet?

Denn wie gesagt: Ich war bereit, die Wahrheit zu erzählen. Aber durch das wiederholte Erfragen von immergleichen Sachverhalten, durch Unterbrechungen mitten im Satz sowie gezielte Zwischenfragen zu den Details verliert man selbst bei der Wahrheit den »roten Faden«. Man verstrickt sich in der Beschreibung von Nebensächlichkeiten und vergisst, was man ursprünglich sagen wollte. Man kann es auch so formulieren: Man wird gezielt und systematisch verwirrt. Und die Chancen darauf, als »glaubwürdig« befunden zu werden, sinken rapide ab, obwohl man die Wahrheit sagt.

Und hier stelle ich mir nun die Frage nach dem Sinn einer solchen extremen Behandlung von Opfern. *Darf* es sein, dass Gutachter fünfzehnjährige Mädchen nach sexuellen Vorlieben befragen, um herauszufinden, ob sie nicht irgendwie auf die Verbrechen der Täter »standen«? Wo bleibt hier der Opferschutz? Warum dürfen die Täter, wenn sie nichts zu den Vorwürfen sagen wollen, einfach schweigen und weiter in Freiheit ihren perversen Machenschaften nachgehen? Während die Opfer systematisch zermürbt und unglaubwürdig gemacht werden? Wieso wird es akzeptiert, dass Täter alle Freiheiten der Welt haben, um ihre sogenannte »Unschuld« zu beweisen? Während die Opfer kaum eine reelle Chance haben, wieder in ein normales Leben zurückzukehren, da immer und immer wieder alles infrage gestellt wird? Ist es da nicht fast unumgänglich, dass die Opfer irgendwann an den unüberwindbar scheinenden Vorschriften und Regeln zerbrechen, wenn ihnen nur Unmut und Nichtglauben entgegengebracht werden anstelle von Sicherheit, Toleranz und Hilfe? Warum gibt es überhaupt Strafgesetze, die auf die Bestrafung von Gewaltverbrechern abzielen, wenn es für die Opfer kaum eine Möglichkeit gibt, wahr- und ernst genommen zu werden?

Für mich ist es unerklärbar, warum man als Betroffene immer wieder erfahren muss, dass es keine Instanz gibt, die sich vorbehaltlos mit den Opfern und deren psychischen Verwundungen auseinandersetzt. Es darf einfach nicht sein, dass Tätern während eines solchen Justizverfahrens alle Türen offenstehen, während den Opfern der Weg der Gerechtigkeit in jeder nur erdenklichen Art und Weise versperrt wird.

Wenn man immer nur gegen verschlossene Türen rennt, ist es fast unumgänglich, dass man irgendwann beginnt, an sich selbst zu zweifeln. Man fragt sich immer aufs Neue, warum man den Weg der Gerechtigkeit überhaupt eingeschlagen hat. Denn wenn man als Opfer wie ein Täter behandelt wird, ist man von vornherein zum Scheitern verurteilt. Chancenlos.

Die Wut auf das deutsche Rechtssystem und die Gesellschaft, die dieses anscheinend akzeptiert, ist unbeschreiblich. Warum dann überhaupt für sein Recht kämpfen, wenn man keine Chance hat, zu gewinnen? Warum dann überhaupt Kräfte für den Kampf sammeln, wenn man immer wieder vor den Kopf gestoßen wird? Warum an das Gute glauben, wenn man immer wieder enttäuscht wird? Warum überhaupt weiterleben, wenn die Reaktionen der Gesellschaft immer nur schmerzhaft und resignierend sind? Wenn Überlebende von Gewalttaten umsonst den Versuch unternehmen, in das Leben zurückzufinden?

Tausend Fragen. Und *keine einzige* Antwort.

41. abgereist.

»But I need more than myself this time«

Red Hot Chili Peppers, »Snow (Hey Oh)«

Mein Vater brachte mich nach dem Termin beim Gutachter zum Bahnhof. Immerhin war die Autofahrt dieses Mal nicht so lang. Als er mich fragte, wie es gelaufen sei, antwortete ich ihm wahrheitsgemäß, dass ich das absolut nicht einschätzen könne. Er beließ es dabei und verabschiedete mich am Bahnhof.

Erst als ich endlich auf meinem reservierten Sitzplatz saß, spürte ich, wie sehr mich das Gespräch mit dem Gutachter tatsächlich mitgenommen hatte. Wie auch schon nach meiner Aussage bei der Polizei war ich völlig entkräftet und es fiel mir unglaublich schwer, an etwas anderes zu denken als an das, was ich dem Gutachter hatte erzählen müssen. Wieder ließen mich meine Erinnerungen nicht mehr los. Ich hatte keinen blassen Schimmer, für wie glaubwürdig oder unglaubwürdig der Gutachter mich letztendlich befunden hatte. Er hatte mir natürlich auch keinerlei Hinweise dazu gegeben. Nachdem er mich am Ende noch zwecks der Befunde nach den Adressen der beiden Therapeuten, bei denen ich kurzzeitig in Behandlung gewesen war, gefragt hatte, erklärte er, dass er seine Beurteilungen an die Staatsanwaltschaft weitergeben würde, die sich dann zu gegebener Zeit mit mir in Verbindung setzen und mich über den weiteren Verlauf informieren würde. Damit entließ er mich.

Auch wenn ich nun nichts mehr an den Einschätzungen des Rechtspsychologen ändern konnte, ging ich gedanklich nochmals alle Fragen und Antworten – zumindest soweit ich mich noch an das Fragenwirrwarr erinnern konnte – durch. Und dann fiel mir ein, was ich dem Gutachter noch unbedingt hatte sagen wollen. Ich hatte es in der Tat auch versucht, allerdings war ich, da der Gutachter mich ständig mitten im Satz unterbrochen hatte, nicht zum Ende meiner Ausführungen gekommen.

Ich hatte ihm davon berichten wollen, dass mein Onkel noch immer in mein Elternhaus und somit in meine Nähe kommen konnte. *Und dass er es auch tat!* Dass ich mich mehrfach vor ihm verstecken musste und unbeschreibliche Angst vor ihm hatte. Meine Angst hatte ich auch angesprochen, ich hatte jedoch nicht erklären können, warum sie noch immer so präsent war. Und wenn ich nun im Nachhinein darüber nachdachte, dass der Gutachter sich auch mit dem Psychologen aus der Kurklinik in Verbindung setzen würde, empfand ich es als durchaus sinnvoll, ihm zuvor noch von diesem »Problem« zu berichten.

Ich hatte furchtbare Angst, dass der Gutachter – sollte er mitbekommen, dass ich ihm Dinge (wenn auch unbeabsichtigt) vorenthalten hatte – mich als *unglaubwürdig* einstufen würde. Denn er hatte mich mehrfach darauf hingewiesen, dass es hier darum ging, *alles* Erwähnenswerte zu sagen. Und als »erwähnenswert« empfand ich dieses »Detail« auf jeden Fall und ich hatte es ja auch ansprechen wollen.

Ich entschloss mich also dazu, den Gutachter am nächsten Tag nochmals anzurufen, um ihn davon in Kenntnis zu setzen. Zwar glaubte ich nicht mehr wirklich daran, aber insgeheim hoffte ich dennoch, dass der Gutachter mir vielleicht helfen würde. Denn er konnte es doch nicht einfach zulassen, dass sich mein Onkel nochmals an mir verging …

Die Zugfahrt nach München dauerte mehrere Stunden. Die ganze Zeit über versuchte ich meinen Körper irgendwie unter Kontrolle zu bekommen. Ich erinnerte mich noch gut an die Ohnmacht nach dem Polizeiverhör. Und ich hatte keine Lust, dass der

Zug, der mich immer weiter von meinem Onkel weg und immer näher zu Marcus brachte, wegen eines Notarzteinsatzes aufgehalten werden würde. Ich versuchte mich mit dem Gedanken zu beruhigen, dass ich ja nun sowieso nichts mehr an der Situation ändern könnte. Noch am selben Tag würde ich den Gutachter telefonisch nicht mehr erreichen können, also musste der Anruf bis morgen warten.

Doch meine Angst vor der Macht dieses Gutachters, der mich quasi mit einem einzigen Wort – »unglaubwürdig« – wieder meinem Onkel ausliefern und die beiden Täter ungestraft davonkommen lassen könnte, war so groß, dass mir regelrecht übel wurde. Als es immer stärker wurde, rannte ich schließlich zur Zugtoilette und verbarrikadierte mich dort. Ich kämpfte mit mir, musste mich aber schließlich doch übergeben.

Bevor ich zu meinem Sitzplatz zurückkehrte, holte ich mir im Bordrestaurant noch einen Kaffee. Was zugegebenermaßen in meinem Zustand keine gute Idee war. Doch zu groß war meine Angst, dass ich, so energielos wie ich war, einschlafen könnte. Und auch wenn der Kaffee nicht gerade dazu beitrug, dass ich innerlich ruhiger wurde, so waren mir meine Gedanken bei Bewusstsein doch lieber als von den geschilderten Taten zu träumen und damit gänzlich die Kontrolle über meine Erinnerungen zu verlieren.

Ich versuchte schließlich an das morgige Treffen mit Marcus zu denken. Und mich so zu retten. Doch die tausend Fragen, die ich mir während und nach dem Termin beim Gutachter stellte, waren zu einnehmend und zu existenziell. Der Verlauf der Begutachtung war für mich so anmaßend und kränkend gewesen, dass ich den Sinn in meinem Kampf für Gerechtigkeit nicht mehr sah. Ich wusste nicht mehr, warum ich mich all dem aussetzte. Dafür, dass ein Gutachter willkürlich die Entscheidung über meine Glaubwürdigkeit und damit gleichzeitig vorab schon das Urteil über die Täter fällte?

Ich wusste wieder einmal nicht mehr, warum ich mich so quälte. Warum ich mich jeden Tag aufs Neue aufraffte, um den gleichen sinnlosen Kampf zu bestreiten. Und ich wusste nicht mehr, warum ich mich auf das Treffen mit Marcus überhaupt freuen sollte. Wahrscheinlich würde er gar nicht erst auftauchen. Oder wir würden uns in der Realität gar nicht verstehen ... Ich erwartete, dass mich das Leben, wie schon so oft, wieder enttäuschen würde. Und deshalb schien es mir fast unangebracht, Hoffnungen und Erwartungen mit diesem Treffen zu verbinden. Das Leben hatte mich gelehrt, dass es für mich nichts Gutes bereithielt. Warum sollte sich das dieses Mal ändern?

42. gefunden.

»Till we find our place«

Elton John, »Circle Of Life«

Nach einer gefühlten Ewigkeit war die Zugfahrt zu Ende. Meine Schwester holte mich vom Münchner Hauptbahnhof ab. Und da es schon einigermaßen spät geworden war, fuhren wir gleich zu ihr nach Hause. Im Auto redeten wir kurz über den Gutachter. Aber auch ihr konnte ich nur sagen, dass ich nicht einschätzen konnte, wie es gelaufen war. Nach einem kurzen Abendessen, bei dem die Übelkeit zurückkam, fiel ich geradezu ins Bett. Es war nach Mitternacht. Ich war nun seit über achtzehn Stunden auf den Beinen. Und im Übrigen würde auch am nächsten Morgen mein Wecker bereits um sechs Uhr klingeln …

Doch auch wenn mein Körper müde war, schlief ich stundenlang nicht ein. Auf der einen Seite wollte ich dies auch gar nicht. Mir graute vor meinen Träumen. Auf der anderen Seite wollte ich für das Treffen mit Marcus am nächsten Tag fit sein und dafür brauchte ich dringend etwas Erholung.

Als mein Wecker irgendwann läutete, schreckte ich aus dem Schlaf hoch. Mir kam es so vor, als hätte ich nur wenige Augenblicke wirklich fest geschlafen. Vielleicht war dies auch so. Aber ich hatte keine Zeit, darüber nachzudenken. Ich musste mich beeilen, um mich – bis ich Marcus nun endlich treffen würde – noch einigermaßen vorzeigbar zu machen.

Die heiße Dusche tat gut. Ich legte etwas Make-up auf, damit meine Augenringe und die Blässe Marcus nicht sofort in die Flucht schlagen würden. Außerdem hoffte ich, dass meine widerspenstigen Naturlocken bis zu dem Treffen nicht wieder ein Eigenleben entwickeln und sich in die unterschiedlichsten Richtungen drehen würden ...

Dann fuhren meine Schwester und ich zu ihrem Arbeitsplatz und frühstückten ausgiebig. Danach fuhr ich mit der U-Bahn ins Stadtzentrum, wo ich mit Marcus verabredet war. Das einzige Problem war, dass ich viel zu früh dran war. Ich musste irgendwie noch zwei Stunden totschlagen. Und wenn man auf etwas wartete, konnten zwei Stunden endlos werden. Das wurden sie auch. Meine Nervosität wurde mit jeder Minute, die verrann, stärker. Ich lief planlos durch die Innenstadt. Vom Viktualienmarkt über den Marienplatz zum Stachus und wieder zurück. Ich ging in einige Geschäfte und schlenderte an einigen Sehenswürdigkeiten vorbei, ohne diese wirklich zu sehen. Was mir jedoch dauerhaft in Erinnerung geblieben ist, war der erste Anblick des imposanten Münchner Rathauses, welches sich vor einem perfekten weiß-blauen bayrischen Himmel abhob.

Als ich nicht mehr wusste, wohin ich noch gehen sollte, setzte ich mich in ein Café unweit des mit Marcus verabredeten Treffpunktes und beobachtete die Menschen auf der Straße. In diesem Moment wusste ich – ohne dass ich bewusst darüber nachgedacht oder eine Entscheidung getroffen hätte –, dass *dies* die Stadt sein würde, in der ich später einmal leben wollte. Ich fühlte mich in München sofort zu Hause. Mehr zu Hause, als ich es jemals in meinem Heimatort getan hatte. Obwohl es eine Großstadt war, fühlte ich mich hier sicher. Und ich empfand München nicht einmal als Großstadt, sondern ich hatte den Eindruck, dass es auch irgendwie ein uriges bayrisches Dörfchen war. Ich liebte diese Stadt, ohne sie wirklich zu kennen. Und ich wusste, dass man sich hier niemals darüber echauffieren würde, was die Nachbarn schon wieder falsch gemacht hatten. Ich verspürte in dieser Stadt eine Freiheit, die ich zuvor nicht gekannt hatte.

Auch wenn es mir schwerfällt, an himmlische Fügungen oder an einen »vorbestimmten Lebensweg« zu glauben, so empfand ich es doch nahezu als schicksalhaft, dass ich jetzt hier war. Ich spürte, dass ich *genau* hierher gehörte. Ich wollte um jeden Preis später hier leben. Und diese Erkenntnis – oder wie auch immer man dieses Erlebnis bezeichnen möge – gab mir wieder Zuversicht. Zum ersten Mal seit Langem sah ich überhaupt wieder eine Zukunft für mich. Und zwar genau hier in dieser Stadt.

Von dieser »Eingebung« besänftigt und beflügelt, machte ich mich nun auf zu dem Treffpunkt mit Marcus. Wir trafen uns direkt im Herzen Münchens, am Fischbrunnen auf dem Marienplatz.

Ich versuchte nicht an meine Ängste, dass Marcus womöglich gar nicht kommen würde oder dass wir uns in der Realität unsympathisch sein könnten, zu denken. Doch ich musste sowieso nicht lange grübeln. Marcus kam. Und wir verstanden uns tatsächlich noch besser als erwartet.

43. begegnet.

»And now we're standing face to face
Isn't this world a crazy place?«

Vanessa Williams, »Save The Best For Last«

Der Tag mit Marcus war wunderbar. Es war einfach großartig, dass ich endlich einmal mit jemandem in der Realität Zeit verbringen konnte, der nichts weiter von mir verlangte, als so zu sein, wie ich war.

Marcus und ich gingen am Isarufer spazieren, setzten uns dann in ein Café und redeten dabei über alles Mögliche. Über den Gutachter, meine Familie, aber auch über ganz alltägliche Dinge. Ich fühlte mich so unbefangen wie schon lange nicht mehr. Und was das Schönste war: Marcus brachte mich zum Lachen. Und zu meiner eigenen Überraschung stellte ich fest, dass meine Gesichtsmuskeln diesen selten gewordenen Gesichtsausdruck noch formen konnten ... Ich hatte gar nicht mehr gewusst, wie unbeschreiblich gut es sich anfühlte, einfach frei und in gewisser Weise unbeschwert zu sein, wenigstens für eine kurze Zeit. Ich genoss den Tag in vollen Zügen.

Das Einzige, was die Zeit mit Marcus überschattete, war die Gewissheit, dass ich ihn während meiner noch verbleibenden Tage in München kaum noch sehen würde. Denn nicht nur das Schulhalbjahr war vorübergegangen, auch das Wintersemester an der Universität, an der Marcus studierte, näherte sich seinem Ende und somit auch die Abschlussprüfungen. Und so musste er lernen. Diesen einen, schon lange geplanten Tag hatte er sich freischaufeln können, aber für weitere Treffen hatte er leider kaum Zeit.

Ich versuchte, diese negativen Gedanken beiseitezuschieben und mich darauf zu konzentrieren, die für mich selten gewordenen positiven Emotionen einzufangen und mir einzuprägen. Doch die Zeit war nicht aufzuhalten. Meine Rückkehr in das Büro meiner Schwester, von welchem wir gemeinsam wieder zu ihr nach Hause fahren wollten, rückte immer näher.

Auch wenn Marcus und ich uns vier Tage später an meinem vorerst letzten Tag in München noch auf ein Mittagessen treffen würden, brach es mir schier das Herz, mich von dem einzigen Menschen, dem ich bedingungslos vertraute, verabschieden zu müssen. Ich klammerte mich mit aller Macht an dieses bevorstehende kurze, aber sicherlich nicht weniger schöne Treffen mit ihm. Letztendlich blieb mir auch nichts anderes übrig. Denn bereits vierundzwanzig Stunden nach diesem gemeinsamen Mittagessen würde ich wieder in meinem Heimatort sein und die Rache meines Onkels fürchten müssen.

Meine Tage in München, die ich ohne ein Treffen mit Marcus verbringen musste, gestalteten sich immer ähnlich: Ich fuhr gleich am Morgen mit meiner Schwester in die Stadt, frühstückte mit ihr im Büro und zog dann allein los. Tatsächlich war ich mit dieser Tagesgestaltung – abgesehen von der Tatsache, dass ich Marcus nicht treffen konnte – sehr zufrieden. Ich genoss es, selbst entscheiden zu können, wohin ich ging, wie lange ich dort blieb und wann ich etwas aß. Ich fand es ungemein entspannend, dass ich nur das machen konnte, was ich wirklich wollte. Und wenn mir eben danach war, ein paar Stunden im Café zu sitzen und dort bei einem (oder mehreren) Latte macchiato ein Buch zu lesen, dann tat ich es eben. Diese Einsamkeit beruhigte mich. Und ich hätte mich kaum sicherer fühlen können, da ich hier weder mit dem Vater meiner Freundin noch mit meinem Onkel rechnen musste.

Als ich an einem dieser Tage keine Lust mehr auf Kaffee und Bücher hatte, entschied ich mich spontan dazu, ins Universitätsviertel zu fahren, um mir die Universität anzuschauen. Ziellos streifte ich durch die Gebäude sämtlicher Fakultäten und blieb dann – geradezu ehrfürchtig – vor dem Historicum stehen, in dem das Historische Seminar untergebracht ist. Die Unmengen an historischen Büchern, die man durch die gläserne Fassade der Bibliothek sehen konnte, beeindruckten mich zutiefst. Aber auch der sogenannte Lichthof des Hauptgebäudes, auf welchem die Geschwister Scholl damals in mutigen Aktionen Flugblätter verteilt hatten, faszinierte mich ungemein. Genau wie die Stadt liebte ich diese Universität auf Anhieb. Ich kann kaum beschreiben, wie sehr ich mir zu diesem Zeitpunkt wünschte, bereits Studentin an ebendieser Universität zu sein. Dass ich es einmal sein würde, stellte ich gar nicht mehr infrage, so selbstverständlich war es für mich schon, dass ich nach München gehörte.

Ich saß auf den Treppenstufen im Lichthof und sehnte das Ende meiner Schulzeit herbei. Mit meinem Abitur, davon war ich felsenfest überzeugt, würde ich meine Heimatstadt, meinen Onkel und meine Vergangenheit hinter mir lassen und hier ein neues Leben beginnen können. Ich beneidete all die vielen Studenten, die ich sah. Ich wünschte mir so sehr, bereits jetzt schon eine von ihnen sein zu können.

Denn ich hasste die Schule, in der einem unablässig nur Vorschriften gemacht wurden. Sowohl die Anwesenheitspflicht als auch der Unterricht in Mathematik, Physik oder Chemie trieben mich fast zur Verzweiflung. Und die Universität war für mich der Inbegriff von Freiheit, selbstverantwortlichem Handeln und eigenständigen Entscheidungen.

Es war einfach mein größter Wunsch, zu dieser anonymen Masse dazuzugehören und mein eigenes Leben in Freiheit, von dem ich in den wenigen Tagen in München »kosten« durfte, leben zu können.

Doch bis es so weit war, sollten noch über vier unglaublich lange Jahre vergehen. Und leider wurden diese Jahre so strapaziös, dass ich – auch wenn ich es mir fest vorgenommen hatte – nicht lange von der Energie, die ich während meines Aufenthalts in München in mich aufsog, zehren konnte.

Das Flair der Stadt München, die Freiheit der Universität, die Unbefangenheit der Studierenden und natürlich auch Marcus gaben mir wieder einen Anreiz, einen Sinn, für mein Leben und für Gerechtigkeit zu kämpfen. Umso schwerer wurde es für mich, als ich am Münchner Hauptbahnhof den ICE bestieg, der mich in Richtung »Heimat« bringen sollte. Vor allem weil ich spürte, dass ich eigentlich in München zu Hause war.

Ich hatte schon befürchtet, dass mir jetzt, wo ich ins Licht geblickt hatte, die Dunkelheit noch viel schwärzer vorkommen würde als zuvor. Doch die Undurchdringlichkeit der Finsternis, die mich nun erwartete, war noch heftiger.

Auch wenn ich wenige Stunden zuvor noch davon überzeugt gewesen war, dass mir die positiven Emotionen und Erinnerungen auch zu Hause noch Kraft geben würden, so wusste ich bereits im Zug, dass dies eine einzige Illusion gewesen war.

Ich war wieder allein. Meinem Onkel ausgeliefert. Und dies war nun, wo ich das Gefühl von Freiheit kennengelernt hatte, noch wesentlich schmerzhafter und bedrängender.

44. erinnert.

»You'll remember me, when the west wind moves«

Sting, »Fields Of Gold«

Auf der Zugfahrt nach Hause versuchte ich dennoch so lange wie möglich, an meinen Erinnerungen an Marcus und München festzuhalten. Noch einmal ging ich gedanklich unser gemeinsames Mittagessen am Vortag durch. Eigentlich gibt es über dieses Treffen kaum etwas zu berichten: Es war ein ganz normales Essen mit einem ganz normalen Gespräch. Für mich war es aber geradezu erfrischend gewesen, dass ich endlich hatte normal sein dürfen und mein Leben – zur Abwechslung – eben auch einfach nur normal gewesen war. Und diese Normalität, die ich sonst nicht kannte, hatte diese Begegnungen mit Marcus für mich zu etwas Besonderem und somit wiederum zu etwas völlig Unnormalem gemacht.

Ich erinnerte mich an Marcus' strahlend blaue Augen und seine Zufriedenheit, wenn er mich zum Lachen brachte. Allein die Tatsache, dass er mich, so von meiner Vergangenheit gezeichnet, wie ich nun einmal war, akzeptiert hatte, war für mich das größte Geschenk überhaupt. Er hatte mir zugehört, wenn ich reden wollte. Er hatte es aber als ebenso selbstverständlich hingenommen, wenn wir uns über alltägliche Dinge austauschten. Er hatte mir weder das Gefühl gegeben, dass er mich auf »das missbrauchte Mädchen« reduzierte, noch hatte er mir Desinteresse vermittelt. Kurzum: Er hatte mir genau das gegeben, was ich brauchte.

Und deshalb begann ich auch schon während der Zugfahrt nach Hause, ihn schmerzhaft zu vermissen. Er fehlte mir – auch wenn es kitschig klingt – wie die Luft zum Atmen. Mit jedem Kilometer, den der Zug in Richtung meines Heimatortes zurücklegte, wurde die Luft für mich dünner … So dünn, dass es mir sogar physisch wehtat.

Noch nie in meinem ganzen Leben hatte ich einen Menschen so sehr vermisst, wie ich nun Marcus vermisste. Bevor wir uns real kennengelernt hatten, sehnte ich mich nach ihm, meiner Vertrauens- und Bezugsperson. Doch dass Sehnsucht so erdrückend und dominierend sein konnte, erfuhr ich erst jetzt. Ich war von meinen Gefühlen überfordert. Ich konnte sie nicht einordnen. Dass ich nach all dem, was ich erlebt hatte, jedoch überhaupt dazu fähig war, so etwas wie aufrichtige Zuneigung für jemanden zu empfinden, betrachtete ich schon als echtes Wunder. Über mehr wollte und konnte ich mir zu diesem Zeitpunkt noch keine Gedanken machen. Nur eines wusste ich: Marcus fehlte mir.

Doch während ich in Erinnerungen schwelgte, holten mich plötzlich meine Vergangenheit, Gegenwart und Zukunft, die von dem jahrelangen Missbrauch geprägt waren, wieder ein. Ich musste erneut dorthin fahren, wo mir mein Onkel quasi Tag und Nacht auflauern konnte. Wo er mich willkürlich missbrauchen, quälen, vergewaltigen, foltern und sogar umbringen könnte. Ich wurde dazu gezwungen, an einen Ort zurückzukehren, der für mich nicht sicher war. Und alle wussten dies und akzeptierten es. Und augenblicklich war mir auch der Gutachter wieder präsent. München hatte mich völlig vergessen lassen, wo ich kurz vorher gewesen war. Vielleicht fiel mir der Gutachter auch deshalb gerade jetzt wieder ein, weil ich wieder im Zug saß. Oder deswegen, weil ich nun wieder auf dem Weg zurück war zu den Tatorten und den Tätern …

Jedenfalls fiel mir plötzlich wieder ein, dass ich vollkommen vergessen hatte, den Gutachter anzurufen. Ich betete zum Himmel, dass er nicht bereits die Befunde der anderen Therapeuten eingeholt hatte. Und dass er sein Urteil hinsichtlich meiner Glaubwürdigkeit, auf den Befunden aufbauend, noch nicht vorzeitig gefällt hatte. Doch mir kam es auch unklug vor, den Rechtspsychologen aus dem Zug heraus anzurufen wegen der Funklöcher und des Lärms. Ich nahm mir also vor, dieses Telefonat sofort nach meiner Ankunft zu Hause zu führen.

45. ergänzt.

»Calm yourself, he says to me«

Rihanna, »Russian Roulette«

Als ich am späten Nachmittag wieder zu Hause war, rief ich also den Gutachter an. Ich versuchte ihm zu erklären, dass ich bei dem Termin mit der Situation überfordert gewesen war. Dass ich ihm von meinen Ängsten und dem »Versteckspiel« hatte berichten wollen, jedoch nicht dazu gekommen war. Dies entsprach ja auch der Wahrheit. Der Gutachter fragte, warum ich mich jetzt erst bei ihm meldete. Meine Begründung, dass ich ein paar Tage verreist war, schien er etwas argwöhnisch hinzunehmen.

Er sagte mir zwar, dass er es gut fände, dass ich mich nochmals bei ihm gemeldet und ihm das Vergessene geschildert hätte, an seiner Stimme merkte ich aber, dass sich seine Überzeugung und Begeisterung darüber in Grenzen hielt. Er fragte nach, ob sich mein Onkel nach der Anzeige nun tatsächlich nochmals an mir vergangen hätte. Wahrheitsgemäß verneinte ich. Aber ich versuchte ihm mehrfach verständlich zu machen, dass dies mehr oder weniger nur glücklichen Umständen zu verdanken war. Ob er mir das glaubte oder nur dachte, ich würde zum Dramatisieren neigen, weiß ich nicht. Jedenfalls unternahm er nichts weiter.

Hätte ich vorher gewusst, wie folgenschwer dieser Anruf für mich noch werden sollte, hätte ich nicht angerufen. Ich hätte einfach gebetet, dass der Gutachter es mir nicht irgendwie negativ ausgelegen würde, dass ich ihm gegenüber die noch existente Bedrohung durch meinen Onkel nicht erwähnt hatte, die er aber in den Befunden meiner Therapeuten gesehen hätte.

Mit meiner Rückkehr nach Hause kehrte auch die Routine wieder ein. Mit dem einzigen Unterschied, dass ich mich nun noch stärker nach Marcus sehnte. Wir telefonierten fast täglich. Auch wenn er sich stets bemühte, so konnte er doch durch die Entfernung keine immer »greifbare« Bezugsperson in meiner unmittelbaren Nähe ersetzen.

Das Verhalten meiner Familie hatte sich nicht verändert: Solange der Missbrauch nicht thematisiert wurde, war alles gut. Und wenn dies doch einmal geschah – zum Beispiel durch Schlagzeilen oder Nachrichten, die wieder einmal von einem missbrauchten oder verschwundenen Kind berichteten, ausgelöst –, galt die gesamte Aufmerksamkeit meiner Mutter. Mir blieb weiterhin nichts anderes übrig, als meine Gefühle, Gedanken und Ängste für mich zu behalten.

Dass meine Großeltern zudem von mir verlangten, meiner Tante zu verzeihen und ihr quasi Absolution zu erteilen, war auch nicht zu ändern. Jedes Widersetzen verschlimmerte meine Situation nur noch. Also versuchte ich meine Tante, wenn sie denn wieder einmal zu Besuch gekommen war, weitestgehend zu ignorieren und ihre Anwesenheit meiner Familie zuliebe schweigend zu erdulden.

Vor meinem Onkel musste ich mich in unregelmäßigen Abständen weiter verstecken. Doch da ich auch daran nichts ändern konnte, fing ich an, die Nachmittage auf dem Badezimmerfußboden hinzunehmen. Meine Angst, die ich immer wieder, wenn mein Onkel in meiner Nähe war, verspürte, wurde zwar nicht weniger, aber dafür selbstverständlicher.

Ich glaubte nicht mehr daran, dass es für mich ein besseres Leben, ohne Todesangst und Schmerzen, geben würde, solange ich in meinem Elternhaus wohnte. Das Leben hatte mir einfach keine bedingungslose Freiheit zu bieten. Und was blieb mir anderes übrig, als dies zu akzeptieren?

Die menschliche Seele scheint die abstruse Fähigkeit zu haben, die unglaublichsten Dinge anzunehmen, zu erdulden und sie irgendwie zu überleben, wenn es keinen anderen Ausweg gibt. Es ist vielleicht eine Art Kapitulation des freien Willens, einhergehend mit der absoluten Resignation des Körpers, der es einfach leid ist, aussichtlose Kämpfe zu bestreiten. Denn auch wenn meine Angst alles einnehmend war, so war es doch weniger energieaufwendig, diese kommen und gehen zu lassen, ohne jedes Mal aufs Neue gegen sie anzurennen. An der Ausweglosigkeit änderte sich dadurch jedoch nichts.

In der Schule veränderte sich nach den Ferien auch nicht viel. Die offensichtlichen Lästereien wurden weniger. Aber es fiel mir schwer, wieder in den Klassenverband zurückzufinden. Fasste ich einmal Vertrauen zu einer Mitschülerin und begann dadurch, wieder ein bisschen Hoffnung zu schöpfen, wurde ich doch immer wieder enttäuscht, weil sie etwa in eine andere Stadt zog oder wegen einer Lehrstelle die Schule verließ. Also schwamm ich auch hier irgendwie immer gegen den Strom. Mal war es einfacher, mal schwieriger. Aber nie war es wirklich leicht.

Dieser andauernde Kampf mit meinem Umfeld schlug sich natürlich auch auf meine Gesundheit nieder. Mein Körpergewicht wurde wieder weniger und meine ständigen Kränkeleien mehr. Doch durch meine bisherigen Erfahrungen mit Ärzten hatte ich keinerlei Motivation, etwas dagegen zu unternehmen.

Die Hoffnung, dass man mir wirklich helfen wollte, hatte ich längst aufgegeben. Ich hatte begonnen, es zu akzeptieren, dass ich langfristig gesehen einfach nicht glücklich sein *durfte*.

46. ignoriert.

»There's just too much that time cannot erase«

Evanescence, »My Immortal«

Im Mai dieses Jahres stand auch meine Konfirmation an. Meine Mutter stürzte sich in die Vorbereitungen und versuchte mich mit ihrem Elan anzustecken. Es galt zwei Feiern zu organisieren: eine große Feier, zu der alle Verwandten und Bekannten kommen sollten (ähnlich einem Polterabend), und die eigentliche Konfirmationsfeier, die in kleinem Rahmen – nur mit den engsten Angehörigen sowie meinen Paten – stattfinden sollte.

Tatsächlich hatte ich mich früher immer auf meine Konfirmation gefreut. In unserem Ort galt die Jugendweihefeier oder die Konfirmation immer als das erste größere »eigene« Event. Nach den familiären Feierlichkeiten traf sich dann die Jugend des entsprechenden Jahrgangs, um gemeinschaftlich das »Erwachsenwerden« zu feiern, was bedeutete, dass man sich das erste Mal gemeinschaftlich betrank …

Noch zwei Jahre zuvor, vor den beiden Anzeigen, hatte ich die Jugendlichen beneidet, wenn sie spät am Abend an ihrem Ehrentag durch die Straßen zogen. Ich hatte mir so oft, als ich früher Glückwünsche an ältere Jahrgänge überbracht hatte, gewünscht, dass endlich mein Tag kommen würde und sich dann alle bei mir versammeln und mit mir auf mein Erwachsenwerden anstoßen würden.

Doch nun, da meine eigene Konfirmation unmittelbar bevorstand, graute mir vor diesem Tag. Und das aus vielen Gründen.

Zum einen hatte ich schon sehr lange das Gefühl, mehr Erwachsene als Jugendliche zu sein. Ich musste mich schon mit so vielen »Erwachsenendingen« auseinandersetzen, dass es sich eigentlich erübrigte, mich ins Erwachsenenleben einzuführen.

Zum anderen sah ich in meiner damaligen Situation Alkohol zwar durchaus als eine Möglichkeit an, meine Gefühle und Gedanken zeitweise zu betäuben. Aber gleichzeitig hatte ich Angst davor, die Kontrolle über mich selbst zu verlieren. Außerdem empfand ich andere Menschen, vor allem wenn ich sie nicht so gut kannte, als nahezu unberechenbar, wenn sie unter Alkoholeinfluss standen. Ich konnte mit Menschen, deren Hemmschwelle dann ganz niedrig war, nichts anfangen. Auch wenn ich nicht sagen könnte, dass bei dem Missbrauch durch den Vater meiner Freundin oder meinen Onkel Alkohol im Spiel gewesen wäre, so verband ich mit dem Rauschmittel doch irgendwie Gewissenlosigkeit, Hemmungslosigkeit und Skrupellosigkeit. Und all das waren Dinge, vor denen ich mich fürchtete. Wahrscheinlich ist dies auch der Grund dafür, warum ich Alkohol nie als wirklichen »Ausweg« betrachtet hatte.

Ein weiterer Grund, warum ich meine Konfirmation nicht feiern wollte, war schlicht und ergreifend die Tatsache, dass mir absolut nicht nach Feiern zumute war. Und schon gar keine Lust hatte ich auf eine Familienfeier, bei der auch meine Tante anwesend sein würde. Letztendlich kollidierten hier also sämtliche Absurditäten: Ich sollte meine Depressionen einfach vergessen und obendrein noch die Party mit einer Person feiern, die mich offiziell eine »Lügnerin« nannte. Großartig.

Tatsächlich versuchte ich meiner Familie auch irgendwie klarzumachen, dass diese Feier für mich eine einzige Farce war. Heute bin ich mir nicht einmal mehr sicher, ob sie das nicht verstehen konnten oder nicht verstehen wollten. Es wurde argumentiert, dass es ja auch nichts an der Situation ändern würde, wenn man die Feier ausfallen ließe, und es mir vielleicht sogar guttun würde, mal an etwas anderes zu denken. Grundsätzlich verstehe ich schon, worauf meine Familie hier hinauswollte. Allerdings glaube ich nicht, dass sie wirklich verstanden hatte, wie es mir damit ging. Für mich war ein großes Familienfest genau das, was ich *nicht* brauchte. Ich sehnte mich so sehr nach Normalität, Ruhe und Geborgenheit, dass ich es eher als lästig empfand, nun auch noch so künstlich ins Scheinwerferlicht gestellt zu werden.

Was ich gebraucht hätte, wäre echtes Interesse an meinen Gedanken und Gefühlen gewesen. Und nicht ein Ansturm sämtlicher Familienmitglieder, die sich über mein ungesundes Aussehen ausließen und lauthals verkündeten, dass ich nun quasi *erwachsen* wäre und es Zeit würde, sich endgültig von den Barbiepuppen zu verabschieden und Verantwortung zu übernehmen ... Hätten sie gewusst, wie viel Verantwortung ich zu dieser Zeit bereits übernommen hatte, hätten sie mir vielleicht netterweise doch ein Puppenhaus geschenkt.

Meine Konfirmation verlief genau so, wie ich es erwartet hatte. Ich wusste, dass sich alle meine Familienmitglieder die größte Mühe gegeben hatten, mir die beiden Feiern möglichst schön zu gestalten. Und in der Tat waren sie es auch. Meine Tante ließ sich zu den Feierlichkeiten nur kurz blicken. Aber ich legte auch keinen allzu großen Wert auf ihre Anwesenheit.

Auch das gemeinsame Betrinken mit meinen Altersgenossen entsprach meinen Erwartungen und Befürchtungen. Nach gar nicht allzu langer Zeit brachten wir die Ersten nach Hause. Ich selbst war zwar auch nicht gerade nüchtern, aber immerhin nüchterner als einige andere. So brachte ich zu guter Letzt noch eine Klassenkameradin nach Hause und kam selbst bei Tagesanbruch – wohl als Letzte unserer Gruppe Feierwütiger – ins Bett.

Es folgte eine Zeit, die sich unendlich in die Länge zog. Seit meiner Begutachtung durch den Rechtspsychologen waren mittlerweile mehr als drei Monate vergangen. Und noch immer hatte sich niemand bei mir gemeldet. Die beiden Anzeigen lagen ganze anderthalb Jahre zurück, ohne dass etwas Nennenswertes passiert wäre. Es war frustrierend. Und mir blieb nichts anderes übrig, als zu warten. Warten auf das Ende des Tages. Warten auf die nicht enden wollenden Nächte. Warten darauf, dass sich etwas verändern würde. Aber es geschah einfach nichts.

Bis zu dem Tag, an dem all das, wofür ich gekämpft hatte, in sich zusammenbrechen sollte.

47. verloren.

»I close my eyes
Only for a moment and the moment's gone«

Kansas, »Dust In The Wind«

Etwa zwei Monate nach meiner Konfirmation fischte ich aus unserem Briefkasten Post von meiner Rechtsanwältin. Ich nahm den Brief mit in mein Zimmer und öffnete ihn. Er enthielt ein Schreiben von der hiesigen Staatsanwaltschaft. Ich überflog die vielen Seiten kurz. Und war so schockiert, dass ich es nicht wagte, den Brief genauer zu lesen ... Ich hatte bereits gesehen, was darin stand. Mehr wollte ich nicht wissen. Ich begann zu weinen. Etwas, das ich sonst fast nie tat. Aber das Entsetzen war zu groß. Zu heftig, als dass ich meine Emotionen in irgendeiner Form hätte kontrollieren können. *Das Verfahren gegen meinen Onkel war eingestellt worden.*

Das Ausmaß dieser Nachricht war mir noch nicht bewusst. Ich wehrte mich dagegen, sie aufzunehmen. Es konnte nicht wahr sein. Er durfte nicht wahr sein ... Ich musste mich verlesen haben. In der Zeile verrutscht sein oder was auch immer. Es konnte doch einfach nicht stimmen, was dort geschrieben stand ...

Ich brach auf dem Fußboden zusammen. Weinend. Am Ende.

In der Hoffnung, irgendein positives Detail übersehen zu haben, las ich den mehrseitigen Bericht nach einigen Minuten doch noch genauer.

Der Gutachter hatte mich hinsichtlich der Anschuldigungen gegenüber meinem Onkel als *nicht glaubwürdig* befunden. Hinsichtlich denen gegenüber des Vaters meiner Freundin allerdings schon. Er war der Meinung, dass ich die einzelnen Taten oder das Tatumfeld meines Onkels nicht detailliert genug geschildert hätte. Bei dem Vater meiner Freundin wäre dies anders gewesen: Dort konnte ich mich zumindest an das Wetter oder Ähnliches erinnern. Bei meinem Onkel nicht.

Natürlich nicht. Denn mein Onkel hatte mich ja meistens in meinem Zimmer besucht, wie hätte ich mich da an das Wetter draußen erinnern sollen? Bei dem Vater meiner Freundin fanden die Taten ja quasi nur in den Sommermonaten statt – deshalb war das Wetter ja auch meistens schön gewesen.

Außerdem war der Gutachter der Meinung, dass bei den Aussagen gegen meinen Onkel quasi die Logik fehlte. Aber was für eine Logik hätte ich ihm denn präsentieren sollen, wenn es in den Taten meines Onkels kein Quäntchen Logik gab? Seine Gewalt und Brutalität war so ausufernd gewesen, dass es dafür keine treffenden Worte gab ... Ich weiß, dass ich versucht hatte, dies dem Gutachter zu erklären. Aber offensichtlich war es mir nicht gelungen. Als ich weiterlas, erwachte mein Kampfgeist dennoch plötzlich wieder: Die Staatsanwaltschaft schrieb, dass ich gegen ihre Entscheidung Beschwerde einlegen könnte. Ich rappelte mich auf und war fest entschlossen, dies zu tun. Ich konnte es nicht ertragen, schon wieder gegen meinen Onkel zu verlieren. Nur dieses eine Mal wollte ich meine Schwäche besiegen und Stärke zeigen. Ich fasste neuen Mut. Von wilder Entschlossenheit gepackt, zeigte ich meinen Eltern den Brief der Staatsanwaltschaft.

Doch meine Hoffnungen schwanden genauso schnell wieder, wie sie gekommen waren: Denn meine Eltern wollten – vor allem meinen Großeltern zuliebe – nicht, dass das Verfahren gegen meinen Onkel neu aufgerollt würde. Sie sagten mir, dass ich es dabei belassen solle. Vor allem, weil es ja anscheinend sowieso nicht besonders erfolgversprechend war, nun noch einmal von vorn zu beginnen.

Ich nahm es hin. Wusste nicht mehr, was ich sagen sollte. Ich war wie in Trance. Emotionslos. Geschockt. Betäubt.

Erst in den darauffolgenden Tagen begann ich zu realisieren, was der Inhalt des Briefes wirklich bedeutete. Ich hatte das Gefühl, dass mir der Boden unter den Füßen weggezogen worden war. Mein Onkel würde also nie für seine sadistischen Taten bestraft werden. Dank eines einzigen Menschen: des Gutachters. Ich konnte das süffisante Grinsen im Gesicht meines Onkels, wenn diese Nachricht auch ihn erreichen würde, vor mir sehen.

Ich würde ihm also weiterhin ausgeliefert sein. Es gab für mich keine Hoffnung, dass meine Versteckspiele irgendwann aufhören würden, zumindest solange ich zu Hause wohnte. Es würde weitergehen. Niemand schützte mich vor ihm.

Ich hatte gegen ihn verloren. *Endgültig*.

Teil VII
Ein Rückschlag und ein Fortschritt.

»As long as the planets are turning
As long as the stars are burning
As long as your dreams are coming true
You better believe it«

Meat Loaf, »I'd Do Anything For Love (But I Won't Do That)«

48. vergangen.

»Everything's gonna be alright«

Bob Marley, »No Woman No Cry«

Das Loch, welches diese Hiobsbotschaft in mir aufriss, war unermesslich groß. Ich hatte das Gefühl, am Ende zu sein. Ich hatte ein für alle Male verloren. Wofür hatte ich mich in den letzten Jahren immer wieder aufgerafft, wenn die Willkür eines einzigen Gutachters jegliches Streben nach Gerechtigkeit zunichte machen konnte? Wofür hatte ich gekämpft, wenn ich so leicht verlieren konnte? Warum war ich immer wieder aufgestanden, wenn es doch anscheinend vorbestimmt war, dass ich immer wieder hinfallen würde?

Heute kann ich kaum mehr sagen, wie ich die nachfolgenden Tage, Wochen und Monate *überlebte*. Bei allem, was ich tat, wurde mir die Ungerechtigkeit dieser Welt – der Justiz dieses Landes – bewusst. Acht Jahre lang war ich missbraucht worden. Fast zwei Jahre lang kämpfte ich nun schon für mein Recht und meine Sicherheit. Und wofür das alles? Mit fünfzehn Jahren stand ich vor dem Nichts. Wieder einmal.

Erneut fragte ich mich, ob die Bundesrepublik Deutschland überhaupt wollte, dass Sexualstraftäter verurteilt wurden. Ich konnte einfach nicht verstehen, warum es mir – und vermutlich auch so vielen anderen Opfern – so schwer gemacht wurde. Man hatte einfach keine Chance. Ständig musste man gegen den Strom schwimmen. Wäre es dann nicht besser gewesen, wenn ich gar nicht erst probiert hätte, dagegen anzukommen? Und einfach weiterhin geschwiegen hätte? Und darauf gehofft hätte, dass die Misshandlungen irgendwann von allein aufhören und meine Erinnerungen daran irgendwann verblassen würden? Wäre das nicht kräftesparender gewesen?

Diese und Tausende weitere Fragen drängten sich mir in den Wochen nach der Einstellung des Verfahrens auf. Auf keine einzige wusste ich eine Antwort. Ich machte mir auch irgendwann nicht mehr die Mühe, nach zufriedenstellenden logischen Erklärungen zu suchen. Meine Kräfte waren erschöpft. Ich konnte nicht mehr. Ich schaffte es nicht einmal mehr, über die Sinnlosigkeit meines bisherigen Kampfes nachzudenken.

Die Leere, die ich schon so oft verspürt hatte, kehrte schließlich zurück. Tatsächlich war sie mir auch sehr willkommen. Ich wollte nicht mehr nachdenken. Über gar nichts mehr. Erneut versank ich also in Lethargie und Depressionen. Ich begann wieder damit, mich selbst zu verletzen. Aber auch das war mittlerweile egal. Hauptsache, mein Gehirn begann nicht wieder zu arbeiten und über das Geschehene nachzudenken. Denn jeder einzelne Gedanke schmerzte. Was zur Folge hatte, dass ich mich physisch noch intensiver verletzen musste, um die peinigenden Erinnerungen zu überdecken und zu betäuben. Ich war also wieder in den gefährlichen Teufelskreis geraten.

Aus dieser Frustration heraus machte ich einen großen Fehler. Über vermeintliche Freunde aus einer anderen Stadt geriet ich an Drogen. Diese Freunde pflegten hin und wieder Gras zu rauchen. Nicht in einem übermäßigen Umfang, aber doch immerhin jedes Wochenende. Gemeinsam wurde dann eine »Tüte« oder eine »Bong« geraucht und danach »im Kollektiv gechillt«.

Anfangs war ich skeptisch. Allerdings war der Rausch für mich eine willkommene Ablenkung und eine wunderbare Möglichkeit, mich am rationalen Denken zu hindern. Also klinkte ich mich in die Clique mit ein und war überrascht, wie weit ich den Schmerz der Erinnerungen von mir wegschieben konnte. Einmal von den Drogen gekostet, wollte ich stets mehr. Da ich meinen Körper sowieso hasste, waren mir physische Nebenwirkungen schlicht und ergreifend vollkommen egal. Hauptsache, der Rausch nahm mir meine Sinne und ließ mich die Sinnlosigkeit meines Daseins vergessen.

Meine Zugehörigkeit zu der Clique endete jedoch genauso schnell, wie sie begonnen hatte. Denn nach einer wilden Party erwachte ich am nächsten Morgen im Bett eines Jungen, der zu dieser Zeit ein einigermaßen guter Freund geworden war. Ich erinnerte mich zwar an alles, war aber völlig geschockt von meinem eigenen Verhalten unter Drogeneinfluss, das so ganz und gar nicht meinem Selbst entsprach.

Die so extrem verhaltensverändernde Wirkung von Haschisch traf mich mit einer solchen Wucht, dass ich mir schwor, nie wieder solche Drogen zu konsumieren. Nie wieder wollte ich die Beherrschung über mich und meinen Körper in diesem Ausmaß verlieren. Denn auch wenn alles freiwillig gewesen war, so war das doch eindeutig gegen meine Prinzipien und entsprach absolut nicht meinem eigentlichen Willen, wenn ich nüchtern war. Es war eine Dummheit ohnegleichen. Und eine Erfahrung, von der ich jedem anderen dringend abraten würde.

Währenddessen entspannte sich die Situation in der Familie leicht. Möglicherweise lag es daran, dass es jetzt nicht mehr zur Debatte stand, ein Familienmitglied vor Gericht zu bringen. Oder daran, dass nun – sollte die Öffentlichkeit doch jemals davon erfahren, dass ich missbraucht worden war – kein Familienmitglied mehr beschuldigt werden würde. Vielleicht hing es auch einfach damit zusammen, dass ich nicht mehr über das Vergangene redete, im Verfahren gegen den Vater meiner Freundin lange Zeit gar nichts geschah und sich meine Anwältin deshalb auch nicht bei uns meldete.

Auch die Versuche meiner Mutter, Details über den Missbrauch zu erfahren, hatten abgenommen. Vermutlich hatte sie begriffen, dass es nichts brachte, immer wieder damit anzufangen. Denn nach wie vor schaffte ich es nicht, ihr Einzelheiten zu erzählen. Letztendlich sprachen wir also gar nicht mehr. Und jeder blieb mit den eigenen Schuldgefühlen und Anschuldigungen allein.

Es war also mehr oder weniger wieder Alltag eingekehrt. Nur hin und wieder kochten die Emotionen über. Beispielsweise dann, wenn jemand (vor allem meine Mutter) etwa durch einen Zeitungsbericht an das Thema sexueller Missbrauch erinnert wurde, oder auch, wenn meine vielfältigen gesundheitlichen Beschwerden einmal zur Sprache kamen. Ansonsten wurde es ruhig. Zumindest nach außen hin war wieder Normalität hergestellt und letztendlich war das ja auch genau das, was meine Familie immer angestrebt hatte.

In meiner Gefühlswelt sah es natürlich anders aus. Aber wie gesagt: Auch ich wollte nicht mehr über das Geschehene nachdenken. Gedanken oder Erinnerungen machten mein Dilemma nur noch schlimmer und schmerzvoller. Deshalb war ich meiner Familie in einem gewissen Sinne auch dankbar, dass zumindest die Streitereien und gegenseitigen Schuldzuweisungen ein vorläufiges Ende genommen hatten.

Die Besuche meiner Tante ertrug ich mittlerweile ebenfalls mehr oder weniger kommentarlos, auch wenn mir jede Begegnung mit ihr wehtat. Hatte ich eine andere Wahl? Denn wenn ich dagegen protestiert hätte, hätte dies mit Sicherheit wieder eine Lawine von Diskussionen und nicht enden wollenden Auseinandersetzungen ausgelöst. Also versuchte ich, die Anwesenheit meiner Tante hinzunehmen, auch wenn ich sie keinesfalls akzeptierte.

Ganz ähnlich sah das bei den Besuchen meines Onkels aus. Dieser kam zwar offiziell nicht mehr zu uns nach Hause, aber inoffiziell schon. Aber auch hier halfen Proteste gegenüber meinen Großeltern nicht weiter, denn sie behaupteten, dass mein Onkel *natürlich* nicht mehr zu Besuch kommen würde …

Also blieb mir keine andere Wahl, als auch das zu ertragen. Mein Gehör sensibilisierte sich. Und immer dann, wenn ein Auto vor unserem Haus parkte, spähte ich aus dem Fenster. War es das Auto meiner Tante oder meines Onkels, kundschaftete ich an der Treppe, die zu meinen Großeltern führte, leise aus, wer zu Besuch gekommen war. Hörte ich eine männliche Stimme, verbarrikadierte ich mich ein ums andere Mal im Badezimmer und harrte dort stundenlang aus.

Jedes Mal, wenn ich auf den Badezimmerfliesen saß, stieg wieder eine alles mit sich reißende Panik in mir auf. Was würde passieren, wenn ich es einmal nicht rechtzeitig ins Bad schaffen würde? Oder wenn mein Onkel darauf kommen würde, dass ich mich dort vor ihm versteckte? Ich wusste es nicht. Und betete einfach zum Himmel, dass das niemals eintreten würde ...

Auch in der Schule blieb alles beim Alten. Obwohl ich dort ebenfalls mit meinen Gefühlen und Ängsten allein blieb, schaffte ich es weiterhin, mein Leistungsniveau zu halten. Jeder Tag in der Schule war für mich eine Qual. Doch ich ging hin, schwänzte nie und versuchte weiterhin durchzuhalten. Bis zu meinem Abitur. Irgendwie.

So vergingen die Wochen und Monate. Soweit es ging, versuchte ich meine Emotionslosigkeit und Leere aufrechtzuerhalten. Deshalb kann ich mich an diese Zeit heute kaum noch erinnern. Das Einzige, was ich klar und deutlich vor mir sehe, sind die täglichen Telefonate mit Marcus.

Jeden Abend zur selben Zeit telefonierten wir. Für mich waren dies die einzigen Minuten des Tages, in denen ich kurzzeitig meine Leere beiseiteschob und offenbarte, was sich darunter verbarg. Aber sobald ich das Telefon aus der Hand gelegt hatte, kehrte meine Emotionslosigkeit zurück. Und sie *musste* auch unbedingt zurückkehren! Denn ich vermisste Marcus so sehr, dass ich fürchtete, diese Sehnsucht würde mich zerreißen, sobald ich ihr etwas Raum geben würde. Ich kam mit mir selbst darin überein, dass gar keine Emotionen wesentlich besser waren als solche, die man aufgrund ihrer Intensität nicht verkraften konnte. Also ermahnte ich mich selbst, nichts an mich heranzulassen.

Das einzige Ereignis, bei dem ich Emotionen zuließ, war ein erneuter Besuch in München in den Sommerferien. Doch auch hier versuchte ich meine Gefühle zu zähmen. Denn mein erster Besuch dort hatte mir gezeigt, dass die Vorfreude zwar groß, die Enttäuschung auf der Heimfahrt aber noch wesentlich größer sein würde. Deshalb versuchte ich, nicht zu viele Hoffnungen auf meinen München-Aufenthalt zu setzen. Denn die schon einmal erlebte Resignation, nach den Treffen mit Marcus wieder allein sein zu müssen, war mir noch allzu präsent.

Letztendlich war es auch genau so, wie ich es befürchtet hatte. Dennoch versuchte ich auch dieses Mal, mit aller Macht an den so selten gewordenen positiven Emotionen festzuhalten und möglichst viel davon aufzusaugen.

Die Zeit in München gab mir Zuversicht und Hoffnung. Und die Stunden mit Marcus das Gefühl von Sicherheit und Freiheit. Nie wieder wollte ich diese Eindrücke vergessen. Doch so zuversichtlich ich während meines Urlaubs noch war, so ernüchternd war auf dem Heimweg die Erkenntnis, dass ich auch dieses Mal nicht lange davon würde zehren können. Es blieb dabei: Sobald sich die Türen des Zuges schlossen, fehlten mir Marcus und München. Und das steigerte sich mit jedem Kilometer Richtung Heimat.

Es war ausweglos. Meine Emotionslosigkeit sorgte dafür, dass die Erinnerungen an den Missbrauch zwar nicht ständig hochkamen, gleichzeitig nahm sie mir aber auch jeglichen Grund, weiterzuleben. Gab ich meinen Gefühlen wiederum einen gewissen Raum, konnte ich die Sicherheit, die ich mit Marcus verband, zwar wieder ein wenig spüren, im selben Moment kamen aber alle negativen Emotionen wieder hoch. Meine Gefühlswelt wurde immer unberechenbarer, undurchsichtiger und unerträglicher.

Aber Marcus ermahnte mich immer wieder, nicht aufzugeben. Er versprach mir, dass es irgendwann besser werden würde. Und in der Tat vertraute ich ihm bedingungslos. Auch wenn ich nicht wusste, wie ich ihm dies – nach den vielen Rückschlägen, die ich erfahren musste – glauben sollte. Aber ihm zuliebe gab ich das Versprechen, dass ich niemals aufgeben würde. Dass ich bis zum letzten Moment kämpfen würde. Egal, was noch passieren würde.

Marcus versicherte mir immer wieder, dass ich zu einem der wichtigsten Menschen in seinem Leben geworden wäre. Auch wenn mir das fast unglaublich schien, so hatte er es doch auf keinen Fall verdient, dass ich ihn enttäuschte. Also lebte ich – auch wenn ich selbst in meinem Leben keinen Sinn mehr sah – weiter. Ich hielt die schwierige Zeit nach der Einstellung des Verfahrens gegen meinen Onkel durch. Irgendwie. Für Marcus.

49. überbrückt.

»Every moment spent with you
Is a moment I treasure«

Aerosmith, »I Don't Wanna Miss A Thing«

In der Tat begann ich, mich nur noch von einem Treffen mit Marcus zum nächsten zu hangeln. Oder auch: von den einen Schulferien zu den nächsten. Ich rechnete nur noch in Schultagen und Schulferien. Tage oder Monate spielten für mich keine Rolle mehr. Und allmählich wurde es zur Selbstverständlichkeit, dass ich fast jeden Ferientag bei meiner Schwester in der Nähe von München verbrachte, wo ich mich dann täglich mit Marcus traf.

Ich rechnete und rechne es meiner Schwester und ihrem Mann hoch an, dass ich stets bei ihnen willkommen war. Und auch dass sie mir das Vertrauen entgegenbrachten und mich allein in München unterwegs sein ließen. Wir hatten natürlich Absprachen, wann wir uns wo trafen, und ich musste versprechen, immer mein Handy bei mir zu tragen. Aber insgesamt ließen sie mir viele Freiheiten, die es mir erst möglich machten, mich mit Marcus zu treffen.

So wurde Marcus immer wichtiger in meinem Leben. Ich genoss jede einzelne Minute, die ich mit ihm verbringen durfte. Er war zu meinem besten – und letztendlich auch einzigen wirklichen – Freund geworden, dem ich alle meine Ängste und Sorgen anvertrauen konnte. Während meiner Besuche in München gingen wir im Englischen Garten spazieren, auf der Kaufingerstraße shoppen oder in einem lauschigen Café an der Isar etwas trinken.

Auch wenn wir dann kaum über mein Martyrium sprachen, so wusste ich doch, dass Marcus mir jederzeit zuhören würde, wenn ich darüber reden wollte. Die Gewissheit, dass er mich niemals im Stich lassen würde, tat unendlich gut.

Mit jedem Treffen wurde die Bindung zu Marcus intensiver und fester, gleichzeitig aber auch jeder Abschied schwerer und schmerzlicher. Und so zählte ich quasi schon auf der Heimfahrt die Tage, bis ich wieder in München sein würde und mich mit Marcus treffen könnte. Kurz gesagt: München wurde zu meiner wirklichen Heimat. Und für mich stand fest, dass es nur noch eine Frage der Zeit sein würde, bis ich in diese Stadt, ganz in die Nähe von Marcus, ziehen würde. Ich musste nur noch mein Abitur machen.

Vermutlich waren es das Wissen darum, Marcus in den Schulferien immer wieder sehen zu können, und die Aussicht, dass ich in einigen Jahren die Freiheit haben würde, endgültig zu Marcus zu ziehen, die mir die Kraft gaben, die Zeiten auf dem Badezimmerfußboden zu Hause zu überstehen und irgendwie durchzuhalten. Mit diesem Ziel vor Augen verging die Zeit alles in allem nun etwas schneller.

Im Herbst des Jahres feierte ich meinen sechzehnten Geburtstag und kurz darauf stand schon wieder Weihnachten vor der Tür. Ähnlich wie im letzten Jahr war das Familienfest in Ordnung, solange nicht über den Missbrauch geredet wurde.

Das Verfahren gegen den Vater meiner Freundin plätscherte währenddessen so vor sich hin. Auch im Frühjahr des darauffolgenden Jahres gab es noch immer keine nennenswerten Neuigkeiten über einen möglichen Prozess.

Allerdings wurde die Ungewissheit, was mich in diesem Verfahren noch erwarten würde, immer kräftezehrender. Denn im Laufe der Zeit hatte ich gelernt, dass die deutsche Justiz mir nichts schenken würde. Daher graute mir vor all den Schikanen, die mich – trotz eines sogenannten Opferschutzes – mit Sicherheit noch erwarten würden. Ich hatte furchtbare Angst davor, dass auch noch das Verfahren gegen den Vater meiner Freundin eingestellt werden könnte. Ich wusste, dass ich einen weiteren solchen Rückschlag nicht würde verkraften können. Egal wie stark ich mich an Marcus oder an eine Zukunft in München klammerte.

Diese Ängste schlugen sich auch auf meinen Gesundheitszustand nieder. Wieder einmal ging es mir zusehends schlechter. Ich wog zu wenig, war depressiv und antriebslos. Aber immerhin schickte mich meine Ärztin dieses Mal gleich auf eine zweite Kur. Alles ging ziemlich schnell und ehe ich michs versah, erhielt ich schon den Antrittstermin. Auf der einen Seite freute ich mich darüber. Auf der anderen Seite war ich traurig, denn die Kur sollte in den Osterferien beginnen, einer Zeit, die ich eigentlich gerne mit Marcus verbracht hätte ...

50. wiederholt.

»I don't believe that anybody feels the way I do«

Oasis, »Wonderwall«

Meine Eltern fuhren mich im April also zu der Kurklinik, die etwa zwei bis drei Autostunden von meinem Heimatort entfernt war. Hier sollte ich die nächsten vier Wochen verbringen.

Als ich dort ankam, wurde mir klar, dass sich alles wiederholen würde: Wieder sollte ich in einem Doppelzimmer untergebracht werden, wieder sollte mein Handy eingezogen werden, wieder waren es vorrangig Abnehmkandidaten, mit denen ich zusammen war, und wieder einmal war mein Gesundheitszustand alles andere als gut.

Nach den üblichen Aufnahmegesprächen und ersten Untersuchungen verabschiedeten sich meine Eltern von mir. Auch dieses Mal versuchte ich über den Verbleib meines Handys und über ein Einzelzimmer zu diskutieren. Doch in dieser Klinik blieben die Ärzte und Betreuer hart: Ich musste in dem Doppelzimmer bleiben und mein Handy abgeben. Diese Entscheidungen trafen mich hart, denn insgeheim hatte ich natürlich gehofft, dass die Ärzte und Betreuer Verständnis für meine Situation aufbringen würden.

Doch ich musste mich mit der Situation abfinden. Dass ich nicht mit Marcus telefonieren konnte, hieß für mich: Einsamkeit, Ausgeliefertsein, Ausweglosigkeit. Also all das, was ich von meinem Martyrium her kannte und mich psychisch in mein Dilemma zurückversetzte. Die Tatsache, dass ich nun mit einer zweiten Person zusammenwohnen musste, verstärkte diese Gefühle noch zusätzlich. Ich fühlte mich gefangen, festgehalten und allein, wurde dazu gezwungen, mit einer anderen Person zusammen zu sein ... Für mich ein einziger Albtraum.

Obwohl ich erst wenige Stunden in der Klinik war, hatte ich bereits zu diesem Zeitpunkt das Gefühl durchzudrehen. Ich hatte keine Ahnung, wie ich die nächsten vier Wochen überstehen sollte. Doch das interessierte wieder einmal niemanden.

Jede einzelne verdammte Nacht wurde so für mich zur Qual. Immer wieder schreckte ich aus dem Schlaf hoch und wollte das Licht einzuschalten, weil ich Angst vor der ungewohnten Umgebung hatte. Dass ich dies wegen meiner Zimmergenossin nicht einfach so tun konnte, machte mich allmählich wahnsinnig. Und auch tagsüber war ich ständig von anderen Patienten umgeben und hatte keine Möglichkeit, mich zurückzuziehen, um mich von meiner intuitiven Abwehrhaltung und der Verkrampfheit zu entspannen.

Nahezu täglich versuchte ich den Betreuern oder den Ärzten während der Visiten meine Ängste zu erklären. Doch sie waren und blieben der Meinung, dass mir ein bisschen Gesellschaft sicherlich guttun würde und es nur eine Frage der Zeit wäre, bis ich mich an meine Mitbewohnerin gewöhnt hätte.

Auch meine Mitbewohnerin konnte mein Verhalten nicht verstehen. Nachdem sie mich eines Nachts hellwach im Bett sitzen sah, fragte sie, was denn los wäre. Daraufhin versuchte ich ihr zu erklären, warum ich solche Schlafstörungen hatte und grundsätzlich körperliche Nähe nicht ertragen konnte, und erzählte ihr von dem Missbrauch. Zunächst schien sie einigermaßen überrascht zu sein. Sie drückte ihr Bedauern aus, aber schien dennoch nicht nachvollziehen zu können, was dies mit meinem »komischen« Verhalten zu tun hätte.

Ihre Reaktion erinnerte mich unwillkürlich an meine Klassenkameraden und die beiden früheren Freundinnen, die mir nicht geglaubt hatten. Ich konnte schwer einschätzen, was meine Zimmergenossin nun von mir dachte oder ob sie mir grundsätzlich Glauben schenkte. Jedenfalls schien sie den Zusammenhang zwischen dem Missbrauch und den Schlafstörungen oder sonstigen Problemen nicht verstehen zu können.

Ich hielt es allerdings in dieser Situation für das Beste, nicht nachzufragen. Die Unsicherheit war mir immer noch lieber, als bestätigt zu bekommen, dass meine Mitbewohnerin mir nicht glaubte. Also beließ ich es dabei und versuchte mich, so gut es eben ging, mit ihr zu arrangieren.

So sehr ich auch versuchte mir klarzumachen, dass mein Onkel oder der Vater meiner Freundin weit weg wären und dass diese Situation keinesfalls mit meiner Vergangenheit vergleichbar wäre, so konnte ich meine Psyche dennoch nicht davon überzeugen, dass ich in der Klinik sicher war. Ein ständiges Gefühl von Bedrohung und Angst machte sich in mir breit. Dass ich bei den aufsteigenden Panikattacken noch nicht einmal bei Marcus anrufen konnte, machte alles noch schlimmer. Erst am Abend, wenn wir unser Handy für eine Stunde benutzen durften, konnte ich mit Marcus telefonieren und versuchen, meine Verzweiflung irgendwie in Worte zu fassen.

Die Situation in der Kurklinik war für mich unerträglich und es machte mich unglaublich wütend, dass mir niemand zuhören wollte. Deshalb ging es mir – trotz des Klinikaufenthaltes – tatsächlich noch schlechter. Denn diese ganzen Umstände sorgten dafür, dass ich nun richtig depressiv wurde.

51. hypnotisiert.

»Maybe I'm lonely
And that's all I'm qualified to be«

Meat Loaf, »I'd Do Anything For Love (But I Won't Do That)«

Auch wenn ich zunächst sehr unter der Situation in der Kurklinik litt, so stellten sich wider Erwarten dennoch einige Erfolge ein, die mir im Nachhinein zeigten, dass mein Aufenthalt dort doch nicht ganz ohne einen Sinn war.

Im Großen und Ganzen wurden mir während meines zweiten Kuraufenthalts die gleichen Therapien verschrieben wie beim ersten. Auch dieses Mal musste ich an Entspannungs-, Sport- und Beschäftigungstherapien teilnehmen, deren Sinn zwar begründet, deren Erfolg jedoch mager war. Meine Einstellung zu erzwungenen Entspannungsversuchen oder Gruppenunternehmungen hatte sich in den zweieinhalb Jahren seit meiner ersten Kur nicht geändert. Aber in der Tat war ich es leid, mich schon wieder darüber aufzuregen, dass alle Menschen in ein vorgegebenes Raster gequetscht werden mussten. Und das zumeist ohne Rücksicht auf Verluste. Allmählich fand ich mich damit ab, dass sich niemand die Mühe machen wollte, individuell auf mich einzugehen. Ich absolvierte jedoch brav meine Therapien, nahm kommentarlos an sämtlichen Gruppenunternehmungen teil und verzog mich, sobald es irgendwie ging, in eine ruhige Ecke und las. Dieses Mal waren es vor allem Paulo Coelho und Sergio Bambaren, die mich die Zeit überstehen ließen.

Wieder war ich in einer Klinik für Stoffwechselerkrankungen untergebracht worden. Und auch in dieser Klinik war nur eine begleitende psychotherapeutische Betreuung vorgesehen, was bedeutete, dass ich nur relativ selten einen Termin bei dem mir zugeteilten Psychologen bekam. Immerhin pendelten sich die Sitzungen aber auf etwa zweimal die Woche ein. Doch dieses Mal halfen sie mir mehr, als zuvor zu erwarten war. Denn der Therapeut hatte eine Zusatzqualifikation: Er war ein ausgebildeter Hypnotiseur.

Als er mir anbot, das Therapieverfahren der Hypnose bei mir anzuwenden, um bestimmte immer wiederkehrende Bilder und Träume zu verarbeiten, war ich zunächst skeptisch. Zum einen hatte ich Angst, dem Psychologen während der Hypnose hilflos ausgeliefert zu sein. Und zum anderen fürchtete ich mich davor, meinen Erinnerungen und Ängsten wieder zu begegnen. Aber da ich unbedingt wollte, dass die Albträume aufhörten und meine Panikattacken nicht wieder ausuferten, willigte ich schließlich ein.

Für eine solche Hypnosesitzung setzte der Therapeut jeweils eine Doppelstunde an. Zunächst erklärte er mir immer, was in den nächsten Minuten geschehen würde. Tatsächlich glaubte ich beim ersten Mal keineswegs an das, was er mir sagte. Für mich war es vollkommen unvorstellbar, in die erlebten Missbrauchssituationen zurückzukehren und dabei meinen Ängsten und Emotionen standhalten zu können. Aber ich wollte es versuchen. Ich war bereit, mich zumindest gegen die schmerzhaften Erinnerungen und Flashbacks zu wehren.

Als ich wieder aus der Trance erwachte, war ich vollkommen benommen. Mir war so, als hätte mich jemand aus einer – bei mir selten gewordenen – Tiefschlafphase gerissen. Mir war schwindelig, kalt und ich war unfassbar erschöpft. Aber ich konnte mich an alles erinnern, was in den vergangenen Minuten geschehen war. Und das gab mir Sicherheit und bestärkte mich, an weiteren Hypnosesitzungen teilzunehmen.

Nachdem mich der Psychologe selbst in mein Zimmer gebracht und die Betreuer verständigt hatte, dass sie öfter nach mir sehen sollten, konnte ich kaum begreifen, was in den letzten zwei Stunden geschehen war. Tatsächlich konnte ich nicht einmal nachvollziehen, wo diese einhundertzwanzig Minuten geblieben sein sollten. Mir kam es so vor, als wäre ich vielleicht zehn oder fünfzehn Minuten in Trance gewesen ... Es war absolut surreal.

Ich erinnerte mich, dass ich vor der eigentlichen Hypnose zunächst erst einmal richtig entspannen musste. Etwa zwei Wochen war ich nun schon in der Klinik und quasi dauernd angespannt und in Abwehrhaltung. Es tat unglaublich gut, einmal loszulassen und allein, in aller Ruhe, sämtliche Ängste zu überwinden. Und in der Tat: Ich war überrascht, dass ich das überhaupt noch konnte. Aber es funktionierte. Und es war großartig.

Nach der Entspannungsphase versetzte mich der Therapeut mit seiner angenehmen beruhigenden Stimme in Trance. Wie das funktionierte, ist mir bis heute ein Rätsel. Aber das Wichtigste war: Es ging. Und tatsächlich hatte ich meinen so verhassten Körper immer weniger gespürt. Irgendwann gar nicht mehr. Es hatte nur noch mich und meine Erinnerungen gegeben. Wunderbarerweise hatten diese nicht so wehgetan, wie es in der »Realität« der Fall gewesen wäre. Sie schienen sehr weit entfernt gewesen zu sein. Fast so, als wären es gar nicht meine eigenen Erlebnisse gewesen, die ich da sah.

Diese Distanz hatte mir geholfen, die Bilder – nach Anweisungen des Psychologen – so zu verändern, dass ihnen ihre Bedrohung genommen wurde und ich die »Opferrolle« verlassen konnte. Endlich. Danach hatte ich die Szenen in eine imaginäre Truhe gepackt, die ich symbolisch verschlossen und danach gewissermaßen zurückgelassen hatte.

Dann hatte mich der Therapeut allmählich zurückgeholt und aufgeweckt. Die Rückkehr in die Realität war äußerst schmerzhaft gewesen. Die normale Welt war mir – im Gegensatz zu der

Trance – plötzlich sehr laut, hektisch und stressig vorgekommen. Aber irgendwie hatte ich wieder zu mir kommen müssen, ob ich nun wollte oder nicht. Die Nachwirkungen der Hypnose spürte ich meistens noch den ganzen Tag lang. Ich war erschöpft und stand immer etwas neben mir. Fast so, als hätte ich Drogen konsumiert.

Die Hypnosetherapie wiederholten wir mehrfach. Jedes Mal betrachteten der Therapeut und ich eine Szene aus meiner Vergangenheit und sperrten sie in die besagte symbolische Truhe. Auch wenn wir auf diese Weise nur wenige Szenen bearbeiten konnten, irgendwie half es meinem Unterbewusstsein. Mit jeder einzelnen hinter mir gelassenen Erinnerung fühlte ich mich befreiter und erleichtert. Und dadurch ließen wie durch ein Wunder auch die so verhassten Albträume allmählich nach, die mich nun schon seit Jahren begleiteten.

Natürlich wusste ich, dass die Erinnerungen an den Missbrauch nicht vollkommen aus meinem Gedächtnis gelöscht worden waren. Aber die Betrachtung aus einer gewissen Distanz machte es leichter, sie zu ertragen und zu verarbeiten. Meine Nächte wurden dadurch ruhiger. Und endlich gab es wieder einen Zeitraum, in dem ich wenigstens einigermaßen entspannen konnte und von meinen Ängsten befreit war. Es tat so gut, dass ich es kaum glauben konnte. Endlich war zumindest *eine* Last von mir abgefallen.

52. unverstanden.

»Can you even look me in the eye
And tell me why?«

Pink, »Dear Mr. President«

Ich konnte es kaum glauben: Tatsächlich schlief ich von da an einigermaßen albtraumfrei. Ich wachte zwar nach wie vor zwei bis dreimal in jeder Nacht auf, aber immerhin waren es nicht Flashbacks von den Misshandlungen, die mich hochschrecken ließen. Das war eine unglaubliche Erleichterung für mich und auch endlich, seit Langem, mal wieder ein Fortschritt. Auch wenn die Schlafstörungen bis heute geblieben sind, so hatte sich der Kuraufenthalt allein schon deswegen in jedem Fall gelohnt.

Dass ich keine Albträume mehr hatte, erhöhte meine Lebensqualität ungemein. Die Angst vor dem Einschlafen wich allmählich und auch am Morgen brauchte ich nicht mehr zu fürchten, dass mich meine Erinnerungen so leicht überrennen könnten. Ich war selbst überrascht, was ein paar wenige Hypnosesitzungen bewirken konnten. Niemals hätte ich zuvor an so etwas geglaubt. Dass die Wirkung nun so groß war, machte mich – gewissermaßen – glücklich.

Die Tage in der Kurklinik wurden nun erträglicher. Nach wie vor verlangten mir die Hypnosesitzungen einiges an Kräften ab. Jedes Mal musste mich der Psychologe danach zurück in mein Zimmer bringen und immer aufs Neue trafen mich dabei erstaunte Blicke von meiner Zimmergenossin. Sie schien nicht verstehen zu können, dass ich nach den Hypnosen erschöpft war und dringend eine gewisse Ruhezeit brauchte.

Eines Abends, als ich nach einer Hypnose nicht so leicht wieder in die Realität zurückfand und die Bilder des Missbrauchs noch immer in meinem Kopf herumspukten, bekam ich dennoch eine alles mit sich reißende Panikattacke. Durch das geöffnete Fenster hörte ich Geräusche, die mich aus welchen Gründen auch immer an den Missbrauch erinnerten. Ich kann nicht mehr genau sagen, was es war, aber es versetzte mich geradewegs in die in der imaginären Truhe eingesperrten Erinnerungen zurück. Jedenfalls überrannten mich Wellen der Angst und ich bat meine Mitbewohnerin, deren Bett vor dem Fenster stand, das Fenster zu schließen. Sie fragte mich, warum ich es nicht selbst täte. Ich versuchte ihr zu erklären, was in mir vorging. Doch sie verstand es nicht und entgegnete mir, dass ich doch nicht mein ganzes Verhalten auf meine Vergangenheit, also auf den Missbrauch, *schieben* sollte.

Zugegebenermaßen war ich erst perplex, dann sauer. Tatsächlich habe ich bis heute über diesen einen Satz sehr häufig nachgedacht. Hatte ich mein Verhalten in dieser Situation tatsächlich auf den Missbrauch geschoben? Aber wäre ich so ängstlich, schreckhaft und depressiv gewesen, wenn ich *nicht* acht Jahre lang missbraucht worden wäre? War es nicht der Missbrauch selbst gewesen, der mich zu dem Menschen gemacht hatte, der ich nun war? Hatte ich es gewollt, dass ich solch ein Mensch wurde?

Nein. Der Missbrauch war kein Vorwand. Aber er war eine Erklärung. Die erlebten Misshandlungen hatten mich in diesen acht Jahren so beeinflusst und geprägt, dass letztendlich mein ganzes Verhalten davon beeinträchtigt wurde.

Aber war das eine Ausrede? Nein. Es war ein Faktum, das ich selbst gerne irgendwie geändert hätte. Doch je länger ich über die Aussage meiner Mitbewohnerin nachdachte, desto mehr musste ich mir eingestehen, dass der Missbrauch letztendlich mein ganzes Leben geprägt hatte. Und hier sage ich bewusst nicht: dass der Missbrauch mein ganzes Leben *ruiniert* hatte.

Vielleicht würde es das auch treffen. Aber das würde bedeuten, dass ich mir eingestehen würde, dass ich den Kampf gegen meine Peiniger endgültig verloren hätte. Dass es für mich keinen anderen Weg gäbe, als mich meinem Schicksal gänzlich zu ergeben. Der Missbrauch hat mich verändert, ohne Frage. Und auch die Nachwirkungen werde ich vermutlich noch mein ganzes Leben lang spüren müssen. Dabei wird es Tage geben, an denen ich sie mehr spüren werde, und wieder andere, in denen die Erinnerungen an mein Martyrium in den Hintergrund treten werden.

Aber letztendlich ist der erlebte Missbrauch ein Teil von mir – ob ich es nun will oder nicht. Und meine Aufgabe ist es, stets dafür zu kämpfen, dass dieser Teil möglichst klein wird und mein sonstiges Leben eine größere Rolle einnehmen kann. Auch ich würde mich freuen, wenn es anders gewesen wäre. Aber in dieser Hinsicht musste ich mein Schicksal so nehmen, wie es nun mal war. Ändern lässt sich daran nichts mehr. Es gilt jetzt, für die Zukunft zu kämpfen und mein Leben wieder in den Vordergrund – *vor* mein Martyrium – zu stellen.

Dennoch verletzte mich die Aussage meiner Mitbewohnerin ungemein. Aber hätte ich von ihr – einer etwa Gleichaltrigen – erwarten können, dass sie mich wirklich verstand? Eigentlich nicht. Und deswegen gab ich mir an diesem Abend auch nicht die Mühe, eine solche Grundsatzdiskussion zu führen.

Außerdem musste ich mit meiner Mitbewohnerin nur noch bis zum Kurende auskommen. Danach würden wir sowieso nach Hause fahren und uns vermutlich nie wieder über den Weg laufen. Also warum dann die Kraft aufbringen, mit ihr zu streiten? Ich ließ es einfach sein. Und nahm mir vor, mich lieber mit all meinen Energien auf die Fortsetzung der Hypnosetherapie zu konzentrieren.

Denn aufgrund der Erfolge durch die Hypnose verlängerte ich meinen Kuraufenthalt um eine weitere Woche. Obwohl mich der Klinikalltag und der Umgang mit den vielen Patienten unglaublich nervten, nahm ich es dafür, dass ich keine Albträume mehr hatte, gerne in Kauf. So vergingen die verbleibenden Tage zwar schleppend, aber alles in allem erfolgreich.

Meine Eltern holten mich am Abreisetag ab. Nach vielen Abschlussuntersuchungen durfte ich die Klinik nach fünf Wochen endlich verlassen. Ich holte mein Handy von den Betreuern ab, zog aus meinem Doppelzimmer aus und freute mich *wirklich* auf zu Hause. Ich atmete auf.

53. zurückgeholt.

»There's a fire starting in my heart«

Adele, »Rolling In The Deep«

Kaum war ich von der Kur zurück, hatte mich der Alltag wieder. Ich ging zur Schule und zählte die Tage bis zu den Sommerferien, die ich zum Großteil wieder in München verbringen wollte.

Als die so lange ersehnten Ferien gekommen waren, schien mir die Zeit einen Streich spielen zu wollen: Kaum war ich in München bei Marcus angekommen, rasten auch schon wieder die Tage meiner Heimreise heran.

Die Stunden, die ich mit Marcus verbrachte, waren trotzdem unbeschreiblich schön. Es gibt nichts, womit ich sie vergleichen könnte. Ich liebte seine strahlend blauen Augen und seine ständigen Bemühungen, mich zum Lachen zu bringen. Wir lagen stundenlang auf einer Wiese im Englischen Garten und genossen das Wetter. Wir aßen Eis, gingen ins Schwimmbad oder spazierten einfach durch die Innenstadt. Mehr denn je liebte ich die Freiheit, die mir Marcus und München gaben. Ich konnte über das reden, was mir wichtig war, und gehen, wohin ich wollte, ohne dabei fürchten zu müssen, einem meiner Peiniger über den Weg zu laufen. Ich sehnte den Augenblick herbei, in dem ich wissen würde, dass ich diese Stadt nicht mehr verlassen müsste.

Ich hätte Marcus stundenlang einfach nur ansehen oder ihm beim Reden zuhören können. Alles war so außergewöhnlich, dass ich jeden Moment damit rechnete, dass er sich in Luft auflösen könnte und ich wieder mit mir allein sein würde. Es war so schön, dass ich fürchtete, dass dies alles nur ein Traum sein könnte. Viel zu wundervoll, als dass ich so etwas wahrhaftig erleben oder fühlen durfte. Ich hatte unbeschreibliche Angst davor, aus diesem Traum aufzuwachen und Marcus zu verlieren. Er, der mittlerweile der einzige Grund geworden war, über die Scherben meines Lebens hinwegzusehen und weiterzuleben. Ich wusste wirklich nicht mehr, was ich ohne Marcus machen sollte. Er tat mir einfach so unendlich gut, dass ich fürchtete, dass es schon wieder ungesund sein könnte ...

Der Abschied war mehr als schmerzlich und ich zählte in Gedanken auch schon die Tage, bis wir uns wiedersehen würden. Unser nächstes Treffen war in meinen Herbstferien geplant. Ein neues Ziel, auf das ich in den nachfolgenden Wochen hinarbeiten konnte. Als ich zu Hause ankam, holte mich die Realität gleich mit voller Wucht ein: Es war ein Brief von der hiesigen Staatsanwaltschaft gekommen. Mir schwante Böses.

Teil VIII
Ein Sieg und eine Niederlage.

»It's the heart afraid of breaking,
That never learns to dance.
It's the dream afraid of waking,
That never takes the chance«

Bette Midler, »The Rose«

54. angekündigt.

»Every now and then I get a little bit nervous«

Bonnie Tyler, »Total Eclipse Of The Heart«

Der Brief enthielt das Datum des Prozessbeginns sowie eine Ladung zur Zeugenaussage vor Gericht. Die Verhandlung sollte in etwa einem Monat, kurz vor meinem siebzehnten Geburtstag, beginnen und insgesamt, mit Pausen, drei Verhandlungstage dauern. Meine Aussage war gleich für den Prozessauftakt geplant.

Die Freude darüber, dass der Brief keine negative Nachricht enthielt, wich schnell der Angst vor dem nahenden Prozessbeginn. Ziemlich schnell wurde mir klar, dass ich wieder aussagen müsste – und das sehr bald – und dass ich zudem meinem Peiniger wieder begegnen würde. Ich wusste gar nicht, was das Schlimmste davon war. Aber erneut gingen meine Gefühle mit mir durch und das Hin- und Hergerissensein zwischen Erleichterung und nackter Panik begann von vorn.

In den darauffolgenden Tagen spielten sich in meinem Kopf alle nur erdenklichen Szenarien ab. Ich selbst fand für mich keinerlei Antworten auf meine unzähligen Fragen oder beruhigende Worte.

Natürlich hatte ich immer gewusst, dass irgendwann der Tag kommen würde, an dem ich eine Zeugenaussage vor Gericht machen müsste. Wie oft hatte ich mich in den letzten Jahren darüber aufgeregt, dass anscheinend rein gar nichts in dem Verfahren vorangehen wollte? Mittlerweile waren seit meiner Anzeige fast drei Jahre vergangen. Und nun stand fest, wann mein Martyrium ein Ende haben sollte.

Egal welche negativen Szenerien mir in den Sinn kamen, das Wichtigste war für mich, dass nun ein *wirkliches* Ende in Sicht war. Nichts wollte ich mehr, als das Verfahren zum Abschluss bringen, einen Schlussstrich ziehen und niemals mehr in dieser Detailliertheit aussagen müssen. Natürlich wollte ich auch, dass der Täter bestraft wurde. Aber nachdem ich viele Hürden hatte nehmen müssen, wünschte ich mir nichts sehnlicher, als dass alles zu einem Ende kommen würde und ich keine Angst mehr vor irgendwelchen bürokratischen oder juristischen Schikanen haben müsste.

Meine Nervosität vor dem Prozessauftakt stieg ins Unermessliche. Die Albträume kehrten zurück und in der Schule quälte ich mich von einer Stunde zur nächsten. Ich konnte mich auf rein gar nichts mehr konzentrieren. Meine Nerven lagen blank und die Szenen, die sich in meinem Kopf abspielten, machten den Gerichtsserien der Privatsender wirklich Konkurrenz.

Ich hatte Angst davor, dass mich die Richter und die Staatsanwaltschaft mit Fragen löchern würden. Ich hatte furchtbare Panik davor, dem Vater meiner Freundin erneut zu begegnen und vielleicht auch ihm Rede und Antwort stehen zu müssen. Mir graute vor seinem Verteidiger, der mich mit Sicherheit mit allen Mitteln als unglaubwürdig dastehen lassen würde, und ich fürchtete mich vor allen anderen Dingen, die ich noch nicht kalkulieren konnte.

Außerdem fürchtete ich, dass ich mich nach so langer Zeit – immerhin waren seit der letzten Tat des Vaters meiner Freundin schon etwa sechs Jahre vergangen – nicht mehr an alle Details würde erinnern können. Dass ich etwas Falsches sagen könnte. Niemals wollte ich das triumphierende Gesicht meines Peinigers bei einem möglichen Freispruch sehen. Niemals. Lieber würde ich sterben.

Diese undefinierbare Angst vor einer erneuten Niederlage gab mir gleichzeitig eine Kraft und einen Willen, den ich mir selbst niemals zugetraut hätte. Ich kann nicht erklären, woher dieser Impuls plötzlich kam. Aber ich war felsenfest entschlossen, dieses eine Mal zu kämpfen und nicht klein beizugeben. Egal was jetzt noch passieren sollte. Ich wollte meinem Peiniger die Stirn bieten und mich wehren. Zumindest dieses eine Mal.

Mit wilder Entschlossenheit sah ich dem Prozess entgegen. Die Uhr tickte. Der Showdown nahte.

55. berichtet.

»All these days, they feel like they're the same«

Leona Lewis, »Happy«

Meine Anspannung stieg mit jedem Tag. Der Verhandlungsbeginn und damit meine Aussage waren auf einen Montag im September festgelegt. In der Woche davor litt ich Höllenqualen. Am Donnerstag vor Prozessbeginn rief mich dann meine Anwältin an und teilte mir mit, dass meine Aussage um einen Tag, also auf den Dienstag, verschoben worden war. Am Tag des Prozessauftaktes sollte zunächst einmal nur der mutmaßliche Täter angehört werden und dies würde voraussichtlich, gemeinsam mit der Verlesung der Anklage, den gesamten ersten Verhandlungstag dauern.

Für mich bedeuteten vierundzwanzig Stunden länger warten ganze eintausendvierhundertvierzig Minuten Kopfkino zusätzlich und ganze sechsundachtzigtausendvierhundert Sekunden Anspannung mehr. Ich hatte keine Ahnung, wie ich diese Zeit überstehen sollte. Aber mir war mittlerweile klar, dass nach dem Befinden oder der Meinung des Opfers sowieso niemand fragen würde. Ich spornte mich selbst an, durchzuhalten. Nur noch dieses eine Mal. Nur noch *einmal.* Dann würde es vorbei sein.

Dennoch trat am Montag, dem Tag des Prozessauftaktes, schon vor dem eigentlichen Verhandlungsbeginn die absolute Katastrophe ein. Niemand hatte bis dahin daran gedacht, dass eine Verhandlung um langjährigen Kindesmissbrauch von der Presse aufgegriffen werden könnte. Als meine Eltern und Großeltern an dem besagten Montag die Zeitung aufschlugen, konnten sie überall Berichterstattungen über den heutigen Prozessauftakt lesen. Auch das Opfer – also ich – wurde nicht außen vor gelassen. Und so standen mein Vorname, der abgekürzte Familienname, Alter und Wohnort sowie die damaligen Berufe meiner Eltern in sämtlichen Zeitungsartikeln. Da wir wie schon erwähnt in einem Ort lebten, der ländlich geprägt war, war für alle natürlich sofort klar, um wen es sich hier handelte. Die vermeintlich anonymisierten Angaben waren so präzise, dass es außer Frage stand, wer gemeint war. Es war schlicht und ergreifend glasklar.

Mich schockierten diese Artikel wirklich. Ich wäre damals nie auf die Idee gekommen, dass sich die Öffentlichkeit für den Fall interessieren oder dass die Presse ihn aufgreifen könnte. Ich war völlig überrascht. Auch wollte ich nicht unbedingt im ganzen Ort als »das missbrauchte Mädchen« abgestempelt werden. Aber letztendlich war dies meine Geschichte, für die ich nichts konnte und an der ich auch nichts mehr ändern konnte. Ich stand dazu, dass ich den Täter angezeigt hatte, und konnte es daher auch mehr oder weniger akzeptieren, dass die Presse darüber berichtete.

Auch wenn ich zu dieser Zeit niemals Interviews oder Ähnliches gegeben hätte und mich auch von dieser Art der Berichterstattung distanzierte, so fand ich es letzten Endes aber auch wichtig, dass grundsätzlich über solche Fälle von Kindesmissbrauch berichtet wurde. Meines Erachtens wurde viel zu oft geschwiegen und Missbrauch damit zu einem Tabuthema gemacht. Wie soll die Gesellschaft aufmerksam gemacht und sensibilisiert werden, wenn nicht über die Abgründe solcher Taten gesprochen wird? Wenn alle immer nur möglichst wenig davon preisgeben?

Letztendlich können Politiker oder andere Prominente immer wieder schlau über Prävention reden und das Thema medienwirksam für sich nutzen. Engagement von öffentlicher Seite ist sicher wichtig. Aber meines Erachtens sollten hierbei die Opfer nicht außen vor gelassen werden. Denn *nur* die Opfer selbst können die Gesellschaft für das Thema sexueller Missbrauch sensibilisieren. Nur sie verstehen, wohin solche Misshandlungen führen können. Deshalb sollten meiner Meinung nach bei öffentlichen Debatten in erster Linie die Opfer zu Wort kommen. Außenstehende können sich zwar für das Thema einsetzen, niemals jedoch mit dem notwendigen Nachdruck vermitteln, wie schlimm es wirklich ist.

Außerdem ist nicht nur Prävention wichtig, sondern es sollten auch die Hilfebedürfnisse derjenigen, die Missbrauch erlebt haben, in den Fokus gerückt werden. Denn viel zu oft wird man als Opfer von Gewalttaten mit den eigenen Erlebnissen allein gelassen und muss sich selbst um einen sogenannten Opferschutz und die Bewältigung der Vergangenheit bemühen.

War ich von der Presseberichterstattung also zunächst überrumpelt, konnte ich sie deshalb aber am Ende akzeptierten. Doch wie dabei mit meiner Privatsphäre und der meiner Familie umgegangen wurde, machte mich wirklich wütend. Denn ich hatte immer versucht, ein »Leben neben dem Missbrauch« zu haben. Und leider bestand und besteht die Gefahr, dass man von anderen Menschen ausschließlich auf das Erlebte reduziert wird. Ich wollte und will als das wahrgenommen werden, was ich bin: zwar ein Missbrauchsopfer, aber in erster Linie ein Mensch, der den Willen hat, das Ganze zu überleben.

Ebenfalls sehr schwierig fand ich die Art und Weise, wie in den Zeitungsartikeln über meine Familie geschrieben wurde. Denn niemals hatte ich gewollt, dass sie in diese Sache mit hineingezogen wurde. Sie hatte unter meinem Martyrium schon genug gelitten und sie hatte es in keiner Weise verdient, dass sie nun in der Öffentlichkeit angeprangert wurde. Letztendlich kannte niemand, der diese Artikel in der Zeitung las, die individuellen Beweggründe meiner Familie. So wurden Urteile gefällt, ohne dass man wirklich wusste, was geschehen ist. Durch eine solche Presseberichterstattung wurden die Rollen von Täter und Opfer indirekt verdreht und letztendlich litten wir – meine Familie und ich – stärker unter der Berichterstattung, als es vermutlich der Täter tat. Ist das Gerechtigkeit?

Gerade deshalb fand ich es absolut nicht fair, wenn meine Familie zu Unrecht von Außenstehenden noch zusätzlich »verurteilt« wurde. Für sie war die Berichterstattung so ziemlich das Schlimmste, was überhaupt passieren konnte. Meine Familie hatte immer gewollt, dass meine Missbrauchsgeschichte möglichst eine familieninterne Sache blieb. Doch nun war zumindest dieser Zug abgefahren.

Meiner Mutter setzte die Berichterstattung sehr zu, sie vermutete nun quasi hinter jeder Straßenecke einen Journalisten, der sich auf sie stürzen und sie mit Fragen bombardieren würde. Zudem hatte auch eine Person, die in den Zeitungsartikeln unsere Familie erkannt hatte, meine Mutter explizit danach gefragt, warum sie nicht auf ihr Kind aufgepasst hätte. Und auch mein Vater wurde an seinem Arbeitsplatz mit den Presseberichten konfrontiert. Allerdings gab es dort eine Person, die verstanden hatte, dass unsere Familie mit dem Vergangenen genug gestraft war, und meinen Vater – und damit die gesamte Familie – bewusst in Schutz genommen hat.

Jedenfalls traf das Verhalten der Person, die meiner Mutter Vorwürfe gemacht hatte, genau ihren wunden Punkt, ihre Schuldgefühle. Sie brach völlig zusammen und traute sich kaum noch aus dem Haus. Mich machte das wirklich rasend. Diese Menschen hatten überhaupt keine Ahnung, was wirklich los war. Und ich empfand es als anmaßend, naiv und unsensibel, dass sie meiner Familie, die genau wie ich sowieso schon extrem unter der Situation gelitten hatte, solche Vorwürfe machten.

Mal ganz abgesehen davon, dass meine Eltern immer auf mich achtgegeben haben. Aber es ist nun mal grundsätzlich nicht möglich, jeden Schritt eines Kindes zu überwachen. Ich war unendlich dankbar für die Freiheiten, die mir meine Eltern gegeben hatten. Und dafür, dass ich letztendlich an die falschen Menschen geraten war, konnten sie überhaupt nichts. Es war Zufall. Schicksal. Oder wie auch immer man es nennen mag. Aber ganz sicher nicht die Schuld meiner Eltern.

Leider wollte mir meine Mutter nicht glauben, dass diese Menschen, die meinen Eltern Vorwürfe machten, sicherlich die Ausnahme bildeten. Sie glaubte weiterhin, dass sie nur das ausgesprochen hatten, was alle anderen dachten, und damit ließ sich die Angst meiner Mutter vor weiteren Anschuldigungen kaum noch besänftigen.

Am Nachmittag dieses »Manic Monday« folgte auch schon die nächste Hiobsbotschaft. Meine Rechtsanwältin rief mich an, nachdem sie dem Prozessauftakt beigewohnt hatte. Sie sagte mir, dass der Täter dem Gericht erklärt hätte, dass es sich bei meiner Anzeige um ein Komplott handeln würde, dass er unschuldig und ich eine dreiste Lügnerin sei. Daraufhin hatte das Gericht weitere Gutachten in Auftrag geben müssen und aus diesem Grund wäre meine Aussage für den nächsten Tag abgesagt und überhaupt der gesamte Prozess auf den Januar des nächsten Jahres verschoben worden.

Dazu fiel mir wirklich gar nichts mehr ein. Meine gesamte Nervosität der letzten Tage war also quasi umsonst gewesen. Ich musste weitere vier Monate in absoluter Ungewissheit ausharren und stets damit rechnen, dass sich mein Peiniger noch weitere Gemeinheiten für mich einfallen ließ.

Meine Enttäuschung über die »Macht« des Täters, mich mit einer einzigen haltlosen Behauptung weitere vier Monate quälen zu können, machte mich wirklich wütend. Meine Hoffnung auf ein Ende der Verhandlungen war abrupt zunichte gemacht worden. Ich musste weiter warten. Es schien niemals aufhören zu wollen.

56. getrennt.

»My heart is like an open highway«

Bon Jovi, »It's My Life«

Am nächsten Morgen – dem vermeintlichen Tag meiner Aussage und einen Tag vor meinem Geburtstag – stand ich besonders früh vor Schulbeginn auf, ging zum nächstgelegenen Kiosk und kaufte die gängigsten Tageszeitungen. Noch bevor meine Eltern auch nur eine Zeitung in die Hand bekommen konnten, durchstöberte ich alles nach Artikeln über den vertagten Prozess. Und in der Tat wurde ich fündig: Allerdings stand dort nichts, was nicht auch schon am Vortag in der Presse gestanden hatte, mit der einzigen Hinzufügung, dass die weiteren Verhandlungstage auf voraussichtlich Januar verschoben worden waren.

Nachdem ich meinen Eltern die Artikel gezeigt hatte, waren sie erwartungsgemäß wenig begeistert. Meine Mutter warf meiner Anwältin vor, es nicht geschafft zu haben, die Veröffentlichung solcher Artikel zu untersagen. Und so kam es, dass meine Eltern kurzfristig das Mandatsverhältnis kündigten und wir uns für die Fortsetzung des Prozesses im Januar eine neue Rechtsanwältin suchen mussten.

Mein siebzehnter Geburtstag am folgenden Tag war spürbar von den negativen und kräftezehrenden Ereignissen der vorangegangenen Tage geprägt.

Da ich keine Wahl hatte, als abzuwarten und die Zeit bis Januar irgendwie zu überstehen, begann ich, die Tage bis zu den Herbstferien, also bis zum Wiedersehen mit Marcus, zu zählen. Etwa eine

Woche nach meinem Geburtstag schrieb mir Marcus allerdings in einer E-Mail, dass es ihm nicht so gut ginge. Ich versuchte, für ihn da zu sein und herauszufinden, was denn los war. Letztendlich erfuhr ich, dass er sich wohl verliebt hatte, aber seine Angebetete sich ihrer Gefühle ihm gegenüber noch nicht sicher wäre.

Verdammt. Das tat weh. Und ich wusste noch nicht einmal warum. Für mich war diese Nachricht ein Schlag ins Gesicht und sie schmerzte. Zunächst konnte ich überhaupt nicht nachvollziehen, was da in mir arbeitete. Ich versuchte Marcus dazu zu ermutigen, sich nochmals mit dem Mädchen zu treffen und ein klärendes Gespräch zu führen. Marcus nahm diesen Rat an und wollte gleich ein Treffen mit ihr vereinbaren. Ich sagte ihm, dass er sich später bei mir melden sollte, um mir zu erzählen, wie das Gespräch denn ausgegangen wäre. Bis dahin, das versprach ich ihm, würde ich ihm die Daumen drücken.

Kaum hatte ich das Telefon beiseitegelegt, hätte ich heulen können. Auf der einen Seite hatte es Marcus natürlich von ganzem Herzen verdient, glücklich zu sein. Auf der anderen Seite hoffte ich insgeheim, dass dieses Gespräch nicht positiv ausgehend würde ... Gleichzeitig wusste ich, dass es vollkommen unfair war, so etwas zu hoffen: Marcus war immer für mich da gewesen und es wurde Zeit, dass er dafür belohnt wurde.

Öfter als jemals zuvor schaute ich auf mein Handy. Gefühlte fünfzig Mal wählte ich Marcus' Nummer, um kurz vor der letzten Ziffer doch wieder aufzulegen. Ich wusste, dass er unterwegs war und vermutlich nicht gestört werden wollte. Aber bei *was* würde ich ihn stören?! Ich wollte es gar nicht wissen ... Vielleicht küssten sie sich gerade. Vielleicht gingen sie gerade Hand in Hand durch den Englischen Garten. Den Weg, den Marcus und ich auch schon viele Male gemeinsam gegangen waren. Vielleicht waren sie aber auch längst zu Hause und ...

Ich ermahnte mich dazu, nicht an so etwas zu denken. Außerdem ging es mich ja auch gar nichts an, was mein bester Freund tat. Ich hatte kein Recht, über Marcus' Liebesleben zu mutmaßen. Ich sollte hoffen, dass er glücklich war und das Gespräch mit seiner Angebeteten den gewünschten Erfolg bringen würde. Aber es ging nicht. Das *konnte* ich nicht hoffen. Warum nicht? Warum fehlte mir Marcus plötzlich mehr denn je? Warum meldete er sich nicht bei mir? Mittlerweile war es spät am Abend. Ich versuchte zu schlafen. Aber es ging nicht ...

Mit einem Mal wurde es mir klar: Ich war *eifersüchtig*. Und zwar richtig. Ich konnte es einfach nicht ertragen, dass Marcus womöglich jetzt gerade mit einer anderen zusammen war ... Aber hatte ich ein Recht, eifersüchtig zu sein? Eigentlich nicht. Aber irgendwie schon. Ach, ich wusste es nicht. Die Eifersucht brodelte in mir und trieb mich in den Wahnsinn. Währenddessen sagte ich mir selbst, dass ich nicht so für Marcus empfinden dürfte. Er war mein bester Freund und sein Liebesleben ging mich nichts an. Überhaupt nichts. Basta.

Als Marcus mir am nächsten Mittag eine SMS schrieb und mir sagte, dass er die Nacht mit *ihr* verbracht hatte, heulte ich wirklich drauflos. Das war zu viel. Selbst für mich. Ich schaltete mein Handy aus. Weitere solche Nachrichten von Marcus würde ich einfach nicht verkraften können.

Erst am Abend konnte ich mich dazu durchringen, mein Handy wieder einzuschalten. Ich hatte einige Anrufe in Abwesenheit sowie einige SMS auf meinem Handy. Alle von Marcus. Zunächst war er verwirrt. Dann besorgt. Schließlich wütend: Ich sollte mich gefälligst melden!

Letztendlich rief ich doch, wenn auch etwas widerwillig, zurück. Und tat etwas, was Marcus weder erwartet noch verdient hatte: Ich machte ihm am Telefon eine wirklich filmreife Szene. All die Gefühle, die ich bei mir selbst nicht verstand, warf ich ihm vor die Füße. Ich steigerte mich in meine Eifersucht hinein, ohne zu wissen, warum ich sie überhaupt verspürte. Ich wollte doch so sehr, dass Marcus glücklich war ... Aber warum durfte die Unbekannte unendlich viel Zeit mit ihm verbringen, während unsere Stunden immer so kurz waren? Warum durfte sie ihn sehen, wann immer sie wollte? Ihm in die Augen schauen, ihn berühren.

Ich glaube, Marcus war nach diesem Telefonat ernsthaft verwirrt. Tatsächlich herrschte auch einige Zeit komplette Funkstille. Und die tat mir wiederum unendlich weh. Gleichzeitig wusste ich aber auch, dass ich es mir allein zuzuschreiben hatte, dass Marcus sich nun nicht mehr bei mir meldete. Ich hätte mich nicht so aufführen dürfen, sondern mich freuen sollen, dass er nun eine Freundin hatte … Aber der Gedanke, *meinen* Marcus, *meinen* besten Freund und einzigen Vertrauten, nun mit einer anderen Frau teilen zu müssen, war unendlich quälend. Deshalb meldete auch ich mich nicht bei ihm.

Auf der einen Seite sehnte ich mich mit jedem Gedanken, den ich hatte, nach Marcus. Doch ich fürchtete, dass er mir, wenn ich mich bei ihm melden würde, irgendwelche Geschichten von seinem Liebesglück erzählen würde. Und ich wusste, dass ich das nicht ertragen könnte … Also versuchte ich auch nicht, die Funkstille zu brechen, auch wenn es mir schwerfiel.

Ohne den mittlerweile gewohnten Kontakt zu Marcus und die täglichen Telefonate kamen mir die Tage und Stunden unglaublich lang und leer vor. Er war natürlich, vor allem seitdem wir uns regelmäßig trafen, die wichtigste Person in meinem Leben geworden. Aber dass seine Abwesenheit ein so großes Loch in mein Leben reißen würde, hätte ich nie gedacht. Erst jetzt musste ich einsehen und akzeptieren, *wie* wichtig Marcus mittlerweile für mich geworden war … Wichtiger, als ich zugeben wollte. Wichtiger, als es vielleicht sein durfte.

Die Funkstille dauerte einige Wochen an. Kurz vor den Herbstferien, als ich schon glaubte, ich müsste mein Bahnticket nach München stornieren, meldete sich Marcus bei mir. In der SMS, die von ihm kam, standen nur drei Worte: *Es ist vorbei.*

Natürlich war mir sofort klar, was er meinte. Seine kurze Beziehung zu der Unbekannten war vorüber. Sie hatte Marcus das Herz gebrochen und war, so erzählte er mir später, bereits mit einem anderen zusammen. Marcus war zutiefst verletzt und unglücklich.

Ich wusste sofort, dass Marcus mich nun brauchte, und nach der langen Zeit der Funkstille wollte ich auch unbedingt für ihn da sein. Für mich war es selbstverständlich, ihm jetzt in dieser für ihn so schwierigen Zeit beizustehen.

Die Gefühle, die ich nach dem Erhalt dieser SMS verspürte, kann ich kaum beschreiben. Auf der einen Seite tat mir Marcus – und das ohne Einschränkungen – leid. Ich wollte nicht, dass er so unter dieser letztendlich doch so unglücklichen Liebe litt. Er hatte es verdient, dass man ihn glücklich machte.

Auf der anderen Seite spürte ich eine Erleichterung, die nicht hätte da sein dürfen. Ich hatte Marcus wieder für mich! Doch der Preis, den er beziehungsweise ich nun dafür zahlen musste, war hoch. Ich hasste es, Marcus so leiden zu sehen.

Gerade deshalb fieberte ich meinem nächsten Besuch in München in den Herbstferien nun noch sehnlicher entgegen. Ich wollte Marcus unbedingt wieder lachen sehen. Das war nun quasi vorübergehend meine selbst gesetzte wichtigste Lebensaufgabe.

57. erprobt.

»And the soul afraid of dying,
That never learns to live«

Bette Midler, »The Rose«

Marcus kam relativ schnell über die enttäuschende Beziehung hinweg. Unsere gemeinsame Zeit in München war wieder einmal großartig. Und ich schaffte, was ich mir vorgenommen hatte: Marcus konnte wieder lachen.

Die Tatsache, dass während Marcus' kurzzeitiger Beziehung meine Gefühle mit mir durchgegangen waren, irritierte mich dennoch. Ich wusste nicht, ob ich nicht doch mehr für Marcus empfand als reine Freundschaft. Gleichzeitig war ich aber auch verunsichert, inwiefern ich mehr empfinden *durfte*. Ich vertraute ihm, fürchtete aber gleichzeitig auch um unsere Freundschaft. Aber am meisten graute mir davor, irgendwann noch einmal so eine Nachricht zu erhalten, dass Marcus eine neue Freundin hätte. Niemals wieder wollte ich diese quälende Eifersucht und Hilflosigkeit empfinden.

Ich wusste einfach nicht, was ich tun sollte. Aber irgendwie erübrigte sich das. Unerwartet. Manche Dinge schienen sich also doch von selbst zu lösen.

Marcus und ich gingen an meinem letzten Ferientag in meinen letzten Stunden in München am Isarufer spazieren. Obwohl es in großen Schritten auf den Winter zuging, war es ein schöner und relativ milder Herbsttag. Wir setzten uns auf eine Bank und sahen den Blättern beim Fallen zu. Irgendwann trafen sich unsere Blicke. Ich dachte mir nur: Wenn nicht jetzt, wann dann …? Marcus schien es ähnlich zu gehen. Nach einigen endlosen Augenblicken geschah dann das Unglaubliche: Wir küssten uns.

Ich war von meinen Gefühlen vollkommen überrannt. Ich genoss diesen Augenblick. Gleichzeitig fragte ich mich aber, ob wir das Richtige taten. Und ich hatte Angst: War ich bereit für eine Beziehung? Körperliche Nähe hatte ich langfristig nie ertragen können. Aber bei Marcus fühlte es sich irgendwie anders an. Besser. Gut. Ich fühlte mich geborgen. Sicher. Aufgehoben. Täuschte dieser Eindruck? Konnte ich es zulassen, dass er meine Hand nahm? Ich wusste es nicht. Aber es fühlte sich richtig an … Entgegen all meinen Erwartungen. Also schloss ich die Augen und genoss es.

Erst als ich im Zug nach Hause saß, gestattete ich mir, wieder über unseren Kuss nachzudenken. Zeitgleich schickten Marcus und ich einander SMS, in denen wir uns fragten, ob wir mit diesem Kuss nicht leichtfertig unsere uns beiden so wichtig gewordene Freundschaft aufs Spiel gesetzt hatten. Ob es *sinnvoll* war, dass wir uns geküsst hatten. Beide hatten wir nur eine Antwort: Es tat gut. Es war gut. Was sollte dann daran falsch sein? Und anscheinend ging es ohne einander nicht. Er empfand das genauso wie ich. Denn wir hatten nochmals ausführlich über Marcus' Verhältnis mit der Unbekannten geredet. Und wir waren zu dem Schluss gekommen, dass es wohl keiner von uns beiden akzeptieren könnte, wenn der andere mit einem anderen Partner zusammen wäre. Also beschlossen wir, es mit einer vorsichtigen, entspannten Beziehung zu probieren, ohne uns dabei unter Druck zu setzen.

Allein dieses Vorhaben – diese Sicherheit, Marcus für mich allein zu haben – machte mich glücklich. *Wirklich* glücklich. Ich glaubte nicht, dass ich einem anderen Mann so viel Vertrauen schenken könnte wie Marcus. Er war der Mensch, der am meisten von mir und von meinem Martyrium wusste. Dem ich gesagt hatte, dass ich unter Albträumen und Panikattacken litt. Der verstehen konnte, dass ich ein Problem mit körperlicher Nähe hatte, weil er meine ganze Lebensgeschichte quasi miterlebt hatte.

Ich vertraute Marcus blind. Ich wusste, dass er mich niemals zu etwas drängen und mir so viel Zeit geben würde, wie ich brauchte. Nur mit diesem Wissen war es mir möglich, dieses Wagnis, diese Beziehung mit ihm einzugehen.

Dieser Beziehungsversuch beflügelte mich. Marcus, der ohnehin schon wichtigste Mensch in meinem Leben, nahm mich buchstäblich an die Hand, um mir zu zeigen, dass nicht alle Männer brutal, selbstgefällig und rücksichtslos waren. Wahrscheinlich war Marcus auch der einzige Mensch, dem ich überhaupt die Chance dazu gegeben hätte.

Ich musste mir eingestehen, dass ich ihn und seine strahlend blauen Augen liebte. Dass ich mir selbst allerdings die Möglichkeit geben musste, diese für mich so neuen und ungewohnten Gefühle zuzulassen. Denn ich war wirklich überrascht, dass ich nach all dem, was ich erlebt hatte, noch so etwas wie Liebe verspüren konnte. Aber so war es. Ich liebte Marcus. Und das wahrscheinlich nicht erst seit diesen Herbstferien.

58. ersehnt.

»Gotta leave you all behind and face the truth«

Queen, »Bohemian Rhapsody«

Unser Beziehungsversuch funktionierte. Und er gab mir die Kraft, die ich brauchte, um die Zeit bis zu dem Prozess im Januar zu überstehen.

Am Ende der Weihnachtsferien sahen Marcus und ich uns wieder. Ich war ihm unendlich dankbar, dass er keinerlei Ambitionen zeigte, mehr von mir zu wollen, als hin und wieder einen Kuss oder kleinere Zärtlichkeiten. Er drängte mich zu nichts und wartete zumeist, bis ich von allein den nächsten Schritt ging. Er war geduldig, aufmerksam und vorsichtig. Dies wiederum gab mir Sicherheit und ließ unsere Beziehung zu einer neuen »Kraftquelle« für mich werden.

Die Fortsetzung des Prozesses rückte mit großen Schritten näher. Zur Vorbereitung stellte mich meine Anwältin einem Verein vor, der sich dem Opferschutz von missbrauchten Mädchen verschrieben hatte. Dieser Verein hatte unter anderem auch eine Selbsthilfegruppe gegründet, die sich einmal in der Woche traf. Auch ich besuchte diese Gruppe einige Male, musste mir aber sehr bald eingestehen, dass dies für mich nicht das Richtige war, um mein Martyrium zu verarbeiten.

Solche Gruppen haben durchaus ihre Berechtigung und es mag Missbrauchsopfer geben, die dort gut aufgehoben sind. Für mich persönlich war es aber in diesem Rahmen nicht wirklich hilfreich, über meine Erlebnisse zu sprechen. Ich war gerne bereit, den anderen Gruppenmitgliedern zuzuhören oder auch eigene Erfahrungen preiszugeben. Aber für mich war es nicht der passende Rahmen, um über die Perversion des Vaters meiner Freundin oder über die Brutalität meines Onkels zu sprechen. Für mich gehörten diese Dinge nicht da hin. Und deshalb fühlte ich mich in dieser Gruppe irgendwie fremd, wenn auch keinesfalls allein.

Mein persönliches Urteil lautete also: Selbsthilfegruppen waren für ein nettes Gespräch oder für die Beantwortung von bürokratischen oder juristischen Fragen geeignet. Für eine unmittelbare Aufarbeitung und ein intensives Gespräch allerdings waren sie es in meinen Augen nicht. Natürlich war es trotzdem gut, einen Ansprechpartner für die vielen Fragen zu haben, die man im Vorfeld eines solchen Gerichtsprozesses hat.

Die letzten Tage vor dem Gerichtstermin waren von einer großen Anspannung geprägt. Vor allem, weil ich nun wusste, dass die Presse vermutlich auch dieses Mal wieder berichten würde. Und es war seltsam, morgens die Zeitung aufzuschlagen und zu fürchten, dass dort etwas über einen selbst geschrieben stehen konnte.

Diese Anspannung war in der ganzen Familie spürbar. Auch meine Eltern fürchteten sich vor irgendwelchen Anschuldigungen und vor einer erneuten Vertagung des Prozesses. Wir alle wollten, dass dieser Prozess etwa dreieinhalb Jahre nach meiner Anzeige nun wirklich einmal zu Ende ging.

Mitte Januar sollte der Prozess beginnen und ich sollte am zweiten Verhandlungstag aussagen. Während im September noch insgesamt drei Verhandlungstage angesetzt worden waren, hatte sich die Anzahl – aufgrund der Intrigentheorien meines Peinigers – vervierfacht. Nun waren ganze zwölf Prozesstage bis in den April hinein geplant.

Mir graute vor jeder einzelnen Stunde, die mir dort bevorstand. Und das zu Recht.

Teil IX
Ein Kampf und ein Urteil.

»Ich warte auf Freunde
Und suche Geborgenheit.
Ich teile die Freude, ich teile die Traurigkeit,
Doch verlang nicht mein Leben,
Das kann ich dir nicht geben«

Sylvester Levay, »Ich gehör' nur mir«, aus dem Musical »Elisabeth«

59. durchwacht.

»You see I've always been a fighter«

Bon Jovi, »Always«

Die letzten Tage und Nächte vor der Fortsetzung des Prozesses zogen sich unendlich in die Länge. Nachts konnte ich kaum noch schlafen, tagsüber konnte ich mich gar nicht mehr konzentrieren. Marcus stand hinter mir und versuchte mich beständig davon zu überzeugen, dass ich nichts zu befürchten hätte. Dass die Vorsitzenden Richter sicherlich genug Erfahrung hätten, um meine Befragung entsprechend sensibel durchzuführen.

So bedingungslos ich Marcus auch vertraute, glauben konnte ich ihm das nicht. Viel zu oft – während der Aussage bei der Polizei oder der beim Gerichtsgutachter – hatte ich auf das Einfühlungsvermögen der jeweiligen Person gesetzt. In dieser Hinsicht hatte ich genügend Erfahrungen, um *wirklich* das Schlimmste befürchten zu dürfen.

Ich wünschte mir so sehr, dass diese ständige Angst vor der deutschen Justiz aufhörte. Ich war zwar fest entschlossen, diesen letzten Kampf mit aller Kraft zu kämpfen, aber ich war in den vergangenen dreieinhalb Jahren einfach müde geworden und wollte nur noch einen Schlussstrich ziehen. Deshalb fürchtete ich mich vor allem davor, dass der Prozess wieder vertagt werden könnte oder dass der Täter mit seinen Komplotttheorien wieder »gewinnen« und dadurch noch mehr quälende Zeit herausschinden könnte …

Doch die Fortsetzung des Prozesses verlief dieses Mal nach Plan. Meine neue Anwältin teilte mir am Abend des ersten Verhandlungstages mit, dass mein Peiniger nach wie vor die Taten abstritt und hinter meinen Anschuldigungen ein Komplott vermutete. Zu dieser Zeit konnte ich mir absolut keinen Reim darauf machen, wie er darauf kam oder was er sich unter dem »Komplott« vorstellte. Aber in Anbetracht der Tatsache, dass in weniger als vierundzwanzig Stunden meine eigene Aussage auf dem Programm stand, konnte ich mir darüber jetzt absolut nicht den Kopf zerbrechen.

Die Nacht vor meiner Aussage schlief ich keinen Augenblick. Ich quälte mich bewusst durch meine – zum Glück – in den Hintergrund getretenen Erinnerungen und rief die Bilder des Missbrauchs absichtlich noch einmal auf. Ich wollte, dass es wehtat. Dieses eine Mal wollte ich mich an alle widerwärtigen Details erinnern. Ich wollte dem Gericht schildern, wie schlimm es gewesen war und was dieser Mann mir alles angetan hatte. Nichts wollte ich dem Gericht vorenthalten. Wenn ich diesen einen Kampf gegen meinen Peiniger nicht verlieren wollte, galt es, mich mit meinen eigenen Albträumen zu quälen, um dem Gericht auch wirklich klarzumachen, was für Wunden mir der Täter in all den Jahren zugefügt hatte.

Dieses bewusste Eintauchen in die Vergangenheit stachelte meine Entschlossenheit, meinem Peiniger nun endlich und endgültig die Stirn zu bieten, noch weiter an. Je präsenter die Erinnerungen und zugefügten Schmerzen wurden, desto stärker wurde das Gefühl von bevorstehender Gerechtigkeit in mir. Ich wollte keine Rache. Ich wollte nur dem Gericht – und am liebsten aller Welt – sagen, was für ein perverser, brutaler Mensch auf der Anklagebank saß, der sich auch noch die Frechheit herausnahm, mit allen Mitteln Lügengeschichten zu verbreiten, um seine widerwärtigen Übergriffe irgendwie abstreiten zu können.

Obwohl ich kaum geschlafen hatte, war ich am Tag meiner Aussage vor Gericht einigermaßen wach und bereit, mich nun endlich dem allerletzten Abschnitt meines langjährigen Kampfes zu stellen. Nachdem ich mich angezogen und noch einen Blick in den Spiegel geworfen hatte, sah ich mich mit dunkelvioletten Augenringen in – zufällig ausgewählter – rabenschwarzer Kleidung. Ich kann nicht mehr sagen, woher dieser Impuls kam, aber ich dachte mir, dass ich mich auf keinen Fall meinem einstigen Peiniger in Trauerfarbe zeigen wollte.

Auch wenn es vielleicht Unsinn war, so war es für mich wichtig, ihm nicht völlig hilflos und kraftlos gegenüberzutreten. Das hatte ich in meiner Kindheit oft genug tun müssen. Nun war es an der Zeit, dass ich ihm zeigte, dass ich bereit war, mich zu wehren. Und dafür war schwarze Kleidung für mich nicht das Richtige. Also zog ich zu meiner dunklen Jeans eine pastellbunte Strickjacke an. Helle Farben als Farben der Hoffnung. Als Symbol des Widerstandes ... Fast schon esoterisch. Aber in gewisser Weise war es für mich ein Zeichen von Kraft.

Mit meiner Anwältin hatte ich vereinbart, dass sie mich am Morgen vor meiner Befragung zu Hause abholen sollte, damit wir gemeinsam zum Gericht fahren konnten. Meine Eltern wollten eigentlich auch anwesend sein. Aber weder meine Anwältin noch ich fanden dies wirklich sinnvoll. Zudem sollte die Öffentlichkeit von dem Prozess ausgeschlossen werden. Und letztendlich gehörten meine Eltern in diesem Fall auch zu der »Öffentlichkeit«.

Außerdem hoffte ich bis zum letzten Augenblick inständig, dass meine Anwältin es veranlassen könnte, auch den Täter während meiner Befragung des Gerichtssaals zu verweisen. Mir graute davor, die Taten schildern zu müssen, während er nur wenige Schritte von mir entfernt saß. Noch immer hatte ich Angst vor ihm. Und meinen Peiniger unmittelbar neben mir sitzen zu sehen, war so ziemlich das Schlimmste, was ich mir vorstellen konnte.

Auf der langen Fahrt zum Gericht gingen meine Anwältin und ich nochmals einige Punkte durch und sie bereitete mich auf die bevorstehende Aussage vor. Ansonsten versuchte ich ruhig zu bleiben. Die Zeit war gekommen und nun konnte ich auch nichts mehr an der Situation ändern. Ich musste es auf mich zukommen lassen und einfach hoffen, dass es weniger schlimm werden würde, als ich zu diesem Zeitpunkt fürchtete.

Zu meiner Überraschung war auch die Leiterin der Selbsthilfegruppe gekommen, um gemeinsam mit mir zu warten, bis ich vom Gericht als Zeugin aufgerufen wurde. Meine Anwältin war währenddessen schon einige Zeit im Gerichtssaal. Die Minuten, bis sich die Tür des Gerichtssaals wieder öffnete, wurden quälend lang. Das leise Ticken der Wanduhr klang für mich wie das Ticken einer Zeitbombe, das mit jeder Sekunde lauter und bedrohlicher wurde. Aber immerhin musste ich das dieses Mal nicht allein durchstehen. Denn ich wusste, dass auch Marcus – wenn vielleicht auch nicht körperlich, aber doch zumindest geistig – ganz nah bei mir war.

Irgendwann ging dann die Tür des Gerichtssaals auf und meine Anwältin kam zu mir. Sie teilte mir mit, dass es keine Möglichkeit gäbe, den Täter während meiner Befragung des Gerichtssaals zu verweisen. Er würde also während meiner gesamten Vernehmung anwesend sein und Fragen stellen können. Aber da musste ich nun durch. Es gab kein Zurück mehr. Ich schluckte. Mein Kampf um Gerechtigkeit ging in die letzte Runde. Hoch erhobenen Hauptes folgte ich meiner Anwältin in den Gerichtssaal.

60. entschlossen.

»Complete the motion if you stumble«

Red Hot Chili Peppers, »Can't Stop«

Die ersten Sekunden im Gerichtssaal überforderten mich vollkommen. Ganz bewusst versuchte ich, meinen Blick immer nur nach vorn zu richten. Nach vorn. Und keineswegs nach links, wo sich die Anklagebank mit meinem Peiniger befand. Ich setzte mich auf den Stuhl in die Mitte des Gerichtssaals und schaute zu den Richterinnen und Schöffen. Immerhin waren es Richterinnen und die Befragung würde dieses Mal nicht von einem Mann durchgeführt werden. Allerdings war dafür der Täter anwesend, was die Sache letzten Endes also auch nicht einfacher machte ...

Zunächst wurden meine Personalien aufgenommen, dann kam die übliche Belehrung, dass man vor Gericht die Wahrheit sagen müsste, und schließlich begann die eigentliche Vernehmung.

Wie es zu erwarten gewesen war, musste ich erneut – mittlerweile also nun schon zum dritten Mal – meine gesamte Lebensgeschichte preisgeben. Ich musste erzählen, was mir widerfahren war und was mir alles angetan worden war. Die Richterinnen waren durchaus bemüht, entsprechend sensibel vorzugehen. Zumindest stellten sie keine so intimen und unverschämten Fragen wie einst der Gutachter. Dieser war im Übrigen während der gesamten Vernehmung ebenfalls anwesend.

Mich hemmte allerdings vor allem die Anwesenheit des Täters. Niemals schaute ich auf die linke Seite hinüber. Ich wollte ihn einfach nicht sehen ... Ich konnte es nicht. Viele Dinge, die ich in der Nacht zuvor noch in meinen Erinnerungen gesehen hatte und dem Gericht unbedingt hatte sagen wollen, traute ich mich aufgrund seiner Anwesenheit letztendlich aber nicht zu erzählen. Ich bemühte mich. Aber es gab Dinge, die einfach nicht über meine Lippen kommen wollten. So sehr ich mich auch anstrengte. Nach wie vor ging von ihm eine unbeschreibliche Bedrohung aus. Allein seine Anwesenheit versetzte mich in Panik und ich fühlte mich unter Druck. So wie er es mir immer wieder eingeredet hatte, fürchtete ich auch jetzt noch, dass man mir nicht glauben oder mich auslachen würde. Mein rationales Gedächtnis sagte mir zwar, dass dies nicht der Fall sein würde, meine Gefühle wollten allerdings in dieser Situation nichts von Rationalität wissen …

Dennoch versuchte ich alles zu geben. Ich versuchte Haltung zu bewahren und stärker zu sein, als ich es wirklich war. Ich beantwortete die Fragen der Richterinnen, Schöffen und Anwälte nach bestem Wissen und Gewissen, wie man so schön sagt. Ich versuchte mich an alle Details zu erinnern und möglichst viel von meinen Erinnerungen preiszugeben. Aber wie gesagt: Alles konnte ich nicht sagen, während mein Peiniger nur wenige Meter von mir entfernt saß. Die Angst angesichts seiner bloßen Anwesenheit war zu groß. Zu einschüchternd. Zu real.

Ich merkte zwar, dass mir vom Gericht und vor allem auch von seinem Verteidiger diverse »Fangfragen« gestellt wurden oder auch immer dieselben Fragen mit einem anderen Wortlaut formuliert wurden, aber ich versuchte es einfach zu ignorieren und im Zweifelsfall alles ein zweites oder drittes Mal zu wiederholen.

Das Gericht fragte auch danach, wie es mir aktuell ginge und ob ich noch immer unter dem erlebten Missbrauch litte. Ich versuchte zu erklären, dass es Tage gab, an denen es mir besser ging. Aber auch Momente, in denen ich daran zu zerbrechen drohte. Dass es aber letztendlich so war und wahrscheinlich auch bleiben würde, dass die Nachwirkungen des Missbrauchs niemals aufhören würden. Ich müsste versuchen, bestmöglich damit klarzukommen. Ob es mir gelingen würde, werde man sehen müssen.

In der Tat erinnere ich mich aber kaum an die einzelnen Fragen, die mir im Gerichtssaal gestellt wurden. Die Stunden der Vernehmung waren für mich ein völlig zeitloser Raum. Die vielen Fragen, die auf mich einprasselten, hatte ich so oder anders schon mehrfach gestellt bekommen. Und einzig und allein die ständige Bedrohung, die noch immer vom Täter ausging, sowie die Qual des Erinnerns sind mir bis heute im Gedächtnis geblieben.

Eine Frage der Richterin ist mir aber noch immer präsent. Am Ende der Vernehmung fragte sie mich, was ich mir denn für die Zukunft beziehungsweise für den Verlauf oder als Ergebnis dieser Gerichtsverhandlung wünschte. Und ich antwortete, dass ich einfach wollte, *dass es endlich vorbei wäre.*

Ich wusste nicht genau, was für eine Antwort das Gericht auf diese Frage erwartete. Die Anwesenden schienen von meiner Antwort jedoch gewissermaßen überrascht zu sein.

Nach mehreren Stunden entließ mich das Gericht schließlich. Die Verhandlung wurde für diesen Tag für beendet erklärt und der nächste Verhandlungstag wurde verkündet. Dieser sollte allerdings ohne mich stattfinden.

Auf der Rückfahrt nach Hause besprach ich mit meiner Anwältin den Verhandlungsverlauf. Sie versicherte mir, dass ich meine Sache gut gemacht hätte. Ich selbst war davon nur wenig überzeugt. Je länger ich über das Gesagte nachdachte, desto mehr fiel mir ein, was ich – unbewusst – vergessen hatte zu sagen. Gleichzeitig war ich von diesem Fragenbeschuss auch unglaublich verwirrt und müde. Ich war es leid, über all das an diesem Tag Erlebte nochmals nachzudenken. Es brachte ja nun auch nichts mehr. Ich war einfach nur froh, es endlich hinter mir zu haben. Dass dies aber noch nicht das Ende meiner gerichtlichen Vernehmungen sein würde, hätte ich an diesem Tag nicht erwartet. Aber dank meines Peinigers würde ich später tatsächlich noch mal vor Gericht aussagen.

Als ich am Abend wieder zu Hause war, war ich unendlich erschöpft. Nachdem ich mich hatte übergeben müssen, nahm ich ein heißes Bad und beschloss, nicht länger über die heutigen Geschehnisse nachzudenken. Ich telefonierte mit Marcus und fasste ihm kurz zusammen, was geschehen war. Dann schaltete ich mein Gedächtnis förmlich aus. Ruhe.

61. gebeichtet.

»Tell me if you got a problem«

Reamonn, »Star«

Wie es zu erwarten war, berichtete auch die Presse wieder über die Fortsetzung des Prozesses. Letztendlich tat sie dies immer mal wieder während der ganzen vier Monate, die die Verhandlungen andauerten. In einem Land der Pressefreiheit war es nahezu unmöglich, eine solche Berichterstattung zu verbieten. Auch meine neue Rechtsanwältin schaffte das nicht.

Wie ich schon sagte, konnte ich irgendwie mit dieser Berichterstattung leben. Als ich allerdings am Tag nach meiner Aussage, an dem ich ja in der Schule gefehlt hatte, morgens ins Klassenzimmer kam und merkte, dass meine Klassenkameraden tuschelten, sah ich keine andere Möglichkeit, als endlich die Flucht nach vorn anzutreten. Ich konnte es einfach nicht zulassen, dass die Presseberichte nun auch noch mein Klassenzimmer erreichten. Nachfragen meiner Mitschüler erwartete ich zwar nicht wirklich, aber ich fürchtete, dass sie sich irgendetwas zusammenreimen würden, was nicht stimmte, und so die Lästereien möglicherweise wieder mehr werden könnten.

Die erste Schulstunde hatten wir an diesem Tag bei unserer Klassenlehrerin, die aufgrund meiner Fehltage zumindest ansatzweise von meinem Martyrium wusste. Kurzentschlossen fragte ich sie vor Unterrichtsbeginn, ob sie mir fünf Minuten von ihrem Unterricht schenken würde, da ich gerne ein paar

Worte an die Klasse richten würde. Sie bewilligte mir die Zeit und gab mir zu Unterrichtsbeginn das Wort.

Tatsächlich war das eine relativ spontane Aktion von mir. Vollkommen unvorbereitet sagte ich vor der Klasse, dass mir eine schwere Zeit bevorstand und ich in den nächsten Wochen vermutlich noch öfter im Unterricht fehlen würde. Ich sagte ihnen, dass ich Gerüchte und Mutmaßungen leid wäre und es richtiger fand, nun offen mit ihnen zu reden. Ich erzählte auch kurz von der Gerichtsverhandlung, von der Presseberichterstattung und davon, wie sehr meine gesamte Familie unter der Situation litt. Ich klärte meine Klassenkameraden also mehr oder weniger über die aktuelle Situation auf. Ich hoffte nicht einmal auf Verständnis, aber doch immerhin auf eine gewisse Akzeptanz.

Entgegen meinen Befürchtungen ging mein Plan auch auf. Vielleicht lag es daran, dass meine Missbrauchsgeschichte durch den Prozess nun einen gewissen Nachdruck bekommen hatte. Vielleicht waren wir alle nun auch einfach älter und damit verständnisvoller. Jedenfalls fand ich nun das, wonach ich mich in der Klasse sehnte: meine Ruhe.

Währenddessen zog sich die Gerichtsverhandlung wie Kaugummi in die Länge. Aufgrund meiner Schulpflicht konnte ich nicht an jedem Verhandlungstag anwesend sein. Meine Anwältin rief mich aber nach jeder Prozesseinheit an und informierte mich über den Stand der Dinge.

Mittlerweile war auch zur Sprache gekommen, dass sich mein Peiniger wahrscheinlich schon an mehreren Mädchen vergangen hatte. Er war zwar nie strafrechtlich in Erscheinung getreten, also niemals verurteilt worden, allerdings aufgrund sexuellen Missbrauchs bereits aktenkundig gewesen. So hatte es vor einigen Jahren wohl bereits zwei voneinander unabhängige Anzeigen wegen sexuellen Missbrauchs gegen ihn gegeben. Ein Verfahren war beendet worden, weil das Opfer seine Aussage zurückgezogen hatte. Das zweite Verfahren war aufgrund einer finanziellen Ausgleichszahlung an die Familie des Opfers eingestellt worden.

Darauf baute auch die Komplotttheorie auf, die der Täter mir nun andichtete. Er war felsenfest davon überzeugt, dass die Familien der ersten beiden Opfer sich mit meiner Familie in Verbindung gesetzt hätten und meine Anzeige durch eine gemeinsame Absprache zustande gekommen wäre.

Tatsächlich hörte ich über meine Rechtsanwältin, die mir die Theorie meines Peinigers am Telefon erläuterte, das erste Mal von weiteren Anzeigen. Die Namen der beiden genannten Familien waren mir gänzlich unbekannt. Ich kannte weder die Mädchen, also die anderen beiden mutmaßlichen Opfer, noch deren Familien.

Auch wenn diese Komplotttheorie letztendlich völlig haltlos war, bereitete mich meine Anwältin darauf vor, dass mich das Gericht womöglich zu den Anschuldigungen des Täters noch einmal anhören wollte. Ein Termin stand aber noch nicht fest, da erst mal weitere Zeugen, etwa die Familie meines Peinigers, befragt werden sollten.

Ich konnte wirklich kaum glauben, was sich der Angeklagte vor Gericht alles erlauben durfte. Trotz des Gerichtsverfahrens legte er es also weiterhin darauf an, den Prozess möglichst in die Länge zu ziehen und mich dadurch weiterhin zu quälen. Und das Gericht spielte hier sogar mit.

62. vorgestellt.

»Ich geb' meine Freiheit nicht her«

Sylvester Levay, »Ich gehör' nur mir« aus dem Musical »Elisabeth«

Während meiner Winterferien im Februar gab es aber dennoch ein positives Ereignis, welches das triste Warten auf die Ergebnisse der Verhandlung unterbrach. Dieses Mal fuhr nicht ich zu Marcus, sondern Marcus kam zu mir nach Hause. Meine Eltern hatten im Laufe der Zeit selbstverständlich mitbekommen, dass es wohl in München jemanden gab, den ich gerne mochte. Natürlich wollten sie meine einstige Internet- und nun Ferienbekanntschaft auch einmal kennenlernen und deshalb erlaubten sie es, dass mich Marcus für ein Wochenende besuchen kam.

Ich war unendlich nervös. Wahrscheinlich genau wie jedes andere Mädchen, das den Eltern den ersten »ernsthaften« Freund vorstellte. Dass Marcus nicht nur zu einem Abendessen kam, sondern gleich ein ganzes Wochenende blieb (was natürlich bei der langen Anfahrt gar nicht anders möglich gewesen wäre), machte die ganze Sache allerdings noch heikler. Was würden meine Eltern von Marcus halten und umgekehrt?

Für mich war die Anspannung kaum auszuhalten. Im Gegensatz zu sonst war dies aber eine positive Aufgeregtheit. Ich freute mich wirklich auf Marcus und die Möglichkeit, ihm nun endlich mein Zuhause und meine Heimat zeigen zu können. Der Prozess rückte kurzzeitig vollkommen in den Hintergrund und ich kam zur Abwechslung mal wieder etwas zur Ruhe. Es tat so gut.

Meine Befürchtungen, dass meine Eltern Marcus vielleicht nicht akzeptieren würden, bewahrheiteten sich nicht. Für alle war die Situation irgendwie seltsam und gewöhnungsbedürftig, aber alle verstanden sich gut und letztendlich wurde Marcus anstandslos in die Familie integriert.

Das Wochenende mit ihm war wunderschön. Für meine Eltern war es selbstverständlich, dass er bei mir – also in meinem Zimmer, in meinem Bett – übernachtete. Zunächst war ich mir nicht sicher, ob ich für diesen Schritt bereit war. Ich wollte Marcus unbedingt in meiner Nähe haben, fürchtete aber, dass er mehr wollen könnte, als wirklich nur neben mir zu schlafen. Doch Marcus wusste natürlich, dass die laufende Gerichtsverhandlung mir alles abverlangte und dass der Zeitpunkt für eine mögliche Annäherung denkbar schlecht war. Ich war ihm sehr dankbar, dass er keinerlei Versuche in dieser Richtung startete. In der Tat wäre es mit Sicherheit nicht gut gegangen.

Tatsächlich lagen wir abends nur aneinandergekuschelt da und schauten uns bei Kerzenschein einen Film an, tranken Wein und aßen Pralinen. Eben so richtig kitschig. Aber toll. Ich war so glücklich wie niemals zuvor in meinem Leben. Mit Marcus an meiner Seite schlief ich weitaus besser als sonst. Ich genoss es, am Morgen neben ihm aufzuwachen und mich einfach in seiner Gegenwart sicher zu fühlen. Eigentlich wollte ich das alles nie wieder missen ... Am liebsten hätte ich Marcus bei mir behalten oder wäre kurzerhand mit ihm zurück nach München gefahren. Für immer.

Doch vermutlich war es genau die Tatsache, dass wir uns nicht ständig sahen und dadurch nicht unentwegt das Thema Sex zwischen uns stand, die unsere Beziehung funktionieren ließ. Ich vertraute Marcus bedingungslos und konnte mir auch vorstellen, irgendwann einmal mit ihm intim zu werden. Allerdings nicht jetzt. Ich brauchte Zeit und wusste, dass Marcus sie mir geben würde.

Dass wir uns immer wieder trennen mussten, war zwar jedes Mal schmerzhaft. Doch letztendlich ließ ich diese Beziehung wahrscheinlich nur deshalb zu, weil sie körperlich nicht gleich so eng war. Die Sehnsucht nach Marcus war zwar immer wieder groß, unsere Fernbeziehung ließ mir aber auch meine Freiheit. Wäre die Beziehung von vornherein sehr eng geworden, hätte ich vermutlich abgeblockt, weil ich mich davor fürchtete, wieder »beherrscht« und in die Ecke gedrängt zu werden.

Die Fernbeziehung hingegen gab mir Sicherheit, weil ich meine Freiheit nicht aufgeben musste und dabei dennoch wusste, dass ich immer auf Marcus zählen konnte. Das Wochenende war unbeschreiblich schön. Und es gab mir die Kraft, mich nun der zweiten gerichtlichen Zeugenvernehmung zu stellen, die diesmal wirklich die letzte sein sollte.

63. verdächtigt.

»Dieser Weg wird kein leichter sein«

Xavier Naidoo, »Dieser Weg«

Die zweite gerichtliche Aussage sollte im März stattfinden. Kurz bevor es so weit war, erreichte mich allerdings ein Brief vom hiesigen Polizeirevier, welches mich zu einer polizeilichen Zeugenaussage lud. Ich war vollkommen verwirrt und hatte absolut keine Ahnung, um was es hier nun schon wieder gehen sollte. Am Abend erzählte ich meiner Anwältin davon, die mir versicherte, sich gleich am nächsten Morgen zu erkundigen, was es damit auf sich hatte.

Als sie sich am nächsten Morgen meldete, erzählte sie mir schier Unglaubliches: Am Haus des Vaters meiner ehemaligen Freundin, also des Angeklagten, waren eines Nachts Ende Februar einige unschöne Parolen an die Wände geschmiert worden. »Kinderficker« war wohl noch die netteste gewesen.

Ich hatte absolut keine Ahnung, wer das getan haben könnte oder wie die Adresse des Täters bekannt geworden war – auch wenn ich zugegebenermaßen etwas lächeln musste. Die einzige Erklärung war für mich die, dass jemand die Presseberichte ausführlich gelesen haben musste. Denn auch Vorname, abgekürzter Nachname, Alter sowie Wohnort des Täters waren mehrfach in den Zeitungen genannt worden. Vermutlich hatte sich jemand zusammenreimen können, um wen es sich dabei handelte. Daraufhin war anscheinend jemand aktiv geworden. Ich allerdings hörte das erste Mal von dieser Tat und auch davon, dass irgendjemand wohl ganz bewusst Partei (für mich) ergriffen hatte. Auch wenn man solche Sachbeschädigungen keineswegs dulden darf, so dankte ich dem unbekannten »Künstler« doch insgeheim …

Jedenfalls verdächtigte der Vater meiner Freundin nun mich dieser Tat. Und deshalb hatte mich die hiesige Polizei zu einer entsprechenden Zeugenaussage wegen Sachbeschädigung geladen.

So langsam zweifelte ich wirklich an der Denkweise meines Peinigers. Glaubte er wirklich, ich wäre so dumm, während eines laufenden Gerichtsverfahrens eine solche Tat zu begehen? Und dachte er wirklich, dass ich es überhaupt wagen würde, in seine Nähe zu kommen? Allein schon bei dem Gedanken daran stellten sich mir die Nackenhaare auf.

Ich verstand es nicht. Meine Anwältin allerdings erzählte dem Beamten, der mich in das Polizeirevier vorgeladen hatte, ein paar Takte. Denn während das aktuelle Gerichtsverfahren lief, waren solche Vernehmungen, die im weitesten Sinne mit dem Prozess zusammenhingen, keineswegs rechtens. Aus diesem Grund wurde der Termin für die polizeiliche Zeugenaussage fallen gelassen. Und auch nach dem Prozess hörte ich nie wieder von dieser Sache.

Die zweite gerichtliche Vernehmung stand mir jedoch noch bevor. Man sollte meinen, dass ich so langsam Routine im Warten auf unangenehme Ereignisse gehabt hätte. Dem war aber ganz und gar nicht so. Wieder einmal drehte ich völlig am Rad, meine Nerven lagen blank und meine Angst vor dem Justizapparat war groß. Aber was half es. Auch da musste ich nun durch. Hoffentlich nun *wirklich* ein letztes Mal.

Meine Anwältin holte mich am Verhandlungstag wieder von zu Hause ab. Sie war der Meinung, dass dieser Prozess wegen irgendwelcher Komplotttheorien oder Einbildungen des mutmaßlichen Täters allmählich aus dem Ruder lief. Auch sie hatte einen solch abenteuerlichen Prozess in diesem Ausmaß noch nicht erlebt. Und dabei waren wir tatsächlich noch nicht einmal am Höhepunkt der Absurditäten angelangt.

Meine zweite Vernehmung war wesentlich kürzer als die erste. Dieses Mal musste ich nur noch ein paar Fragen zu den neuesten Ausreden und der besagten Komplotttheorie beantworten. Ich selbst bat die Richterin, noch ein paar Hinzufügungen zu meiner ersten Aussage machen zu dürfen. Denn durch die langwierige Konfrontation mit der Vergangenheit waren mir in der Tat noch einige Details eingefallen, die ich durchaus – und anscheinend auch das Gericht – erwähnenswert fand.

Alles in allem war diese zweite Aussage keineswegs angenehm, aber sie war erträglich. Als ich den Gerichtssaal verließ und dabei zumindest ansatzweise hoffte, dass mir das Gericht Glauben schenkte und die Beweislast gegen meinen Peiniger allmählich erdrückend wurde, tat ich aus einem reinen Impuls heraus etwas, das ich mir selbst niemals zugetraut hätte. Auf dem Weg zur Tür drehte ich mich um und schaute für den Bruchteil einer Sekunde meinem langjährigen Peiniger in die Augen. Dieser kurze Blickkontakt schüchterte ihn ganz offensichtlich ein. Er wich meinem Blick aus und sah nach unten. Dieser kurze Moment war für mich gewissermaßen ein Triumph. Von mir schien eine schwere Last abzufallen. Und ich ging erhobenen Hauptes aus dem Gerichtssaal und war tatsächlich auch ein kleines bisschen stolz auf mich selbst.

64. überführt.

»Escape from this world«

HIM, »Join Me«

Da einer der Verhandlungstage Ende März auf einen schulfreien Tag fiel, beschloss ich, ein weiteres Mal mit meiner Rechtsanwältin zum Gericht zu fahren. Dieses Mal allerdings als Zuschauerin. Irgendwie war es zwar ein komisches Gefühl, meine schulfreien Tage im Gerichtssaal zu verbringen. Aber daheim hätte ich auch keine Ruhe gehabt und wie an jedem anderen Verhandlungstag auch nur ungeduldig auf den Anruf meiner Anwältin gewartet.

Also fuhr ich mit ihr hin. Und tatsächlich hätte ich wohl keinen »besseren« Tag zum Zuschauen auswählen können. Denn was ich an diesem Tag mit anhören durfte, war nicht nur ein innerlicher Triumph, sondern eine *wirkliche* Genugtuung.

Meine Anwältin hatte mir bereits erzählt, dass der Täter – nachdem seine Komplotttheorie nicht mehr funktioniert hatte – dem Gericht erzählt hätte, er wäre schon fast fünfzehn Jahre lang impotent. Diese Impotenz käme angeblich von Blutdruck- und Herzmedikamenten, die er seit langer Zeit einnehmen müsste und die sich seither negativ auf sein Sexualleben ausgewirkt hätten. Seine wesentlich jüngere Frau war während der vergangenen Verhandlungstage ebenfalls dazu befragt worden und auch sie hatte angegeben, seit vielen Jahren keinen Geschlechtsverkehr mehr mit ihrem Mann gehabt zu haben. So ziemlich das letzte Mal, dass beide intim geworden wären, sollte die gemeinsame Tochter gezeugt worden sein, seitdem lebten sie völlig abstinent …

Daraufhin hatte das Gericht einen medizinischen Gutachter beauftragt, der die Potenz des Angeklagten vom ärztlichen Standpunkt aus überprüfen sollte. Und an dem Tag, als ich als Zuschauerin im Gerichtssaal saß, sollte ebendieser Gutachter vor Gericht aussagen.

Die Details seines Gutachtens werde ich an dieser Stelle nicht schildern. Aber er stellte fest, dass der Angeklagte – trotz seines mittlerweile fortgeschrittenen Alters – vollkommen potent war und die besagten Medikamente das genaue Gegenteil von einer Impotenz bewirkten, sie waren potenzfördernd. Kurz gesagt: Auch diese Lüge meines Peinigers brach scheppernd in sich zusammen.

Aber was fast noch schöner war: Die amüsierten bis angeekelten Gesichtsausdrücke der Richterinnen, Anwälte und Schöffen waren grandios anzusehen. Spätestens jetzt glaubte ihm niemand mehr irgendetwas.

Ein weiteres psychologisches Gutachten ergab zudem, dass der Täter voll zurechnungsfähig und definitiv nicht als pädophil einzustufen war. Das hieß: Er verübte die Taten mit vollem Bewusstsein, was er mir und den anderen mutmaßlichen Opfern antat. Das Gericht merkte sogar an, dass es wahrscheinlich sogar kaum verwunderlich wäre, dass der Angeklagte nicht mehr mit seiner Frau intim geworden wäre. Denn er hätte ja stattdessen kleine Mädchen gehabt, an denen er sich immer wieder vergehen konnte …

Im Übrigen wurde auch seine Tochter vor Gericht vernommen. Sie gab genau wie seine Frau sogar zu, dass ich oft mit ihrem Vater allein gewesen wäre. Die Fragen, ob sie wusste, was ihr Vater damals mit mir gemacht hätte, und ob ihr Vater auch sie einmal missbraucht hätte, verneinte sie. Viel später würde sich das noch anders darstellen …

Die Vorsitzende Richterin schien mittlerweile wirklich von den ständigen abstrusen Ausreden meines Peinigers genervt. Für alles schien er eine irre Erklärung zu haben. Und die Fragen danach, ob er sich denn – jetzt, wo die Beweislage erdrückend geworden war – keinerlei Schuld bewusst wäre, verneinte er konsequent. Er wiederholte immer wieder, dass er nichts Unrechtes getan hätte. Nie. Zu keiner Zeit.

Ich glaube, dass er *wirklich* dieser Meinung war. Er war wahrscheinlich tatsächlich von seiner Unschuld überzeugt. Für ihn war es quasi schon normal geworden, sich an Kindern zu vergehen. Und so abwegig es auch klingen mag: Ich bin der Meinung, dass er wirklich glaubte, dass all das, was er getan hatte, nicht schlimm und als durchaus normal anzusehen war …

Wie dem auch sei. In der Tat war ich mir nicht sicher, ob ich wirklich nachvollziehen können wollte, wie das kranke Hirn meines Peinigers funktionierte. Für mich war er zwar zurechnungsfähig, aber definitiv geistig gestört. Mehr wollte ich gar nicht wissen. Das genügte.

Allmählich fand der Prozess sein Ende. Es waren nur noch wenige Wochen bis zur Urteilsverkündung und zu diesem Zeitpunkt deutete alles darauf hin, dass es am Ende doch noch so etwas wie Gerechtigkeit für mich geben würde.

Die Urteilsverkündung war für Mitte April geplant. Als ich Marcus am Telefon von diesem nun hoffentlich letzten Termin erzählte, sagte er mir, dass er mich besuchen und an diesem Tag zum Gericht begleiten würde. Er wollte mir beistehen. Dafür war ich ihm sehr dankbar.

65. beendet.

»I've been living for tomorrows all my life«

The Rasmus, »In The Shadows«

Das Warten auf die Urteilsverkündung war wieder einmal eine Herausforderung. Minuten schienen Stunden zu sein, Stunden Tage. Aber immerhin musste ich dieses Mal nicht allein warten. Einige Tage vor der Urteilsverkündung kam Marcus tatsächlich. Er half mir über die Zeit des Wartens hinweg. Dennoch war es eine schwere Zeit, mit Sicherheit für uns beide.

Wie gewöhnlich wurden wir von meiner Rechtsanwältin abgeholt und mit zum Gericht genommen. Meine Eltern wollten zwar auch zur Urteilsverkündung kommen, ich hielt es aber nach wie vor für besser, wenn sie nicht dabei wären. Nach wie vor wollte ich ihnen die Details meines Martyriums möglichst ersparen.

Während der Fahrt zum Gericht erklärte mir meine Rechtsanwältin, dass die Staatsanwaltschaft gezwungermaßen nicht alle der geschilderten Taten bei der Beantragung des Urteils »verwerten« konnte. Da die Taten nun schon so lange zurücklagen, konnte man natürlich nicht mehr genau nachweisen, was wann geschehen war, die Tatzeiten verschwammen so. Dadurch war es nicht möglich gewesen, entsprechend detailliert begründete Strafanträge zu stellen. Aus diesem Grund plädierte die Staatsanwaltschaft – auch wenn sie letztendlich davon ausging, dass mehr Taten stattgefunden haben müssen – dafür, dass jede Tat »mindestens einmal« begangen wurde. Kurz gesagt: Es wurden weitaus weniger Taten angeklagt, als tatsächlich stattgefunden hatten. Und letztendlich wusste das jeder. Allerdings argumentierte die Staatsanwaltschaft, dass wenige Taten besser vor Gericht durchzubringen wären als viele Taten, die nicht explizit festgemacht werden könnten.

Wie bitte?! Und so etwas nennt man Gerechtigkeit? Auf der Fahrt zum Gericht war ich jedoch viel zu nervös, um mir auch darüber noch Gedanken zu machen, geschweige denn mich aufzuregen.

Als wir im Gerichtssaal angekommen waren, war die Anspannung kaum auszuhalten. Und leider ließen sich die Richterinnen auch alle Zeit der Welt, bis sie schließlich in den Gerichtssaal kamen. Ich war froh, dass Marcus an meiner Seite stand und mich stützte. Ich fürchtete, dass sonst meine Nerven versagen würden. Und um keinen Preis der Welt wollte ich, dass mich mein Peiniger (im wahrsten Sinne des Wortes) stürzen sah.

Der Moment der Urteilsverkündung war – mit Marcus, meinem Retter an meiner Seite – einer der bedeutsamsten Momente in meinem ganzen Leben. Es war mir unglaublich wichtig, dass Marcus, der erste Mensch, dem ich überhaupt von meinem langjährigen Martyrium erzählt hatte und der den gesamten langjährigen Kampf hautnah miterlebt hatte, nun bei mir war. Marcus hielt meine Hand ganz fest, als die Vorsitzende Richterin sagte: »Drei Jahre und neun Monate. Ohne Bewährung.«

Der Anblick meines Peinigers, der bis kurz zuvor noch immer fest von seiner Unschuld überzeugt gewesen zu sein schien, war eine Genugtuung ohnegleichen. In dem Moment war mir völlig egal, *was* für ein Urteil gesprochen wurde. Es war so offensichtlich, dass in diesem Augenblick die Maske meines Peinigers fiel und er schier entsetzt über das Urteil war. Ich sah ihm seine Angst an. Die Angst, die ich so viele Jahre in seiner Gegenwart verspürt hatte. Ich hoffte, dass er diese Angst vor dem Ungewissen mindestens genauso lange verspüren würde wie ich. Meines Erachtens hatte er keine Haft verdient. Sondern Angst. Todesangst. Wie die, die ich immer verspürt hatte, als er mich vergewaltigt hatte.

Ich wusste nicht, ob ich über das Strafmaß erleichtert oder entsetzt sein sollte. Erleichtert, dass mein langwieriger Kampf nun ein Ende gefunden hatte und dass *überhaupt* ein Urteil – ohne eine Bewährungsauflage – zustande gekommen war. Oder entsetzt, weil diese Haftstrafe viel zu kurz war. Viel zu kurz, um dafür, was mein Peiniger mir für mein ganzes Leben angetan hatte, zu büßen. Andererseits gab es natürlich kein Strafmaß, das für ihn *wirklich* angemessen gewesen wäre. Von daher war ich gewissermaßen zufrieden. Allerdings offenbarte mir die nachfolgende Urteilsbegründung auch, wie ungerecht die Rechtsprechung dieses Landes dennoch war.

Denn obwohl die Staatsanwaltschaft lediglich von einem Mindestmaß an Taten ausgegangen war und ein darauf bezogenes Urteil gefordert hatte, wurden vom Gericht *nochmals* Abstriche bezüglich der Dauer der Haftstrafe gemacht. Wäre man von den wenigen Taten, die die Staatsanwaltschaft angenommen hatte, ausgegangen, hätte mein Peiniger *fünfzehn* Jahre Haft bekommen müssen.

Das Gericht begründete die Reduzierung der Haftzeit damit, dass die Taten ja schon so lange zurücklägen, der Täter strafrechtlich noch nicht in Erscheinung getreten wäre und ja schon relativ alt wäre.

Alle diese Begründungen waren für mich vollkommen nichtig. Denn letztendlich entschuldigte weder das Faktum, dass die Taten schon eine Weile zurücklagen, noch das Alter des Täters sein Verhalten. Und nichts davon würde mir helfen, das Vergangene besser zu verarbeiten. Die Begründung, dass der Täter noch nicht strafrechtlich in Erscheinung getreten wäre, schoss noch den Vogel ab. Denn nachweislich hatte es schon zwei Anzeigen wegen sexueller Nötigung oder Missbrauchs von Minderjährigen gegeben. Dass beide nicht bis zu einem Urteil geführt hatten, war vermutlich nur den Drohungen und Geldzahlungen des Täters zuzuschreiben. Und ihm *das* positiv anzurechnen, war wirklich widerlich.

Die drei Jahre und neun Monate sowie die Verurteilung zur Zahlung eines Schmerzensgeldes an mich waren daher für mich vollkommen unbefriedigend. Vor allem das Geld. Die Zeit, die mir durch mein Martyrium genommen worden war, würde nie wieder zurückkehren und war schlicht unbezahlbar. Mal ganz davon abgesehen, dass das Gericht zu diesem Zeitpunkt schon wusste, dass diese Zahlungen an mich wahrscheinlich niemals erfolgen würden, weil der Täter sowieso schon verschuldet war.

Und die Haftstrafe war viel zu gering bemessen. Wie gesagt: Ich war froh, dass *überhaupt* ein Urteil ohne Bewährung ausgesprochen wurde. Aber gemessen an dem Kampf, den ich dreieinhalb Jahre lang gegen die deutsche Justiz geführt hatte, sowie an den Ängsten, Albträumen und anderen Folgen des erlebten Missbrauchs war dieses Urteil geradezu lächerlich. Drei Jahre und neun Monate lassen sich nur schwer mit »lebenslang« aufwiegen.

Aber was für mich in diesem Moment das Wichtigste war: Marcus stand neben mir. Wir hatten es endlich geschafft. Gemeinsam.

Und die Willkür der deutschen Justiz hatte nun ein Ende. Der Täter konnte keine weiteren Lügen mehr erfinden. Er würde, wenn auch für eine viel zu kurze Zeit, ins Gefängnis gehen. Er würde sich noch eine Weile an mich erinnern müssen. Und hoffentlich würde ihm dann eines klar werden: Ich war einst das Opfer seiner perversen Spielchen, aber ich bin es schon lange nicht mehr.

Teil X
Ein Anfang und ein Ende.

»Du bist der Anfang, du bist das Licht (...)
Du bist ein Helfer, du bist ein Freund (...)
Du bist der Anlass, du bist der Grund«

Xavier Naidoo, »Bitte hör' nicht auf zu träumen«

66. aufgeatmet.

»I wish life was a starlet scene«

Stanfour, »Wishing You Well«

Nach dem Urteil wusste ich lange Zeit nicht, wie ich mich fühlen sollte. Letztendlich überwog aber die Freude darüber, dass das Hin und Her des Gerichtsverfahrens nun endlich ein Ende genommen hatte.

Das dachte ich zumindest. Denn nur wenige Tage nach der Verkündung des Urteils meldete sich meine Rechtsanwältin wieder bei mir, um mir mitzuteilen, dass der verurteilte Täter Revision gegen das Urteil einlegen würde. Damit sollte der Prozess nun vor dem Bundesgerichtshof *nochmals* aufgerollt werden.

Ich dachte wirklich, dass das alles doch einfach nicht wahr sein konnte. Es wollte einfach nicht aufhören. Immer dann, wenn ich dachte, dass nun ein Ende in Sicht war und sich die Situation endlich beruhigen würde, folgte ein weiteres Desaster.

Aber immerhin ging meine Anwältin zu diesem Zeitpunkt davon aus, dass der Bundesgerichtshof das Urteil nur prüfen und nicht den gesamten Prozess neu verhandeln würde. Aber was nun auch kam, mir blieb wieder nichts anderes übrig, als einfach abzuwarten. Immerhin hatte mich das Leben mittlerweile Geduld gelehrt …

In der Zwischenzeit versuchte ich, möglichst in die Normalität zurückzufinden. Die Situation in der Schule hatte sich, nachdem ich offen vor meiner Klasse gesprochen hatte, tatsächlich gebessert. Nach wie vor ging ich zwar nicht gerne in die Schule, aber immerhin war der allmorgendliche Weg nun etwas leichter geworden. Das Verhältnis zu den beiden Freundinnen, die mir damals nicht geglaubt hatten, war mittlerweile auch wieder etwas entspannter und wir pflegten einen einigermaßen normalen Umgang. Am Ende dieses Schuljahres wurden alle elften Klassen zudem für die bevorstehenden zwei Kollegstufenjahre neu gemischt. Dieses Faktum, das zwar zunächst niemand gut fand – auch ich nicht –, kam mir aber doch zugute, denn so fand ich Anschluss an andere Klassenkameraden, mit denen ich mich auch außerhalb der Schule hin und wieder treffen konnte.

Nach wie vor war es sehr schwer für mich, anderen Menschen Vertrauen zu schenken. Aber irgendwie fand ich im Laufe der Zeit einen Kompromiss mit mir selbst: Ging ich abends irgendwohin, blieb ich meistens nicht so lange und sah zu, dass ich nicht mitten in der Nacht durch den Ort laufen musste. Oder ich lud meine Freundinnen zu mir nach Hause ein. Das nahm mir natürlich die Angst vor der Dunkelheit oder vor dem Auflauern meines Onkels.

Was meinen Onkel anging: Nach wie vor achtete ich zu Hause stets auf das Geräusch von zuschlagenden Autotüren. Nach wie vor verschanzte ich mich dann im Zweifelsfall im Bad. Nach wie vor war ich immer achtsam und meine Sinne waren, wenn auch unbewusst, ständig angespannt. Und nach wie vor musste ich, wenn ich auf dem Badezimmerfußboden saß, alle meine Kräfte zusammennehmen, um meine aufsteigenden Ängste irgendwie zu kontrollieren.

Aber der Mensch gewöhnt sich an alles, auch an Angst. So fing ich irgendwann an, die Zeiten im Bad zu nutzen. Ich legte mir beispielsweise ein Buch bereit, das ich auf meiner Flucht mitnehmen konnte. Oder ich ließ mir heißes Wasser ein und ging eben in die Badewanne.

Auch wenn sich das selbst für mich heute abstrus anhört, so trat dennoch eine gewisse Routine ein. Und letztendlich schaffte ich es so auch, dass mich mein Onkel *nie* wieder in die Finger bekam.

Die Situation in meiner Familie beruhigte sich nach dem vorübergehenden Ende des Verfahrens ebenfalls. Allein die Tatsache, dass meine Familie nun nicht mehr im Schussfeld der Presse stand, erleichterte vieles. Wir rissen uns im Folgenden alle zusammen und versuchten, irgendwie mit der gegebenen Situation umzugehen. Das war, was zählte.

67. entspannt.

»Du bist das Beste, was mir je passiert ist
Es tut so gut, wie du mich liebst«

Silbermond, »Das Beste«

Die einzigen Momente, in denen ich mich wirklich sicher fühlte, waren die mit Marcus. Nach wie vor besuchten wir uns gegenseitig in den Ferien. Da ich insgesamt dreizehn Schuljahre absolvieren musste, hatte ich – auch wenn ich mittlerweile achtzehn war – noch ganze zwei Schuljahre vor mir, bis ich nach München ziehen konnte. Die Beziehung zu Marcus tat mir unendlich gut. Für uns beide war es nicht immer leicht: Marcus wollte mich keinesfalls in irgendeiner Form unter Druck setzen und ich wiederum wollte versuchen, die Beziehung so »normal« wie möglich zu führen – mit allem, was eben dazugehörte. Insgesamt dauerte es aber relativ lange, bis wir wirklich einen ernsthaften Versuch unternahmen, miteinander zu schlafen. Für mich war es schwierig, mich fallen zu lassen und zu entspannen. Doch wir versuchten es. Geduldig. Zwanglos. Entspannt. Immer wieder. Bis es irgendwann klappte.

Grundsätzlich ist es bis heute so, dass Sex keine wirklich große Rolle für uns beide spielt. Als wir uns dazu entschlossen, aus unserer engen Freundschaft eine Beziehung werden zu lassen, wussten wir, dass ich in dieser Hinsicht gebrandmarkt war und es auch immer sein würde. Und dass wir vermutlich nie ein »ausschweifendes« Sexualleben haben würden. Aber wir akzeptierten das beide. So konnten und können wir viele Abende einfach entspannt nebeneinanderliegen und einen Film anschauen.

Was es uns natürlich gewissermaßen leichter machte, war mit Sicherheit die Tatsache, dass Marcus über mein ganzes Leben Bescheid wusste. Ich musste ihm nie erklären, warum ich dies oder jenes nicht wollte oder konnte. Er wusste es genauso gut wie ich. Auch ohne Worte.

Unsere Beziehung ist sicher nicht leicht und sie ist auch absolut nicht perfekt. Aber welche Beziehung ist das schon? Nach all dem, was ich erlebt habe, konnte ich auch nicht davon ausgehen, dass das keine Folgen für meine Beziehungsfähigkeit hätte. Aber mit Marcus an meiner Seite funktioniert es irgendwie. Und ist letztendlich eine intensive Beziehung, die vor allem auf einer freundschaftlichen Basis beruht, nicht wesentlich besser als eine, die sich vor allem auf Sex gründet? Denn eines kann man wirklich sagen: Wir konnten über alles reden, waren immer füreinander da und mussten niemals fürchten, im Stich gelassen zu werden.

Ich konnte kaum glauben, dass ich so jemanden wie Marcus gefunden hatte. Nach allem, was ich erlebt hatte, war er wie geschaffen für mich. Und dass diese aufrichtige Hingabe auf Gegenseitigkeit beruhte, grenzte für mich fast an ein Wunder.

68. gewonnen.

»Bitte hör' nicht auf zu träumen
Von einer besseren Welt«

Xavier Naidoo, »Bitte hör' nicht auf zu träumen«

Die Zeit verging, es wurde Herbst. Noch immer gab es vom Bundesgerichtshof kein endgültiges Urteil. Aber immerhin schien es wirklich so, als ob keine weiteren Zeugenaussagen notwendig wären.

Für mich war es dennoch an der Zeit, einen Schlussstrich zu ziehen. Als ich eine Freundin begleitete, die sich piercen lassen wollte, fasste ich einen spontanen Entschluss: Ich ließ mich ebenfalls piercen. Auch wenn es noch kein endgültiges Urteil vom Gericht gab, so war dieses Piercing für mich das symbolische Ende eines Lebensabschnittes. Genau wie meine Vergangenheit sollte dieser »Schlussst(r)ich« körperlich wehtun und bleibend sein.

Also ließ ich mir in den Bauchnabel ein türkisfarbenes Piercing stechen. Türkis vereinte Blau, die Farbe des Himmlischen, mit Grün, der Farbe des Irdischen. Türkis stand für die Unendlichkeit und damit symbolisch für die nicht enden wollenden Nachwirkungen meines Missbrauchs.

Gleichzeitig war dieses Piercing – so absurd es klingen mag – für mich auch eine Art Mahnmal. Ich schwor mir, dass dieses Piercing von niemandem mehr gesehen, geschweige denn berührt werden durfte, dem ich es nicht ausdrücklich erlaubte. So war das Schmuckstück für mich ein Sinnbild des Vergangenen und gleichzeitig ein Symbol für einen Neuanfang, ohne körperliche Misshandlungen und sexuelle Übergriffe.

Mit Marcus an meiner Seite versuchte ich, nach vorn zu schauen. Mir war zwar klar, dass ich das Vergangene niemals komplett hinter mir lassen können würde, aber ich wollte zuversichtlich sein. Die zwei Jahre bis zu meinem Abitur würde ich überstehen und dann würde ich endlich die Möglichkeit bekommen, an einem neuen Ort neu anzufangen.

Meine Ängste und Panikattacken kehrten immer wieder mal zurück, aber immerhin verloren sie ihren so gefürchteten lebensbedrohlichen Charakter. Dadurch hegte ich keine Ambitionen mehr, mich selbst zu verletzen oder mich mit Medikamenten zu betäuben. Marcus hatte ich versprechen müssen, dass ich nichts dergleichen mehr tun würde. Er hatte Angst um mich. Und ich hatte ihm dieses Versprechen schließlich gerne gegeben. Denn mein Leben hatte wieder einen Sinn: Marcus.

Und wie ich in den folgenden Jahren mit dem vergangenen Missbrauch umgehen würde, würde sich schon zeigen. Ich hatte wieder begonnen, an eine Zukunft zu glauben. Eine Zukunft mit Marcus und ohne jegliche Bedrohung. Nun würde alles gut werden. Bestimmt.

Im Dezember dieses Jahres kam dann der sehnlichst erwartete Brief vom Bundesgerichtshof. Als ich das Schreiben aus dem Briefkasten fischte, setzte mein Herzschlag kurzzeitig aus. Ich traute mich kaum den Brief zu öffnen, aus Angst, dass mein kurzzeitiger Optimismus gleich wieder zerstört werden würde.

Aber alles war gut: Unter dem Bundesadler stand das Urteil des Bundesgerichtshofes geschrieben. Dieser bestätigte das Urteil des Landgerichtes. Wenn der Täter also nicht auch noch vor den Europäischen Gerichtshof ziehen würde – was ich nun wirklich absurd fand –, sollte das also nun das Ende meines Martyriums bedeuten. Ich konnte es kaum glauben. Es war vorbei.

Etwa zwölf Jahre nach Beginn des sexuellen Missbrauchs und circa fünfzig Monate nach meiner Anzeige hatte es ein Ende. Endlich.

»I have walked all alone
On these streets, I call home
Streets of hope, streets of fear.
Through the sidewalk cracks, time disappears
I was lost, on my knees
On the eve of defeat
As I choked back the tears
There's a silent scream, no one could hear.
So far away from everything, you know it's true
Something inside that makes you do what you've got to do (...)
Up the steps of the church,
Through the fields in the dirt,
In the dark I have seen
That the sun still shines for the one who believes.
So far away, so full of doubt, you needed proof
Just close your eyes and hear the sound inside of you«

Bon Jovi, »Bells Of Freedom«

Nachwort.

Heute, etwa sechs Jahre nach der Verurteilung des Vaters meiner Freundin, kann ich nicht mehr sagen, wie lange es damals dauerte, bis ich wirklich realisiert hatte, dass mein Martyrium nun ein Ende hatte.

Zur Zeit der Urteilsverkündung war ich achtzehn. Etwa zwei Drittel meines Lebens waren also von dem erlebten Missbrauch dominiert worden. Konnte ich diese Zeit nun einfach abschütteln? Nein. Wie gesagt: Man gewöhnt sich an alles. Und so war es für mich irgendwie »merkwürdig«, dass es nun vorüber war ... Vorbei ... Aber war es das wirklich?

Zunächst jedenfalls war ich erleichtert. Das Ende fühlte sich auch wie ein solches an. Doch schon sehr bald musste ich erkennen, dass es kein »Happy End« geben würde. Dass dieses so lang ersehnte Ende nicht wirklich ein Schlussstrich war. Und das leider in vielerlei Hinsicht.

Der erste Rückschlag folgte nur wenige Wochen nach der Verkündung des Urteils. Marcus und ich wollten an eine gemeinsame, unbeschwertere Zukunft glauben. Doch jedes Ende ist auch ein Anfang: Mein Martyrium hatte ein Ende genommen, das von Marcus sollte nur kurz darauf beginnen. Mit ganz viel Sarkasmus könnte man es auch als »Schicksalsverlagerung« bezeichnen ...

Jedenfalls musste Marcus nur wenige Wochen nach der Urteilsverkündung wegen einer verhärteten Zyste zu einem Routineeingriff ins Krankenhaus. Wäre ich nicht in der Kollegstufe gewesen und hätten nicht einige wichtige Klausuren vor den Weihnachtsferien angestanden, wäre ich nach München gefahren, um ihm beizustehen. Da es aber nur ein kleiner Eingriff werden sollte, hielt es zu diesem Zeitpunkt niemand für notwendig, dass ich deswegen die Schule schwänzte.

Marcus versprach mir, sich nach der Operation so bald wie möglich bei mir zu melden. Doch das Warten zog sich hin. Er meldete sich viel zu lange nicht. Erst am späten Nachmittag rief mich seine Mutter an, um mir zu sagen, dass die Operation länger gedauert hätte als geplant. Marcus hatte keine Zyste, sondern einen Tumor, und zwar einen bösartigen. Die sofort durchgeführte Computertomografie hatte zudem ergeben, dass es mittlerweile weitere Metastasen im Körper gab. Damit war die Diagnose klar: Marcus hatte Krebs.

Mein Verstand setzte aus. Wie in Trance packte ich meine Sachen, fuhr zu Marcus nach München und schwänzte, wohlgemerkt das erste und einzige Mal während meiner gesamten Schullaufbahn, für einige Zeit die Schule. Es war mir egal.

Nachdem Marcus die Krebsdiagnose erhalten hatte, glaubte ich, ein für alle Mal am Ende angelangt zu sein. Woher sollte ich die Kraft nehmen, schon wieder einen so zähen Kampf zu bestreiten?

Denn trotz des verkündeten Urteils ließen mich meine Erinnerungen nicht dauerhaft los. Immer dann, wenn ich dachte, dass es jetzt gut wäre, kehrten sie zurück und holten mich wieder ein. Einen sexuellen Übergriff oder eine Vergewaltigung zu vergessen ist unmöglich. Die Erinnerungen bleiben. Im schlechtesten Fall im Vordergrund und im besten im Hintergrund. Aber die Bilder verschwinden nicht. Niemals. Auch ein Urteil konnte daran nichts ändern.

Doch Marcus brauchte mich jetzt. Ich durfte nicht mehr schwach sein. Jetzt war ich diejenige, die aufmuntern, unterstützen und Kraft geben musste. Ich musste alles zusammenraffen, was ich zu geben hatte. So hart es auch war: Ich hatte keine andere Wahl, als dem Schicksal erneut die Stirn zu bieten. Dieses Mal nicht für mich. Sondern für Marcus. Deshalb durfte ich den Erinnerungen und Nachwirkungen des Missbrauchs keine Chance mehr geben. Ich durfte keine Angst mehr haben.

Marcus und ich gaben nicht auf. Wir kämpften gemeinsam gegen den Krebs. Gegen die fatalen Nebenwirkungen der Chemotherapien und für eine gemeinsame Zukunft. Mein erstes Silvester als Volljährige verbrachte ich mit einer Tasse Tee an Marcus' Seite.

Hilflos mit ansehen zu müssen, wie sehr Marcus unter der Krankheit litt, war eine der härtesten Geduldsproben meines Lebens. Lieber hätte ich meinen eigenen Schmerz weiterhin ertragen, als diesen nun in Marcus' Augen sehen zu müssen. Er hatte es nicht verdient, dass ihn, wo er auch noch so jung war, eine solch gefährliche Krankheit befiel. Vor allem nicht jetzt, wo wir gerade angefangen hatten, einer gemeinsamen Zukunft entgegenzublicken.

Kurz vor der Diagnose war eine Ära meines Lebens zu Ende gegangen. Der Krebs läutete einen neuen Abschnitt ein. Einen Abschnitt, der auch nach Marcus' Heilung nicht einfach aufhörte zu existieren. Die Angst vor dem Krebs verschwand genauso wenig wie meine Erinnerungen an den Missbrauch. Das wusste ich schon damals.

Aber es musste weitergehen. Irgendwie. Und das tat es. Etwa ein weiteres Jahr später, mit neunzehn, schrieb ich endlich Abitur. Trotz Rückschlägen, Fehltagen und der immerwährenden Angst vor meinem Onkel steht auf meinem Hochschulreifezeugnis immerhin die Note 1,7. Ob ich stolz darauf bin, weiß ich nicht. Wirklich zufrieden wäre ich vielleicht dann gewesen, wenn ich die 1,5 geknackt hätte …

Nur zwei Tage nach dem Abiball packte ich meine Koffer. Meine Familie hatte immer gewusst, dass ich sofort nach dem Schulabschluss unsere Heimatstadt verlassen würde. Für meine Mutter war es nicht leicht, mich – ihr Nesthäkchen – gehen zu lassen. Trotz allem, was in den letzten Jahren geschehen war:

Auch mir fiel der Abschied schwerer, als ich es mir jemals vorgestellt hatte. Trotzdem war es nach den vielen Jahren des Versteckens dringend notwendig, von den Tatorten wegzukommen und auch dem Gefühl, niemals in Sicherheit zu sein, zu entgehen. Nie wieder wollte ich vor meinem Onkel flüchten müssen. Meine Angst vor ihm ist niemals gewichen. Denn bis heute wurde er nicht für seine Vergehen bestraft. Doch noch habe ich Zeit. Die Verjährungsfrist ist noch nicht abgelaufen.

Ich verließ also meinen Heimatort und zog zu Marcus nach München. Mit dem Umzug wollte ich das Vergangene hinter mir lassen. Abgesehen von Marcus wusste dort niemand von meinem Martyrium. Und so sollte das auch bleiben.

Bis zum Anfang des Studiensemesters im Herbst jobbte ich ein wenig und überlegte lange, für welches Studienfach ich mich einschreiben sollte. Ich schwankte zwischen Jura und Geisteswissenschaften. Tatsächlich wäre Jura meine erste Wahl gewesen. Hätte ich nicht mit Sicherheit gewusst, dass ich das deutsche Rechtssystem, was »Gerechtigkeit« anging, niemals verstehen würde. Deshalb entschied ich mich für Geisteswissenschaften.

Marcus und ich suchten uns eine Wohnung, ich trat mein Studium an und suchte mir einen langfristigen Nebenjob. Interessanterweise landete ich genau dort, wo ich eigentlich nie hinwollte: in der Medienbranche.

Binnen weniger Wochen veränderte sich damals mein ganzes Leben: Wohnort, Studium, Nebenjob. Und was das Wichtigste war: Ich suchte mir eine Psychotherapeutin, bei der ich bis heute in Behandlung bin.

Ich liebte die Anonymität Münchens und die Möglichkeit, selbstbestimmt handeln zu können. Ich war tatsächlich angekommen. Endlich.

Der Wohnortwechsel und der Versuch, mein Martyrium möglichst in meiner Heimat zu lassen, halfen. Über die Jahre hinweg sah ich außerhalb der Psychotherapie nie die Notwendigkeit, über den Missbrauch zu reden. Ein weiteres Mal hoffte ich inständig, dass dies der Schlussstrich sein würde, den ich mir immer wieder herbeigesehnt hatte.

Aber natürlich war auch er es nicht. Vor etwa anderthalb Jahren – nach drei Jahren und neun Monaten – kam mein Peiniger aus dem Gefängnis. Auch wenn ich die Zeitspanne natürlich kannte, hatte ich mich doch immer wieder geweigert, nachzurechnen, wann genau es so weit sein würde.

Doch das erübrigte sich sowieso. Denn der Vater meiner Freundin hatte nach seiner Haftentlassung nichts Besseres zu tun, als sich über unsere Rechtsanwälte mit mir in Verbindung zu setzen. Im Übrigen erfuhr ich zu dieser Zeit auch über Umwege, dass seine eigene Tochter, also meine ehemalige Spielkameradin, ihn zu ihrem achtzehnten Geburtstag ebenfalls wegen sexuellen Missbrauchs angezeigt hatte. Also während der Zeit, in der er wegen derselben Vorwürfe sowieso schon in Haft saß. Was aus der Anzeige seiner Tochter geworden ist, weiß ich nicht. Allerdings wurde mir bei dem Gedanken, dass der Täter trotz dieser neuen Vorwürfe wieder auf freiem Fuß war, wirklich übel. In diesem Sinne: Nochmals ein großes Dankeschön an die deutsche Justiz.

Jedenfalls schrieb mir sein Anwalt einen »herzzerreißenden« Brief, dass es seinem Mandanten nun – nach abgesessener Haftstrafe – äußerst schlecht ginge und er aus verschiedenen Gründen die Schmerzensgeldzahlungen an mich nicht mehr leisten könne. Denn mein Peiniger würde ebendieses Geld brauchen, um sein Grundstück wieder instandsetzen zu können. Dieser Brief irritierte mich wirklich. Als jedoch dann der Beschluss des zuständigen Gerichtes kam und dem Antrag meines Peinigers auch noch stattgegeben wurde, war ich wirklich wütend. Und gleichzeitig am Boden zerstört.

Um das Geld ging es mir dabei nie. Meinetwegen hätte er es behalten können. Allerdings wollte ich die Sticheleien meines

Peinigers nicht einfach so hinnehmen. Sollte ich nun Mitleid mit dem Menschen haben, der mir vorsätzlich meine Kindheit genommen hatte? Aus Prinzip wollte ich mir seine Eskapaden nicht gefallen lassen. Jetzt, wo ich es konnte, wollte ich mich wehren.

Das ganze Gezeter begann also von vorn. Letztendlich wurde das Urteil bezüglich der Einstellung der Schmerzensgeldzahlung zwar widerrufen, aber ich empfand es als reinste Schikane, dass meinem Peiniger überhaupt noch die Möglichkeit gegeben wurde, sich an mich zu wenden. Es ist wirklich widerlich, dass Sexualstraftäter noch Jahre nach der Verurteilung ihre Opfer auf diese Weise belästigen dürfen. Und noch viel schlimmer war die Tatsache, dass er damit so einfach durchkommen konnte ... Es war die reinste Willkür und die wurde auch noch geduldet. Das schockierte mich wirklich und warf mich aus der Bahn.

Die Konfrontation mit meinem Peiniger ist noch immer nicht vorbei. Immer wieder versucht er mich mit irgendwelchen Boshaftigkeiten zu quälen und dadurch gewissermaßen weiterhin seine Unschuld zu beweisen. Wo das enden wird, weiß ich derzeit nicht. Immerhin hat er bislang noch kein Schmerzensgeld vom Staat gefordert ...

Passend dazu wurde ich auch beruflich mit dem Thema sexueller Missbrauch konfrontiert. Bekanntlich gehen Missbrauchsfälle ständig durch die Medien. Und nun erreichten sie auch meinen Arbeitsplatz. Die Wucht, mit der ich plötzlich und unerwartet in meine Erinnerungen zurückversetzt wurde, war so heftig, dass ich sie nicht ertragen konnte.

Dadurch wurde es das erste Mal, seit ich nach München gezogen war, unumgänglich, über mein Martyrium zu sprechen. Denn ich wollte keine Ausreden mehr erfinden. Für mich gab es nur einen Weg: den der Wahrheit. Also sprach ich mit meinen Ärzten und schließlich auch mit meinem Arbeitgeber. Ich ließ mich krankschreiben und trat ganz bewusst die Flucht nach vorn an. Nie wieder wollte ich, dass die Menschen aus meinem Umfeld über mein »merkwürdiges Verhalten« lästerten. Ich wusste, dass ich es nicht würde ertragen können, wenn es auch hier in München so werden würde, wie es einst in der Schule gewesen war.

Meine Arbeitskollegen gehörten mittlerweile zu meinen engsten Freunden und ich wollte nicht, dass sie in meine wochenlange Krankschreibung etwas Falsches hineininterpretierten. Also erklärte ich ihnen die Gründe für mein Fernbleiben in einer langen E-Mail.

Ich war sehr dankbar dafür, dass sich alle meine Befürchtungen, zurückgewiesen zu werden, nicht bewahrheiteten. Im Gegenteil: Meine Freunde versuchten nun umso intensiver, mich zu Unternehmungen zu motivieren und »mitzuziehen«. So hatte ich bei der Konfrontation mit der Vergangenheit immerhin eine Art Stoßdämpfer und die Verletzungen taten nicht mehr ganz so arg weh.

Im Nachhinein betrachtet war es also die richtige Entscheidung gewesen, mit offenen Karten zu spielen. Denn nur so konnte ich mir sicher sein, während dieser Zeit nicht allein gelassen zu werden und wieder in den Sog der Depressionen zu geraten.

Und als ich das Gefühl hatte, ein verlässliches Netz unter mir zu haben, für den Fall, dass ich doch einmal den Boden unter den Füßen verlieren würde, begann ich, meine Geschichte aufzuschreiben. Zunächst nur für mich – eigentlich sollte es nie ein Buch werden. Dass es eines geworden ist, ist mehr Zufall und allein Marcus und meinen Freunden in München zu verdanken.

Das Verhältnis zu meiner Familie hat sich gebessert. Im Zuge des Schreibprozesses hatten wir alle die Möglichkeit, offen über die vielen ungesagten Dinge zu sprechen. Einiges ist dadurch klarer geworden. Aus diesem Grund möchte ich hier nochmals ganz deutlich sagen, dass meine Familie ihr Bestes gegeben hat. Sie steht hinter meinem Buch. Und möchte ich nicht, dass wieder eine solch unberechtigte öffentliche Konfrontation meiner Familie stattfindet. Es ist meine Geschichte und mein Weg, die Dinge zu verarbeiten. Ich werde in jeder Hinsicht für mein Buch geradestehen und mich Fragen oder Kritik stellen. Dies ist allerdings nicht der Weg meiner Familie. Betrachten Sie dies als Appell.

Oftmals wurde ich in den letzten Wochen und Monaten gefragt, ob ich mittlerweile – trotz der Erlebnisse – ein einigermaßen »normales« Leben führen kann. Meine Gegenfrage lautet: Was ist schon »normal«? Ist es – mal nüchtern betrachtet – beispielsweise »normal«, wenn man hier in München alle Jahre wieder in Tracht auf das Oktoberfest pilgert und der absolute Ausnahmezustand ausgerufen wird? Eigentlich nicht. Aber wenn dieser Zustand als Normalität betrachtet wird, dann bin auch ich normal.

Allerdings ändert eine gewisse Normalität nichts an der Tatsache, dass mich meine Erinnerungen immer wieder einholen können. Dank meiner Freunde nicht in jeder Sekunde meines Lebens, aber sie können und tun es dennoch. Und dann wiederum ist es meine Aufgabe, den Erinnerungen zu trotzen und einen Weg zurück zu den alltäglichen Herausforderungen zu finden. Denn was ich niemals sein wollte, ist ein Kind von Traurigkeit.

Ob ich glücklich bin? Auch das ist Definitionssache. Sagen wir es so: Ich bin gebrandmarkt und würde auch gerne ohne depressive Tage, Schlafstörungen oder gesundheitliche Einbrüche leben. Denn noch immer schlägt mein Körper – warum auch immer – viel zu häufig Alarm. Ob dies Zufall ist oder ob ich noch immer mit den Nachwirkungen des Missbrauchs kämpfe, weiß ich nicht. Aber es nervt, weil ich dann immer wieder das Gefühl habe, schwächer zu sein, als ich es sein möchte. Aber ich gebe mein Bestes, um an den positiven Dingen des Lebens festzuhalten. Ich will nicht traurig oder depressiv sein. Manchmal bin ich es, aber solange ich immer wieder einen Weg zurück finde, kann ich irgendwie damit umgehen und bin glücklich.

Denn auch wenn ich nicht immer wusste wieso, so hat mir doch mein langjähriger Kampf bewiesen, dass ich letztendlich leben will. Und deshalb muss es weitergehen. Immer wieder. Auch dann, wenn in München – oder sonst wo – gerade mal kein Ausnahmezustand herrscht.

Mein Studium steht kurz vor dem Abschluss. Mein Buch ist fast fertig. Ein weiterer Lebensabschnitt geht zu Ende. Dieses Ende wird auch wieder ein Anfang sein. Wie es weitergeht, weiß ich nicht. Aber es wird weitergehen. Ganz bestimmt.

Deshalb werde ich auch auf dieser Wiesn – und das selbstverständlich in Tracht! – lächeln, wenn das ganze Festzelt mit Robbie Williams singt: »And down the waterfall, Wherever it may take me, I know that life won't break me«. Denn nun weiß ich, dass es so ist.

Liebe Leserinnen und Leser,

eines möchte ich Ihnen am Ende noch sagen: Vielleicht mag meine Geschichte an einigen Stellen hoffnungslos oder entmutigend gewesen sein. Aber ich wollte lediglich erzählen, wie es bei *mir* gewesen ist und wie es *mir* erging. Und dabei konnte ich natürlich nicht unerwähnt lassen, wie schwer es so manches Mal für mich gewesen ist, weiterzumachen. Ich möchte der Gesellschaft verdeutlichen, wie mit Missbrauchsopfern umgegangen wird, und die Menschen für dieses Thema und die schwerwiegenden Konsequenzen sensibilisieren.

Deshalb glauben Sie mir: Es lohnt sich, um Hilfe zu rufen. Sind Sie selbst Betroffene(r), dann schreien Sie so lange, bis man Sie hört. Irgendwann macht es sich bezahlt, immer wieder aufgestanden zu sein. Egal, wie oft man hingefallen ist. Denn trotz der unzähligen Rückschläge, die ich erfahren musste, habe ich dennoch den Menschen getroffen und die Dinge gefunden, für die es sich in jeder Hinsicht gelohnt hat, all das zu *überleben.*

Danksagung

Wenn ich auch diesem Abschnitt ein Liedzitat voranstellen wollte, dann wäre es mit Sicherheit eines aus »You Light Up My Life« von Debby Boone aus dem Jahr 1977 gewesen. Denn dort heißt es: »You give me hope to carry on«. Und in diesem Sinne soll nun meine Danksagung erfolgen:

Gleich zu Beginn möchte ich dem Schwarzkopf & Schwarzkopf Verlag für seinen – leider nicht selbstverständlichen – Mut danken. Ein besonderer Dank gilt Nadine Landeck und Jennifer Hirte.

Ich danke meiner Mutter, für durchgearbeitete Mittagspausen und ihr Vertrauen in mein Buch. Danke an meinen Vater, der gutmütiger kaum sein könnte. Danke an meine Großeltern, die mich quasi großgezogen haben. Danke an meine Schwester und deren Mann, für die Erlaubnis, immer wieder in den Ferien bei ihnen »einfallen« zu dürfen. Danke an meinen Bruder und seine Freundin, auf die ich immer zählen konnte, wenn es Redebedarf gab. Ein Dankeschön auch an meine drei Neffen, für ganz viel unbezahlbare Lebensfreude. Danke an Euch und die hier unerwähnten Familienmitglieder, denen ich es sicherlich nicht immer leicht gemacht habe. Wie gesagt: Mein Buch soll keinesfalls als Vorwurf an Euch gewertet werden. Vielmehr als ein Dankeschön für das Durchhalten in schweren Zeiten.

Einen herzlichen Dank auch an meine Schwiegerfamilie in spe, die mich wie eine eigene Tochter (oder Schwester) aufgenommen hat.

Ich danke meinen Arbeitskollegen, Vorgesetzten, Kommilitonen und Professoren für viel Verständnis und ihr Entgegenkommen. Ein herausragender Dank gilt auch meiner Psychotherapeutin, die mehr als das ist und nie an meinem Buch gezweifelt hat.

Eine ganz besondere Erwähnung sollen meine Münchner Freunde finden. Denn sie sind die Stützpfeiler meines Buches:

Danke an M.N.-H. für die liebevolle Korrektur meiner »kohärenten Sätze«. Danke an S.V.R., für das ständige Zurückholen in die Gegenwart. Danke an M.C.R., für eine unschlagbare und immer ehrliche Direktheit. Danke an K.M.E., für Mitgefühl und Trost in allen Lebenslagen. Danke an C.S., für eine stets angenehme Verpeiltheit. Danke an M.H., bei dem Wahnsinn und Genialität ganz nah beieinanderliegen, für aufrichtiges Interesse. Danke an T.T., für das alltägliche Entertainment in schlechten Zeiten. Danke an F.W. für Erste Hilfe bei körperlichen Zusammenbrüchen. Und danke Euch allen, dass Ihr mich nicht fallen gelassen habt, als ich kurz davor war, den Boden unter den Füßen zu verlieren. Ohne Euch hätte dieses Buch nicht entstehen können. Ich bin unendlich dankbar dafür, dass ich Euch kennenlernen durfte.

Danke an Sebastian, von dem ich hoffe, dass er mir verzeiht. Und nicht zuletzt danke ich Marcus. Der mich und meine Geschichte bis zum heutigen Tag begleitet und mich niemals im Stich gelassen hat. Ich weiß, dass es nicht selbstverständlich ist, dass Stimmungsschwankungen, depressive Tage oder die Angst vor dem Alleinsein einfach so hingenommen werden. Ich danke Dir dafür, dass Du immer da warst und mich stets so akzeptiert hast, wie ich bin. Jede einzelne Zeile dieses Buch ist Dir und Deiner Aufrichtigkeit gewidmet. Meine Antwort lautet: *Ja*.

Zum Weiterlesen

FLÜSTERKINDER

Dein Mann hat uns missbraucht – Ein Brief an unsere Mutter

Mona war fünf, als sie das erste Mal von ihrem Stiefvater missbraucht wurde. Jahrelang musste sie seine Übergriffe erdulden und auch noch mitanschauen, wie er ihrer kleinen Schwester Ulla dasselbe antat. Erst mit über vierzig Jahren schreibt Mona einen schonungslos offenen Brief an ihre Mutter, die damals wegschaute. Mit beklemmender Eindringlichkeit konfrontiert sie sie mit der schrecklichen Wahrheit.

»Flüsterkind« hat bei Erscheinen viele Tausend Leser gefunden. In der erweiterten Neuausgabe des SPIEGEL-Bestsellers erzählt Mona auch, was alles vor und nach dem ersten Buch passierte. Am meisten hat sie die Versöhnung mit ihrer Schwester Ulla bewegt, die sich jetzt ebenfalls entschlossen hat, ihr Schweigen zu brechen. Hier schildert jetzt auch Ulla ihren Blick auf die Dinge. So wurden aus dem »Flüsterkind« die »Flüsterkinder«. Mit ihrer Geschichte machen Mona und Ulla Mut und zeigen, dass es nie zu spät ist, sich zu wehren.

Die Presse über den SPIEGEL-Bestseller »Flüsterkind«:

»Dieser Brief ist ein langer Schrei. Mona Michaelsen, die als Kind von ihrem Stiefvater missbraucht wurde, hat Jahre gebraucht, um ihn aufzuschreiben. Sie hat ihn nie abgeschickt, stattdessen ein Buch daraus gemacht.« BILD AM SONNTAG

»Hier geht es darum, was Mütter ihren sexuell misshandelten Kindern antun, wenn sie wegsehen. Es ist ein Buch, das schmerzhaft deutlich wird.« Süddeutsche Zeitung

»Sie hat sich den Schrecken ihrer Kindheit von der Seele geschrieben. Ein hochemotionaler, ein eruptiver Brief.« Münchner Merkur

Mona Michaelsen | Ulla Michaelsen
FLÜSTERKINDER
Dein Mann hat uns missbraucht – Ein Brief an unsere Mutter
Erweiterte Neuausgabe
368 Seiten | Taschenbuch
ISBN 978-3-86265-039-2 | 12,95 EUR (D)

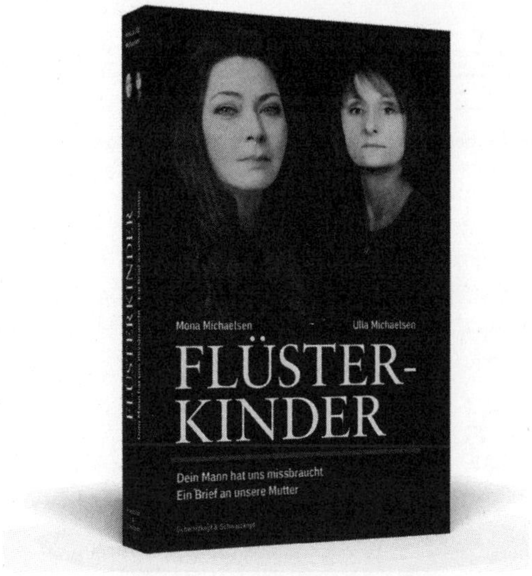

»Irma … es widerstrebt mir, Dich Irma zu nennen. Es widerstrebt mir aber noch mehr, Dich Mama zu nennen. Irgendeine Anrede muss ich aber benutzen, sonst fühlst Du Dich am Ende gar nicht angesprochen.

Ich weiß, Du wunderst Dich, nach so vielen Jahren von mir zu hören. Egal, wie viel Zeit inzwischen vergangen ist, ich kann mir ganz genau vorstellen, was für ein Gesicht Du jetzt machst: ›Hmm … was will die denn von mir?‹

Ich sag's Dir, Irma, endlich aufräumen will ich. Mit meiner Vergangenheit.

Therapien haben nichts gebracht, Verdrängung funktioniert nur zeitweise. Es ist völlig gleichgültig, wie alt ich werde, es wird immer Momente geben, in denen ich mich plötzlich in meiner Kindheit wiederfinde. ES wird mich mein ganzes Leben lang begleiten.

Ich werde es nie vergessen. Und ich werde es nie verzeihen. Wie könnte ich auch vergessen, was er mir angetan hat? Wie könnte ich auch verzeihen, dass Du es ihm erlaubt hast?

Sexueller Kindesmissbrauch, Irma. Lass Dir das auf der Zunge zergehen.«

Mona Michaelsen

Die Autorin

Anne Elisabeth Dobbs ist 24 Jahre alt und schließt gerade ihr Studium ab. Gemeinsam mit ihrem Partner, der sie damals dazu ermutigte, Anzeige zu erstatten, lebt sie heute in München.

Anne Elisabeth Dobbs
ÜBERLEBEN.
missbraucht. gefallen. wieder aufgestanden.
meine geschichte.

ISBN 978-3-86265-066-8

Katalog
Wir senden Ihnen gern kostenlos unseren Katalog
Schwarzkopf & Schwarzkopf Verlag GmbH / Abt. Service
Kastanienallee 32 | 10435 Berlin
Telefon: 030 – 44 33 63 00
Fax: 030 – 44 33 63 044

Internet | E-Mail
www.schwarzkopf-schwarzkopf.de
info@schwarzkopf-schwarzkopf.de